A n n e   C o u [illegible]

LE SECRET DU CHAT-HUANT

Roman

Production Jeannine Balland
Romans Terres de France

PRESSES DE LA CITÉ

ISBN 2-258-05233-5

A Flavie,
ma petite-fille

1

— Au secours ! A l'aide !

Mamet interrompit un instant le va-et-vient du balai de paille. Autour de lui, le nuage de poussière était seulement visible dans le rai de soleil à travers la lucarne munie de barreaux. Mamet adorait regarder cette multitude de particules à peine perceptibles qui scintillait dans la lumière et venait l'envelopper, chape légère mais oppressante. Et qui devenait réalité quand elle le prenait à la gorge. Il soupira, essuya la sueur qui lui piquait les yeux après avoir suivi en douceur la ligne des sourcils. Ce fut encore pire car la manche de sa chainse était sale. De grosses larmes coulèrent sur ses joues, imprimant deux lignes dans la peau crasseuse. Elles le soulagèrent un instant. Au-dessus de lui roucoulaient les colombes satisfaites. La veille, il avait nettoyé les petites consoles où les oiseaux nichaient et posé délicatement d'étroites nattes de franges pour leur confort. Un travail fait amoureusement, dont son grand-père l'avait félicité.

— A l'aide !

Jetant cette fois à terre le grand balai de paille, Mamet franchit la porte basse du colombier ; aveuglé par le soleil, il s'arrêta net sur le seuil, puis se précipita vers la puissante bâtisse d'où venaient les cris. D'un geste machinal, il agrippa d'une main nerveuse ses petits linges si mal retenus par une cordelette de chanvre effrangée qu'ils descendaient sur ses genoux cagneux. Son chapeau de paille s'envola et vint choir sur un bouquet de bleuets poussé au milieu d'une touffe d'herbe jaunie, d'où émergeaient les longues tiges de coquelicots assoiffés. Mais il n'en avait cure.

En un éclair, il traversa la terrasse qui menait à la porte de ce que son seigneur appelait un château mais qui n'était plus, après une époque de splendeur bien révolue, qu'une maison délabrée. Il reprit son souffle un instant en posant la main sur le piédroit de pierre chauffé par le soleil. Au-dessus de sa tête, le linteau en arkose jaunâtre était fendu depuis belle lurette et une profonde lézarde menaçait un mur de matériaux irréguliers et jointoyés par un mauvais ciment grisâtre. Un blason timbré de trois merlettes et de deux marteaux évoquait au moins la qualité passée des occupants du lieu.

Vaguement inquiet, le garçon franchit le seuil creusé au milieu par les allées et venues innombrables depuis des siècles. Il y tapa ses galoches poussiéreuses. Il n'y avait personne dans la grande salle où des relents de viande grillée indiquaient seulement une présence humaine récente. Il s'arrêta un instant pour s'habituer à la pénombre du lieu, tout en supputant d'où étaient venus les appels. Aux aguets, il ne percevait qu'au loin les cris des oiseaux ; une vache meugla, une autre lui répondit, déclenchant le concert rauque de tout un troupeau. Mais pourquoi était-il si bruyant ? Le garçon se souvint des éclairs de chaleur qui rendaient aussi folles ses colombes.

Dérangé dans son écoute, Mamet haussa les épaules en fronçant les sourcils, creusant un sillon inhabituel pour un adolescent entre l'épi de cheveux qui formerait houppette jusqu'à ce qu'il les perde définitivement et son nez. Un chien aboya au loin, s'arrêta le temps de reprendre son souffle, puis recommença de plus belle avec cette fois l'écho de congénères excités. « Des chasseurs sans doute au fond de la forêt », songea Mamet, et qui tueraient encore des oiseaux, ces oiseaux qu'il aimait tant, ces « messagers du ciel » comme disait son grand-père. Au fond de la salle voûtée, dans un recoin encore plus obscur, un escalier de bois montait à l'étage. Intimidé, hésitant, puis enfin décidé, il s'y aventura presque sur la pointe des pieds mais ses galoches à semelles de bois résonnaient affreusement. Et les marches irrégulières aux planches mal ajustées craquèrent sous ses pas malgré ses efforts pour se faire léger ; le bruit était sinistre. Il frissonna et il aurait volontiers abandonné son entreprise si la voix tremblante ne s'était faite insistante.

— Vite, j'ai peur !

Parvenu enfin au sommet de l'escalier, Mamet déboucha dans une vaste salle guère mieux éclairée. Les pauvres parchemins qui en obstruaient les étroites fenêtres laissaient passer une timide lumière avec parfois un rai plus brillant au travers de quelques déchirures. Il remarqua même du côté du septentrion un gros trou. S'accoutumant à l'obscurité, les yeux de Mamet balayèrent cet espace inconnu qu'il découvrait lentement, vaguement inquiet de sa hardiesse.

— Je suis dans la tour des latrines.

La voix venait du fond. Il découvrit en même temps la petite porte cintrée qui donnait dans ces lieux mystérieux dont il ne savait guère l'usage et, dans l'embrasure, la fille de son seigneur. Il la connaissait à peine.

— Là, là, regarde !

Les yeux de Mamet qui s'étaient enfin habitués à la pénombre se dirigèrent dans la direction qu'indiquait le doigt péremptoire de la fille.

— Là, l'oiseau, insistait-elle.

Mamet découvrit alors, posé sur une poutre, l'objet de sa terreur.

— C'est un chat-huant, s'écria-t-il. Il ne faut pas le tuer, cela t'amènerait du malheur !

— J'aurais bien trop peur pour le tuer, répondit Aigline qui avait avancé de deux pas vers Mamet, tout en gardant ses mains sur la tête pour se protéger. J'ai eu tellement peur... Il a surgi tout à coup de je ne sais où, a volé autour de moi avec ses grandes ailes qui claquaient et plus je criais, plus il volait d'un mur à l'autre.

— Il a dû rentrer par là, expliqua Mamet en montrant le trou béant au milieu de la fenêtre du septentrion. N'aie pas peur !

Mamet se serait fait hacher en petits morceaux plutôt que d'avouer que lui non plus, il n'aimait pas beaucoup ces bestioles qui n'avaient rien à voir avec ses chères colombes. Ou plutôt, il les aimait bien dans la forêt, un décor à leur mesure. Dans cette salle plutôt exiguë, c'était différent. Tapi dans un angle juste sous une torchère rouillée, dont les flammes avaient laissé des traces de suie sur le mur mal crépi, l'oiseau avait l'air pourtant tout à fait pacifique. Il ne bougeait pas et, ses ailes sagement repliées, les regardait-il vraiment de ses petits yeux enfouis dans le duvet chamarré ? Mamet était trop ému pour imaginer qu'il avait sans doute encore bien plus peur qu'eux-mêmes. Son bec crochu de couleur jaunâtre l'impressionnait et il était terriblement indécis sur la conduite à tenir.

— Il ne nous voit pas, finit-il par dire pour se rassurer autant que la jeune fille, il est aveugle le jour.

Ce détail lui revenait. Son grand-père lui avait expliqué cela un jour qu'ils cheminaient ensemble dans les bois à la recherche de champignons ou d'airelles. Il lui en avait raconté tellement au cours de ces promenades mais cela l'avait frappé.

— Peut-être mais j'ai peur, fais-le sortir ! insistait, l'air buté, la fille à la mine boudeuse tout en ramassant sur le vieux sol de tomettes inégales un objet que Mamet n'identifia pas.

— Le faire sortir, oui, mais par où ?

Mamet était dubitatif. Comment l'oiseau aveugle retrouverait-il le passage par le parchemin éventré entre les meneaux de l'étroite baie ?

— Il paraît que les garçons n'ont peur de rien !

Ces mots, assortis d'un sourire qui creusait deux fossettes dans les joues tendrement rosées de la jeune fille, décidèrent enfin le garçon. Sur la pointe des pieds, il s'approcha prudemment cependant de la poutre où se tenait fièrement l'oiseau imperturbable.

— Il faudrait que tu montes là-haut.

— Et comment ?

— Les garçons savent monter aux arbres, m'a toujours dit mon père ! répondit la voix claire.

« Mon pauvre Mamet, tu te fourres dans de ces histoires, lui répétait assez son grand-père. Mêle-toi de tes colombes ! »

Il lui avait aussi tellement dit depuis son arrivée qu'il n'avait rien à faire au château !

— Alors ? Tu as peur comme moi... continuait l'autre, cruelle.

— J'y vais, j'y vais !

A cet instant, poussant un chuintement aigu, l'oiseau agita ses ailes, puis prit son envol. Il paraissait gigantesque sous les poutres de cette salle dont il remuait l'air avec une superbe impressionnante. La jeune fille se terra à nouveau dans l'ébrasement de la porte où Mamet l'avait découverte. Se laissant descendre doucement, recroquevillée sur le sol, la tête dans les bras, elle ne formait plus qu'une boule de tissu et de cheveux.

Guère plus vaillant, il avait trouvé refuge dans l'angle opposé et, les mains sur la tête, regrettait son chapeau. Battant des ailes, l'oiseau continuait ses allées et venues, comme fou, butant dans un mur, puis l'autre. Des morceaux de crépi roulèrent sur le plancher et quelques plumes d'un fin duvet planaient çà et là.

— Il est beau ! commenta Mamet dont le seul trésor était une collection de plumes chatoyantes glanées au fil de ses promenades dans la forêt.

— Fais quelque chose ! hurla l'autre, de plus en plus énervée, la voix presque éraillée.

— Oui.

L'oiseau s'était à nouveau posé sur la poutre, ramassé sur lui-même ; son bec jaune semblait encore plus grand sur le fond de duvet grisâtre.

— C'est trop haut, je n'y arriverai jamais ! Je reviens !

Comme pris d'une idée subite, Mamet dévala l'escalier, sortit en courant. Peu rassurée, elle entendit ses galoches résonner sur la terre sèche de la cour. Les pas rapides s'éloignèrent, puis revinrent, toujours aussi pressés. Soulagée, elle le vit enfin ressurgir armé de son balai qu'il brandissait fièrement.

— Il faudrait qu'il se pose dessus ! expliqua Mamet qui le dirigeait vers l'oiseau dont la seule réaction fut de s'envoler à nouveau et de reprendre sa ronde infernale d'un mur à l'autre.

— C'est malin…

Mamet commençait à trouver cette fille détestable. Quelle histoire ! Mais à l'instant où il ne rêvait plus que de retrouver ses douces et dociles colombes, l'oiseau enfin se posa à ses pieds. Sans réfléchir, Mamet plongea et l'agrippa de ses deux mains. Le corps chaud, où il sentait battre le sang comme celui des pigeons qu'il soignait parfois, se débattit, puis parut se calmer, frissonna encore. De ses doigts fermes, Mamet emprisonna les ailes que l'oiseau s'appliqua une dernière fois à ouvrir avant de s'apaiser, enfin vaincu. Après ces instants de flottement où on ne savait qui aurait raison de l'autre, le garçon avait enfin le dessus.

— Je l'ai !

Le regard triomphant du vainqueur cherchait sa complice qui s'approcha lentement. Elle aussi avait retrouvé son calme et découvrait maintenant de près le volatile.

— Tu as raison, il est beau... peut-être pourrait-on le mettre dans la volière ?

— Non, avec ses grandes ailes, il serait trop malheureux ! Et il ferait trop peur aux autres oiseaux. Et j'ai horreur des bêtes en cage !

Pour la première fois les yeux noirs de Mamet croisèrent ceux de la jeune fille. Il n'en avait jamais vu d'aussi clairs. Deux larmes s'étaient figées sur les joues à peine colorées. Elle renifla, se pinça le nez et soupira en essuyant ses doigts morveux sur sa cotte.

— Alors laisse-le s'envoler et ce sera notre secret.

— Oui, à tous les trois, opina Mamet dont les lèvres charnues s'ouvrirent en un large sourire pour découvrir ses dents jaunes. Celles du milieu en haut étaient cassées en biais, créant une curieuse asymétrie.

— A tous les trois, répéta Mamet qui sentait l'oiseau s'impatienter entre ses doigts. Viens !

Habituée à plus de nonchalance, elle n'avait jamais dévalé aussi vite les marches de bois qui n'eurent même pas le temps de grincer sous son poids plume. Elle était si mince. Déjà sur le seuil, Mamet inspectait le ciel. Il était bleu, d'un bleu presque étrange tant l'air était pur ; une douce brise faisait voleter les feuilles du gros tilleul dont le tronc légèrement penché trahissait au bout de la terrasse les vents dominants ; légères, les cymes blanches ou jaunâtres gardaient leur envol jusqu'à la tour ronde du colombier, puis venaient se bloquer en petits paquets le long des racines du lierre qui rampaient au pied de la muraille de pierres grises ou jaunâtres, bien taillées.

— Allez, adieu !

Brusquement, comme à regret, Mamet leva les bras ; surpris, l'oiseau parut flotter sans prendre de hauteur, puis ses ailes battirent de façon saccadée et s'ouvrirent enfin totalement, manifestant par leur envergure sa puissance impressionnante. Il prit alors son envol pour passer au-dessus du colombier. Là, hésitant encore, il amorça une large courbe et revint vers le château. Mamet et sa compagne avaient mis leurs mains en visière pour se protéger les yeux ; ils le virent descendre doucement dans leur direction, puis passer devant eux en battant des ailes et enfin prendre son essor en direction de la forêt. Silencieux, fascinés, ils le regardèrent encore longtemps dans ce ciel que rien ne semblait devoir troubler, puis il disparut derrière les ramées de chênes qui s'étendaient presque à l'infini.

— Cela nous portera bonheur ! murmura Mamet.

— Merci, dit la jeune fille en glissant sa main dans la sienne.

Jamais Mamet n'avait connu une telle caresse. Soudain, la vie lui semblait belle. Il ne regrettait plus de s'être porté au secours de « cette fille ».

Figé par cet instant d'un bonheur indicible, il n'osait plus bouger. Lentement, il tourna la tête vers elle, découvrant tout à coup l'objet qu'elle serrait sur son cœur. Une petite poupée articulée faite de fil de laiton et de céramique emmitouflée dans un mauvais chiffon rouge.

— C’est Colombette ou Mahaut, cela dépend ! murmura Aigline qui la lui tendait en riant.

— Colombette ou Mahaut ! répéta Mamet en riant lui aussi.

Il s’en saisit sans lâcher la main si douce, et la regarda, puis la lui rendit.

— J’aimerais te montrer mes colombes, dit-il en serrant les petits doigts. Elles au moins, elles sont vivantes, avec un cœur, des plumes soyeuses, pas froides comme ta Colombette ou ta Mahaut !

— Pourquoi pas ? répondit Aigline, vaguement vexée de ces commentaires sur la poupée de son enfance.

— Mais que fais-tu ici, gredin ?

Tout à sa béatitude, Mamet sursauta.

— Rentre, Aigline, gronda la voix.

Au fond de la cour avait surgi une femme qui levait les bras au ciel comme pour le prendre à témoin et vociférait :

— Va-t’en, gredin ! Occupe-toi donc de tes pigeons et de tes roucoulades !

Aigline alla aussitôt à sa rencontre.

— Il m’a sauvée du chat-huant, expliqua-t-elle en se plantant devant elle pour interrompre sa course. J’étais morte de peur.

Essoufflée, les joues en feu, la vieille suffoqua un instant, puis reprit son haleine en respirant profondément. Sa poitrine faisait un bruit de forge.

— Un chat-huant ? Il n’a rien à faire à la maison.

— Oui, justement, il l’a fait sortir, insista Aigline, secouée d’un rire nerveux devant l’air ébahi de la servante.

— Mais c’est lui, ce garçon, qui n’a rien à faire au château. Qu’il s’en aille ! Et toi d’abord, pourquoi es-tu ici toute seule alors que tout le monde est à l’église ?

— Si tu crois que le mariage de mon père m'intéresse ! répliqua Aigline d'un ton sec et dur en tournant le dos à la femme dont les cheveux gris se dressèrent sur la tête au passage d'un mauvais vent qui pourrait bien apporter l'orage.

— Que veux-tu, ta mère est morte, ton père ne peut rester seul éternellement. Il lui faut un fils pour lui succéder...

Gaillarde se mordit aussitôt les lèvres. Elle n'avait pas usé du meilleur argument pour persuader Aigline. Mais l'avait-elle seulement entendu ? Elle n'écoutait rien et était déjà loin. Mamet avait disparu. La vieille haussa les épaules, souleva sa cotte aux couleurs passées, reprit sa marche sans se presser cette fois et pénétra dans la grande salle. Il y faisait sombre mais délicieusement frais. Epuisée par le chemin pentu qui conduisait du village au château bâti sur une cheire entourée de bois, elle se laissa choir sur un banc devant la cheminée où quelques braises attendaient patiemment de renaître. Mais ce jour-là, elles n'auraient pas d'utilité puisque toute la maisonnée irait banqueter après la messe de l'autre côté du village, juste en face à moins d'une demi-lieue, dans le château du père de Mahaut. Un manoir qui n'était pas aussi ruiné que celui-ci.

Affalée sur l'étroite planche de bois blanc qui avait légèrement plié sous son poids, Gaillarde tenait ses jambes écartées pour ventiler les dessous de sa cotardie ; ses estivaux lui comprimaient les pieds. Elle avait tant transpiré dans cette maudite côte, sans compter l'émotion qui s'était emparée d'elle quand elle avait réalisé que la petite n'était pas à l'église. C'était juste au moment où le poêle était tendu au-dessus de la tête des nouveaux époux désormais unis devant Dieu et les hommes.

Discrètement, empruntant l'étroit bas-côté, croisant le sonneur-sacristain Pastenôtre qui lui avait fait les gros yeux, Gaillarde avait remonté les travées jusqu'à la porte donnant au sud de la nef sur un caquetoire, porche ainsi joliment désigné pour rappeler qu'il était souvent le lieu de bavardages bruyants à la sortie de la messe. De là, elle avait scruté l'étroit terre-plein encombré de tombes en clignant des yeux sans y déceler la moindre silhouette. Tout le village était à l'église pour marier son seigneur, en dépit des mauvaises relations qu'il entretenait trop souvent avec ses habitants. Et ceux qui n'avaient pas souhaité assister à la cérémonie avaient le prétexte des travaux des champs et des jardins, qui n'attendaient pas ! Malgré les menaces d'orage, ils étaient cependant peu nombreux à avoir osé mécontenter le seigneur.

— Tous étaient là sauf cette petite qui me fera damner ! avait grommelé la vieille femme. Si le seigneur apprend cela, il nous fera battre toutes les deux !

Maintenant, épongeant sans arrêt les gouttes de sueur qui dégoulinaient jusqu'à la fine moustache soulignant discrètement sa lèvre supérieure, elle se demandait quel démon habitait cette enfant. Elle disait toujours « enfant » comme si elle n'avait pas tant grandi ces derniers mois ! Dame Marguerite la lui avait confiée, mais elle était si difficile, si imprévisible et désobéissante. Et encore ce n'était rien avant que le mariage de son père n'ait été annoncé. Depuis c'était l'enfer pour la pauvre Gaillarde.

Un long soupir secoua sa poitrine opulente contre laquelle pourtant Aigline ne dédaignait pas de venir se blottir pour faire la paix et faire fondre la vieille, alors prête à tout pardonner. Gaillarde se leva pour saisir la cruche qui attendait près du cholier [1] et versa un peu d'eau dans un godet de verre aussi verdâtre qu'opaque. A petites gorgées, elle dégusta le frais liquide. L'eau n'avait certes pas la

1. Evier.

même fraîcheur que lorsqu'elle venait d'être tirée du puits, mais elle la trouva délicieuse.

— Hum, le petit Jésus qui vous descend dans la gorge avec une braie de fine toile... dit-elle.

La sensation de bien-être ne dura pas. Elle était trop obsédée par cette fille et le secret de sa naissance lui pesait soudain encore plus que de coutume. Il n'y avait plus grand monde dans la maisonnée qui devait se souvenir des circonstances de son arrivée.

« Quelle folie ! Et aujourd'hui, le voilà encombré avec cette maudite qui ne veut pas voir sa nouvelle femme, la belle Mahaut du château d'en face, si jeune, si plantureuse qu'elle allait lui en faire, des garçons et puis des filles. Et elle, cette bâtarde (Gaillarde se signa comme si elle avait prononcé un mot sacrilège), que seraient alors son sort et son avenir ? Bien que ce maudit seigneur soit aussi capable de tendresse, ce qui pourrait rendre jalouse Mahaut. Pauvre Marguerite, si frêle qu'elle n'avait jamais pu être mère et qui avait tant aimé cette petite fille tombée du ciel miraculeusement. »

Gaillarde avait mis un doigt sur ses lèvres comme si la seule évocation de l'arrivée de l'enfant pouvait trahir le secret, comme si les murs même et tous ces objets familiers qui l'entouraient pouvaient deviner ses pensées.

« Mais où est-elle encore partie ? Il faut toujours qu'elle fricote, celle-là. Et en plus avec ce gars qui sort on ne sait pas d'où ! C'était bien la peine d'avoir choisi une robe dans le coffre de sa mère. Elle sera abîmée et ne servira à rien ! Quel démon l'habite ? Le chapelain a raison, c'est même peut-être un démon. »

Cette idée amena un sourire aux lèvres de Gaillarde qui vit en un éclair Aigline armée d'un trident et couronnée de cornes comme l'un des diables sculptés dans la petite église. Elle secoua la tête pour chasser cette pensée qui n'était tout de même pas très en harmonie avec l'affection qu'elle portait à la jeune fille. Pour rien au monde elle n'eût voulu qu'il lui arrivât malheur.

En soupirant, elle se remit debout à regret, tapota sa cotte pour refaire des plis réguliers au-dessous de la ceinture de cuir, achetée pour la circonstance la veille à un pelletier ambulant. Satisfaite, comme subitement rassérénée, elle prit dans un petit placard installé près du cholier un pot de verre dont elle respira profondément le contenu, des feuilles de rue qui calmaient les palpitations. Une tisane eût été plus efficace mais elle se sentit tout de même soulagée. Puis, se dirigeant vers la porte, elle en franchit le seuil mais s'arrêta un instant sur la marche de pierre sombre. Le soleil était au plus haut, lourd, écrasant, implacable, découpant avec brutalité chaque bâtiment, chaque arbre sur un fond de ciel bleu comme la voûte de l'église. Bousculant cette image soigneusement dessinée dont les plans semblaient pourtant arrangés pour l'éternité, un vent furieux se levait, agitant soudain les arbres et emportant avec lui des brassées de feuilles. La belle vue si nette fut brouillée, puis tout s'apaisa. Tel l'animal tapi dans l'ombre de sa tanière, la bourrasque reprenait son souffle pour préparer une nouvelle offensive. Du tilleul tombait encore une moisson de fleurs odorantes qui n'en finissaient pas de tourner alentour.

— La messe doit être presque finie, murmura Gaillarde. Mais où est-elle passée ? Bah, son père sera bien trop occupé pour s'apercevoir de son absence.

Balayant son souci d'un geste de la main, claudiquant légèrement à cause de ces maudits estivaux qui serraient trop ses pauvres chevilles enflées, la vieille reprit la direction de l'église sans omettre d'invectiver le malheureux Mamet qui se tenait sur le seuil du colombier :

— Méfie-toi, sale garnement, laisse Aigline tranquille, sinon tu auras affaire à moi et surtout à ton seigneur. Et ton grand-père, le fier Jaubert, il va m'entendre chanter, et pas des roucoulades comme ses gueuses.

Derrière Mamet, cachée dans le retrait d'une petite fenêtre, Aigline ne put retenir un rire nerveux.

— Elle est furieuse, observa Mamet en voyant disparaître Gaillarde au premier tournant du chemin entre les deux haies de mûriers. Et pourquoi tu n'es pas à la messe de mariage de ton père ? ajouta-t-il en se retournant vers Aigline qu'il distinguait à peine dans la pénombre de la petite salle ronde.

— Tu es trop curieux.

— Bon, se renfrogna Mamet en se saisissant de son balai qu'il passa consciencieusement sur le sol terreux dont les tomettes d'origine n'existaient plus qu'en plaques inégales.

— Ses gueuses... le fier Jaubert, répéta-t-il en chassant les mouches. Et toi, la Gaillarde, tu es peut-être jalouse qu'il ne te prenne pas comme ses gueuses !

Cette pensée le fit sourire et chassa sa mauvaise humeur. Il n'avait plus qu'à s'occuper de son travail. Allant et venant, le balai eut vite fait de soulever un nuage de poussière bientôt insupportable. Suffoquant, toussant, hoquetant et larmoyant, Aigline sortit de son recoin pour venir humer l'air à la porte, avant de se retourner vers le garçon, l'air contrit.

— Je suis méchante ; je vais tout t'expliquer.

— Viens, dit aussitôt Mamet en jetant à terre son balai qui resta un instant en équilibre sur la paille, puis rebondit, avant de se poser le long du mur.

L'invitant à le suivre, Mamet lui montra au fond de la

salle deux bottes de paille côte à côte qui formaient comme une couche.

— De beaux faudesteuils, plaisanta-t-il. J'y dors parfois quand mon grand-père fait venir des femmes dans notre masure, expliqua-t-il d'un air entendu. Alors, raconte... si tu veux, si tu veux seulement, je ne t'oblige pas.

Adossée au mur, battant le sol d'un pied nerveux mais rassurée par la quiétude et la compréhension de son compagnon, Aigline se lança aussitôt dans un long récit où elle décrivit sa mère, si bonne mais toujours malade et qui avait fini par mourir quelques mois plus tôt, son père qui aurait voulu un garçon et ne s'occupait guère d'elle, et Gaillarde qu'elle aimait bien mais qui était souvent trop sévère pour plaire justement à son père.

— As-tu entendu dire quelque chose sur ma naissance ? demanda enfin Aigline pour conclure son long monologue que Mamet avait écouté religieusement.

— Non, rien. Tu sais, moi, je ne suis pas là depuis longtemps. Je ne t'avais même jamais vue de près. Je suis arrivé après la mort de mes parents pour habiter avec mon grand-père...

— Tu n'as plus de parents, tu as de la chance...

— Tu trouves ? fit Mamet, un pincement au cœur.

— Au moins ton père ne se remarie pas !

— Oui, mais je les aimais bien, mes parents.

Aigline posa alors la main sur son bras, réalisant la cruauté de ses paroles.

— Je te demande pardon ; je suis trop méchante, décidément ! Ton grand-père ne t'a pas dit que je ne serais pas la fille de mes parents ?

Il revint à la mémoire de Mamet de vagues bruits qui couraient en effet au village mais dont son grand-père se faisait peu l'écho. Les ragots de gens souvent malveillants ne l'intéressaient pas au regard des oiseaux qu'il n'en finissait pas de décrire au cours de leurs promenades en forêt depuis qu'il était arrivé à Saint-Hilaire.

— Je ne crois pas, dit enfin Mamet après quelques instants de silence avant d'ajouter en posant à son tour la main sur le bras d'Aigline : Alors tu es triste aujourd'hui, mais ce chat-huant qui est venu te voir va te porter bonheur.

— Bonheur, bonheur… Je la déteste, la belle Mahaut comme ils disent, j'ai fait de la magie contre elle.

— De la magie ?

— Oui ! Avec mon oncle, le Décousu.

— Le fou de la forêt ?

— Oui, appelle-le comme cela.

Perplexe, Mamet n'osait pas en demander plus. Dans son village, il y avait des femmes qu'on traitait de magiciennes mais ce n'était pas un compliment ! Près de lui, Aigline soupira, exhalant comme un sanglot qu'elle aurait retenu depuis longtemps, mais qu'elle semblait forcer un peu pour impressionner le garçon. Il pouvait être la proie idéale tant il semblait conciliant. Elle répéta, l'air buté :

— Je la déteste.

— Tu sais, moi aussi, quand j'ai appris que je devais venir vivre ici avec mon grand-père que je n'avais guère vu depuis ma naissance et dont je ne me souvenais que pour la torgnole qu'il m'avait donnée parce que j'avais déniché des oiseaux, je n'étais pas content, et maintenant je ne donnerais ma place à personne, ni à Dieu ni au diable. Alors la « belle Mahaut » deviendra peut-être ton amie…

Il avait prononcé « belle Mahaut » d'un ton ironique en éclatant de rire.

— J'en doute. Je ferai tout pour lui empoisonner la vie et, si elle a un garçon, je le tuerai !

Pacifique de nature, Mamet fut effrayé par cette véhémence qu'il ne savait plus comment endiguer. Au-dessus, il entendait roucouler ses oiseaux. Ils lui apparurent tout à coup comme un sujet idéal pour distraire Aigline de ses soucis.

— Comment t'appelles-tu ? demanda alors Mamet.

— Aigline... ou bien Lancelotte, comme tu veux.

— Les filles de seigneur ont-elles toujours deux noms ? questionna le garçon, impressionné. Aigline, c'est un drôle de nom, cela vient peut-être d'aigle ? Tu n'as pourtant pas le nez crochu ! Et Lancelotte, cela fait un peu linotte ou pelote !

— Et aussi pâlotte comme disait sans cesse ma mère... Et toi ?

Aigline semblait enfin s'amuser et oublier ses comédies et bouderies.

— Mamet, Mamet tout court... C'était le saint patron du village où j'habitais dans le bailliage de haute Auvergne. Le vieux curé qui m'a baptisé disait toujours qu'il y avait peu de chrétiens à porter ce nom et que mon saint avait du temps pour s'occuper de moi.

Mamet éclata de rire, entraînant enfin la jeune fille dans une gaieté communicative.

2

« Rou… Rou… Ou… coutcourrou. »

— Ecoute, viens, murmura-t-il en mettant le doigt sur ses lèvres. (Lentement, sans bruit, Aigline sur ses talons, il s'approcha de la porte.) Regarde !

Devant eux sur le sol caillouteux où s'accrochaient quelques malheureuses touffes d'herbe jaunies, deux pigeons se faisaient face.

— C'est la parade, chuchota Mamet en mettant une nouvelle fois son doigt sur les lèvres charnues. A droite c'est le mâle !

— Comment tu le sais ? ricana Aigline.

— Il se dresse et gonfle toutes ses plumes.

Tendu vers le ciel, le pigeon, en effet, semblait plein de suffisance ; les plumes de sa tête, de son cou, de son dos et même de son croupion s'enflaient avec orgueil comme la queue abaissée vers le sol. D'abord immobile, il se répandit ensuite en révérences rythmées par des roucoulements de plus en plus appuyés. La femelle sautilla jusqu'à lui et vint se presser contre son plumage. Puis tous deux se caressèrent mutuellement du bec au cou et à la tête, se poussant avec plus ou moins de douceur. Rompant tout à coup le tendre tête-à-tête, le mâle superbe fit claquer ses ailes, puis s'éleva légèrement au-dessus du sol pour décrire un circuit horizontal avec battements lents de ses ailes dressées en V avant de se reposer devant la femelle. Excitée, celle-ci piqua alors le bec du mâle et y introduisit le sien. Ainsi réunis, ils commencèrent une ronde en piétinant la poussière de cailloux, puis s'arrêtèrent enfin ; la femelle parut alors s'accroupir, et le mâle, en s'agrippant aux plumes de ses ailes, monta sur elle.

— A la vie et à la mort ! murmura Mamet qui poursuivit devant le regard interrogateur d'Aigline : Eh oui, tous deux ne se quitteront plus, ils forment une paire ; les pigeons sont très fidèles.

— Mon père et Mahaut vont aussi former une paire.

— Peut-être mais mon grand-père dit que les hommes ne sont pas aussi fidèles que les pigeons.

— Et ce soir, tu crois que mon père fera la parade ? ricana Aigline.

— Je ne sais pas si cela s'appelle comme cela pour les hommes et les femmes, répondit Mamet en rougissant. Moi, tu sais, je ne connais que les pigeons mais j'ai bien vu mon grand-père tourner autour des femmes.

— Et il les a embrassées sur la bouche ?

— Sans doute.

Songeur, Mamet sentit ses joues s'embraser. Ses yeux s'accrochèrent un instant aux lèvres couleur cerise d'Aigline. Avaient-elles le goût d'un fruit comme le disait un troubadour un soir de fête ? Avec gourmandise, il passa sa langue sur ses lèvres.

Puis, coupant soudain à la gêne qui s'était presque installée entre eux, il lui fit signe de le suivre à nouveau dans la petite pièce ronde et se dirigea au fond vers l'échelle qui menait à une trappe ménagée dans le plafond de bois. En un instant, il se hissa au sommet, se faufila d'un geste vif des épaules dans l'espace vide et posa les pieds sur le plancher de bois brut.

— Viens, lança-t-il en tendant la main vers Aigline qui, après avoir hésité un instant, se décida enfin.

— Mets les mains sur les barreaux, pas sur les montants, conseilla Mamet. Si tu tombes, tu te rattraperas mieux. Voilà, doucement, et ne regarde pas vers le bas.

Docile, Aigline gravit les quelques échelons, mit le pied sur sa cotte, faillit trébucher mais se retint avant même que Mamet n'ait peur, puis saisit la main solide que lui tendait le garçon pour se hisser à son tour sur le plancher. La pénombre régnait à l'étage.

« Roucou, roucou... »

— Roucou, roucou, répéta Mamet. Les pigeons disent qu'ils ont peur... N'ayez pas peur, c'est moi, je suis avec une amie.

Au loin les cloches de l'église faisaient un écho guilleret aux sourdes roucoulades. La messe de mariage devait prendre fin. Aigline n'y prêta même pas attention tant le spectacle qu'elle découvrait était fascinant.

En rangées très régulières, des trous étaient ménagés dans la maçonnerie sur l'ensemble des murs épais de la tour et une armature de bois s'y superposait, offrant des planchettes pour assurer la sécurité des poussins.

— Voilà, c'est là qu'ils font leurs nids ! commenta brièvement Mamet. Dans les nichoirs, ces corbeilles de paille légère.

« Roucou, roucou... »

Aigline avait le sentiment de centaines de présences. Tout à coup inquiète, elle frisssonna tout en portant ses doigts à son nez.

— Cela sent bien mauvais !

— Ce sont les fientes, répondit, vaguement déçu, Mamet. Ils sont si nombreux, jusqu'à plusieurs centaines. Voilà pourquoi je balaie souvent sans compter l'entretien des murs en bas qui doivent être absolument lisses pour empêcher les rats de monter.

Aigline frissonna encore. Elle n'aimait guère les rats qui couraient parfois dans les salles du château dont ils narguaient les habitants. Elle considéra Mamet un instant. C'était un drôle de garçon qui avait l'air si heureux dans son pigeonnier. Lui au moins, il avait des compagnons à qui parler et il était si savant.

— Tu en connais, des choses, finit-elle par dire en regardant droit dans ces yeux noirs qui ne cillèrent pas mais au contraire parurent s'allumer d'une lueur intense.

Après les appréciations peu amènes et décevantes, c'était l'heure des compliments.

— Je n'ai rien sucé de mon propre doigt, répondit-il en éclatant finalement de rire, trop heureux de caser cette expression dont son grand-père usait et abusait pour expliquer qu'il n'avait rien inventé.

Lui aussi racontait la tenir de son propre grand-père, le premier Jaubert, et ajoutait en ricanant : « Qui devait la tenir de son grand-père, et je suis sûr qu'on peut remonter jusqu'au père Adam ! »

Mamet ne savait pas trop qui était ce père Adam. Mais son grand-père riait tellement qu'il ne pouvait s'empêcher de mêler sa gaieté à la sienne. Aigline l'envia pour cette bonne humeur. Malgré elle, elle s'habituait aux roucoulements discrets et même à l'odeur. Les cloches avaient cessé leur tintement, et Mahaut et son père étaient très loin de ses pensées.

Presque apaisée, elle sentait Mamet immobile près d'elle. Soudain, elle lui fit face. Elle était très légèrement plus grande que lui, plus trapu. Intrigué, vaguement troublé, le garçon lui sourit, entrouvrant des lèvres charnues sur ses dents inégales.

— Fais-moi la parade... murmura-t-elle.

Toujours immobile, le sourire figé, indécis, Mamet n'avait pas l'air de comprendre.

— Oui, la parade... comme le pigeon. Tu me fais des révérences, et moi, je me frotte contre toi.

Joignant le geste à la parole, Aigline s'était mise à tourner autour de lui en susurrant « roucou, roucou, roucou ». Puis soudain, elle s'arrêta face à lui, mit les mains sur ses épaules, frotta sa joue contre la sienne. Lui n'avait pas bougé.

— Roucou, roucou, mets tes mains sur moi.

Son souffle était si doux à l'oreille. Vaguement inquiet mais si tenté, Mamet posa à son tour ses mains sur les épaules de la jeune fille.

— Et maintenant les becs... enfin, les lèvres.

Il se souvint avoir comparé les lèvres d'Aigline à des cerises et voulut tout à coup en connaître le goût. Doucement, il approcha les siennes, contre lesquelles la jeune fille plaqua avec force deux fruits d'une douceur insoupçonnée.

Il ne sut combien de temps ils restèrent ainsi maladroitement enlacés mais découvrant chacun une félicité insoupçonnée.

Gaillarde poussa la porte de l'église juste au moment où le prêtre allait bénir pour la dernière fois le nouveau couple. Son cœur battait la chamade et elle faillit chanceler, ne trouvant son salut que dans le lourd pilier où elle s'appuya. Ses pierres étaient froides sous le léger enduit où un peintre avait dessiné les plis souples d'une draperie rouge et jaune. Reprenant lentement son souffle, Gaillarde se laissa doucement choir sur le banc voisin, soulagée que son escapade n'ait été remarquée par personne. Malgré la fraîcheur bienfaisante du lieu, elle regretta vite la touffeur de l'extérieur tant l'odeur mêlée d'encens et de cierge lui donnait la nausée. Les narines pincées, elle détourna la tête. Ses yeux s'accrochèrent alors un instant au petit tableau cerné de rouge à mi-hauteur de la grosse pile carrée. Elle ne pouvait regarder la sainte Marguerite qui y était représentée sans penser à sa maîtresse, à laquelle elle avait été si dévouée. C'est elle qui avait retenu le peintre venu un jour lui offrir ses services. Furieux, son mari avait vainement tenté de s'opposer à une commande qu'il jugeait trop dispendieuse. Mais, têtue, comme savait l'être parfois cette créature si douce, sa femme n'avait pas cédé et choisi Marguerite sans hésitation dans le carnet de croquis du peintre.

« C'est ma sainte patronne et elle protège les femmes qui accouchent ! » avait-elle expliqué à son mari.

Cruel, celui-ci avait répondu qu'elle n'avait pas besoin de cette protection puisqu'elle était incapable de lui faire un enfant !

« N'importe quelle truie fait des cochons ! avait-il même ajouté au grand effarement du peintre qui ne savait plus trop s'il fallait poursuivre un projet bien mal engagé.

— Eh bien, mets-moi plus bas qu'une truie, si tu veux, avait répondu la jeune femme habituée aux brutalités de son époux. Ma sainte protégera les femmes auxquelles tu fais si bien des enfants et qui n'y résistent pas toujours. »

L'homme n'avait pas cillé. Sa femme faisait allusion à deux paysannes que son mari avait, selon la rumeur, récemment violées avec ses amis et qui en étaient mortes. Et, excédée, elle poursuivait à propos de ses mortelles randonnées avec les Ecorcheurs qui semaient la terreur dans tout le pays et qui ne vivaient que de crimes et de rapines. Marguerite savait que souvent son mari s'était mêlé à ces troupes que le roi ne contrôlait plus et qui mettaient à feu et à sang les villages. Quelques semaines plus tôt, il avait même ramené le jeune bâtard d'Armagnac, un fieffé coquin qui avait voulu abuser d'elle un soir de grande beuverie.

Interrompant le discours de sa femme, qui laissait pantois le peintre à l'âme plus sensible que guerrière, mais sans honte, le mari avait alors interpellé l'artiste :

« Dans ton carnet, il n'y aurait pas de saint Georges... Puisque madame veut sa sainte patronne, pourquoi moi, je n'aurais pas le mien ?

— Vous ne craignez pas d'afficher votre sympathie pour l'Anglais ? avait répondu, d'abord méfiant, le peintre en tournant ses pages de parchemin.

— L'Anglais ? s'était étonné Georges-Lancelot de Laforge.

— Par Dieu, vous ne savez pas que saint Georges est devenu le protecteur des Anglais pendant la grande guerre ?

— Ici on ne sait pas grand-chose ! Et qui donc protège notre royaume alors ?

— Saint Michel ! Tenez, le voilà, l'archange avec ses ailes et son armure ! Et ici saint Georges avec sa cotte blanche et la croix rouge. Je peux vous le faire à cheval.

— Une bonne idée, et cette cotte blanche, j'y tiens, celle de mes ancêtres qui ont fait le voyage d'outre-mer et qui y priaient ce saint chevalier ! Fais-moi un saint Georges, te dis-je ! Le roi n'en saura rien ! Et on pourra toujours le baptiser Lancelot si on nous cherche noise.

L'homme faisait allusion à son deuxième prénom, voulu par son père, fou de romans de chevalerie et qui se faisait volontiers appeler Arthur par ses compagnons. Georges-Lancelot n'avait pas son goût pour ces belles histoires, préférant vivre des aventures dont ces preux chevaliers auraient sans doute eu honte.

Gaillarde se souvenait que le peintre avait séjourné

quelque temps au château et que dame Marguerite allait souvent le voir à l'église. Ils avaient décidé ensemble du pilier qui recevrait les peintures et il avait commencé par l'image de la sainte. Tout le monde avait été très impressionné par le dragon dessiné sur un grand patron qu'il avait reproduit aussi dans le panneau du saint Georges. Ce qui n'empêchait pas Georges-Lancelot de Laforge de proclamer à qui voulait l'entendre que le dragon du saint était beaucoup plus beau que l'autre, et son saint plus valeureux que la pauvre sainte. A cheval, il avait peut-être en effet plus d'allure, pourfendant la bête immonde de sa lance, que Marguerite, l'attaquant debout avec une croix frêle dans les mains.

C'était aussi pour Georges-Lancelot une manière de faire de l'esbroufe pour étouffer le bruit selon lequel le pauvre peintre avait eu bien du mal à se faire payer. Le seigneur n'avait jamais une livre devant lui et dame Marguerite avait dû abandonner une modeste bague avec un vilain rubis à l'artiste qui avait juré qu'on ne l'y reprendrait plus. Bon prince, Georges-Lancelot avait fait cadeau quelque temps plus tard d'une autre bague arrachée à une pauvre bourgeoise lors d'une expédition d'Ecorcheurs. Certains le traitaient de coupe-jarret ! Dans le coffre de dame Marguerite, il y avait quelques bijoux venus on ne savait d'où mais qu'elle ne portait guère sauf peut-être un bracelet dont elle aimait le mauve des pierres.

C'était quelque temps après ces démêlés peu reluisants qu'un beau soir sans lune Georges-Lancelot de Laforge était rentré avec la petite. Absent depuis plusieurs jours, on disait qu'il était allé chercher querelle à un lointain cousin, bien au-delà de la forêt de l'occident. Une semaine plus tard, il avait surgi à la tombée de la nuit, tel un sauvage, son pourpoint maculé de sang, les yeux brillant d'une excitation malsaine, s'époumonant à lancer des ordres à ses compagnons tout aussi hirsutes et débraillés, puant la sueur et rotant le vin.

« Marguerite », avait hurlé le maître qui tenait contre lui un paquet de linges sales.

Devant l'âtre où se consumait lentement une grosse bûche de chêne, installée sur un vieux faudesteuil branlant, le dos bien calé contre des coussins, dame Marguerite brodait délicatement un surcot. Le cœur battant, l'aiguille en suspens au bout des doigts, comme tétanisée depuis que son mari avait pénétré dans la salle, elle n'osait se retourner tant elle pressentait le pire, redoutant ce retour après quelques jours d'une paix bienfaisante.

« Levez-vous, Marguerite, ne voulez-vous pas voir ce que j'ai dans mes bras ? Levez-vous, vous dis-je ! Et toi, la Gaillarde, ne me regarde pas comme une demeurée ! Voyez plutôt ! »

Déballant son paquet sur le long banc toujours disposé devant l'âtre pour accueillir les visiteurs, il avait brandi une chose qui s'était mise à brailler !

« Mon Dieu, un bébé ! » Sidérée, Gaillarde avait réagi la première, en se précipitant vers la boule de linges sales.

« Un bébé, avait répété, hébétée, Marguerite en obéissant enfin à l'ordre de son mari, quittant son siège et son métier à broderie.

— Mais d'où le tenez-vous ? avait bafouillé Gaillarde regrettant aussitôt sa curiosité.

— Toi, la vieille, si on te le demande, tu diras que tu n'en sais rien, comme tous ici ! C'est un bébé, et Dieu veuille que ce soit un gars !

— Une chance sur deux ! avait ricané l'un de ses compagnons avinés qui lui tendait un godet dégoulinant.

Mon seigneur, fêtons l'enfant du miracle ! Ce tonneau est heureusement plein. »

Il désignait un fût, autre butin de leur expédition sans doute, qu'il venait de rouler jusqu'au pied d'un mur sous une torchère de fer d'où s'exhalait une pauvre lumière.

« Fêtons-le ! avait répondu le seigneur des lieux en brandissant le gobelet d'étain dont il renversa une partie du contenu sur les tomettes irrégulières. Et vous, ma chère, me saurez-vous gré de vous avoir apporté un enfant tout fait ?

— Oui, puisque, contrairement aux truies, je ne suis pas capable...

— Sambieu, arrêtez ces sornettes et buvons !

— Il faudrait plutôt faire téter cet enfant qui est affamé, avait dit Gaillarde en montrant le bébé qui suçait ses poings avec acharnement. Et d'ailleurs c'est une fille !

— Qu'est-ce qu'elle dit, cette putasse ?

— C'est une fille !

— Putasse de malheur ! Allez, compagnons, buvons alors à notre malheur ! Nous l'appellerons Lancelotte. »

Il avait vidé le tonneau pendant toute la nuit avec ses amis et nul n'avait jamais su d'où venait l'« enfant du miracle ». Marguerite avait bien tenté de lui arracher son secret quand il s'était abattu sur leur couche au petit matin et qu'il avait réclamé à grandes vociférations son dû de mari. Résignée, elle avait subi son martyre en lui murmurant à l'oreille pour se venger : « Je suis une truie » et quand, enfin, il avait sombré dans un lourd sommeil, elle était allée se pencher sur ce cadeau unique qu'il venait de lui faire.

Endormie, l'enfant qui, selon Gaillarde, n'avait pas plus de quatre ou cinq mois avait souri aux anges. Marguerite avait reçu de ses lèvres entrouvertes la plus belle des promesses. Elle l'avait baptisée Aigline en souvenir de sa grand-mère qu'elle avait tendrement aimée. Son mari ne l'avait jamais appelée que Lancelotte.

La promesse de bonheur offerte avait été en tout cas tenue par la petite fille qui avait fait la joie de la jeune femme jusqu'au jour de sa mort. Et quand elle avait au fil des années cherché à savoir qui pouvait bien être cette enfant qui lui donnait tant de joie, jamais Georges-Lancelot n'avait trahi son serment. Le secret était bien gardé et aucun de ses compagnons n'avait failli à l'engagement de se taire. Marguerite avait seulement appris par un ménestrel de passage quelques jours plus tard que le cousin visité par son mari avait été retrouvé, noyé, enfermé dans un sac minutieusement cousu. Et qu'une fois de plus le chevalier de malheur n'avait laissé derrière lui qu'affliction et désolation.

Gaillarde soupira. C'était presque le bon temps. Dame Marguerite était là et la petite était heureuse. Aujourd'hui, il allait falloir s'habituer à une nouvelle maîtresse, et Aigline, il n'y avait plus que Gaillarde qui l'appelait ainsi en souvenir de Marguerite, n'allait pas lui rendre la vie facile. Car curieusement, si son père la terrorisait, elle semblait aussi fascinée par cet homme. Et entre eux des liens étranges existaient, faits d'amour et de haine. Et la « belle Mahaut », comme on disait, venait compliquer singulièrement des relations délicates et embrouillées.

Toujours vaguement oppressée par l'odeur d'encens et de cierge qui planait entre les gros piliers de l'église et ne parvenait pas à s'échapper sous les voûtes basses, la grosse servante triturait machinalement le chapelet d'os, son seul trésor, qui ne quittait jamais sa ceinture.

— Oh, sainte Marguerite, du haut du ciel, aidez-nous, murmura Gaillarde en se signant. Et vous, dame Marguerite, priez bien pour nous ! Dire que vous êtes là, à deux pas dans la terre devant l'église, du côté du grand portail au nord, sous une simple dalle de pierre.

L'année juste avant sa mort, la voûte du petit oratoire du château, qui avait servi de sépulture depuis près de trois siècles à la famille, s'était effondrée, faute d'entretien. Incapable de la rebâtir, Georges-Lancelot en avait utilisé les pierres et celles des murs pour consolider un pan du donjon au dévers inquiétant.

Autour de Gaillarde, tout le monde se levait. Pastenôtre, le sacristain-sonneur, s'escrimait sur ses cordes. Bondissant sur ses jambes courtaudes, son corps se détendait et gommait presque sa bosse légendaire. Déjà, le prêtre précédait les mariés qui allaient bientôt quitter l'église. Georges-Lancelot de Laforge était pour une fois allé aux étuves et il s'était même offert un nouveau pourpoint d'un vert un peu cru chez un fripier de Riom qui lui avait fait imprudemment crédit. Ses chausses et ses vieux houseaux de cordouan dont le rouge était si délavé en paraissaient d'autant plus usagés, mais il avait fière allure. Sa jeune épousée se tournait vers lui et se pressait contre lui avec un regard énamouré qui agaça la pauvre Gaillarde. Elle la trouvait assez ridicule avec ces truffeaux emprisonnés dans des résilles dont elle s'était garni les tempes. C'était à la mode dans les cités, mais que cela devait tenir chaud !

— Par Dieu, il vaut mieux qu'Aigline ne voie pas cela ! grommela-t-elle dans le col de sa cotte. Oui, mais si messire la réclame, je serai maligne. Mais cette Mahaut, quelle mâtine ! A croire que notre seigneur lui aurait déjà délacé le surcot. Et là elle ne devait pas s'être embarrassée de truffeaux !

Cela n'aurait guère étonné Gaillarde qui connaissait assez les mauvaises manières du maître sans cervelle et si grossier pour imaginer qu'il s'était adjugé quelques privautés avant l'heure. Mais déjà l'assistance refluait vers l'entrée et les musiciens ouvraient le cortège. Gaillarde fut une des dernières à passer sous le toit de tuiles à deux pentes abritant le caquetoire. La suite bigarrée derrière la robe rouge de la mariée s'égaillait lentement sur le chemin menant au château du beau-père. Ayant girouettes et fossés, le beau manoir se dressait fièrement du côté de l'occident sur la plate-forme qui prolongeait l'emplacement de l'église.

3

— Alors, Gaillarde, nous y allons, nous aussi, faire la fête ?

— Toi ici ? Quelle guêpe t'a piquée ? Tu surgis, on ne sait d'où, te voilà bien mal coiffée et ta robe est poussiéreuse.

— Peu importe, je viens voir si mon père va faire la parade...

Gaillarde écarquilla les yeux...

— Quelle parade ?

La jeune fille pouffa de rire. Gaillarde remarqua qu'elle portait au poignet droit la chaîne ornée de pierres mauves découverte la veille dans le coffre de sa mère et qui lui avait tant plu. Gaillarde se souvenait que sa mère l'avait souvent portée et que Georges-Lancelot n'avait pas osé la vendre, même dans les pires moments de disette. Sans doute l'avait-il ensuite oubliée, ce qui expliquait encore sa présence dans la vieille huche de bois vermoulu.

Jamais la vieille servante n'avait vu les prunelles d'Aigline si brillantes et dans cette cotte de sa mère, elle lui ressemblait presque, et c'était presque une femme.

— Tu demanderas à Mamet de t'expliquer pour la parade. Il sait tout et aussi pour le chat-huant.

— Une femme mais aussi encore une enfant, murmura

la servante ébahie, laissée pour compte sur-le-champ et sans pitié.

Soudain pressée, Aigline s'était, en effet, mise à courir pour rejoindre les jeunes gens qui avançaient gaiement au son de la flûte et du rebec... Elle si triste le matin, comment Gaillarde aurait-elle pu imaginer que sa protégée fredonnait depuis le colombier qu'elle n'avait quitté qu'à regret sur l'injonction de Mamet.

« Va-t'en, ton père va me tuer et ta Gaillarde m'étrangler ! Il ne faut pas jouer... Et pourtant, j'ai bien l'impression que le chat-huant me porte déjà bonheur...

— Quel chat-huant ? »

Pastenôtre avait abandonné ses cloches et, sur le seuil de l'église, aveuglé par le soleil, il grimaçait, ce qui le rendait encore plus laid. A l'abri du poteau cornier qui supportait le toit du caquetoire, il observa aussi la jeune fille qui tentait de rattraper le cortège. Gaillarde lui jeta un sale œil. Son regard ne lui plaisait pas. Et pourtant, tout contrefait et bossu qu'il était, il semblait bien incapable d'une vilenie.

— Il y a un chat-huant qui est entré dans la tour ! répondit-elle tout de même en relevant sa cotte d'une main pour franchir les marches en direction du petit cimetière qu'elle traversa aussi vite qu'elle le pouvait.

— Chat-huant, porte-bonheur...

Aigline, en sautillant comme une gamine pour rejoindre les autres, n'en finissait pas de répéter ces mots. Elle avait l'impression d'avoir la fièvre et ne pensait même plus à Mahaut qu'elle apercevait pourtant se dandinant au bras de son père.

Près de lui, marchait un homme très grand. Aigline se faufila sur l'étroit chemin qui menait directement au pont-levis en contournant les fossés. Un garçon la retint par le bras. Un autre la bouscula en ricanant avant de plonger dans une grande révérence.

— Damoiselle, ma première danse sera pour toi. Mais où étais-tu donc pendant la cérémonie ? Moi qui n'y vais que pour repérer les mignonnes poulettes... Rigaud, un cousin de la belle Mahaut, pour te servir.

Aigline s'esclaffa.

— Beau coq, ton plumage vaut ton ramage.

Aigline n'avait jamais vu un homme aussi élégant, une vraie enluminure de mode. Fier de l'impression produite, l'autre se rengorgea, faisant gonfler son gipon bleu azur, orné de branlans.

— Je serai ta danseuse pour écouter tinter cela, continua Aigline en désignant le jambelet qui entourait le tibia chaussé de rouge du jeune homme, mais laisse-moi passer pour voir d'un peu plus près mon père et son voisin.

— Monseigneur Jacques d'Armagnac, ton père...

Rouge de confusion, le jeune homme mit la main sur son cœur, prêt à plonger dans une grande révérence.

— Mais non, mon père est le bouseux qui se marie avec ta cousine que je déteste si cela t'intéresse. Et je viens voir s'il va faire la parade.

— La parade ?!!!

Rassuré ou presque, l'autre s'effaça en esquissant un pas de danse avec ses étranges chaussures à bec de canard pour laisser Aigline continuer sa remontée vers la tête du cortège. Il lorgna ses hanches étroites qui se balançaient sans malice.

— A vous faire damner, cette souillonne, confia-t-il à son voisin.

— Laisse tomber, le père est un homme mauvais, de triste fame, il a joué avec les Ecorcheurs et fait avec eux les pires vilenies, chaud et félon, de petit gouvernement et sans un denier, à chercher toujours les vilaines aventures, prompt à trancher les cous et arracher les cervelles... répondit celui-ci. Regarde son chastel, une vraie misère...

— Le pont-levis ne vaut guère mais il y a un beau colombier, répondit l'autre en pointant le doigt vers le bouquet d'arbres dont les ramures laissaient deviner la construction d'arkose claire et ses tonalités ocre devenues plus chaleureuses au soleil de midi.

Une sorte de miracle dans cette touffeur campagnarde.

Au-delà de l'église pourtant, vers le septentrion, on devinait aussi le sommet d'une bâtisse aux créneaux dégradés, d'où les pierres devaient tomber par jour de grand vent et où flottait, dérisoire, une bannière près d'une vieille girouette qui devait grincer les jours de tempête. Tout cela n'était, à vrai dire, guère cossu. Le garçon en convint, mais la fille était si belle. Il ne la quittait pas des yeux, là-bas dans le cortège.

Grand, mince, un visage aux traits énergiques sobrement encadré de cheveux courts coupés à l'écuelle, le jeune homme qui avait obligeamment renseigné Rigaud savait tout sur tout et nul n'aurait osé mettre en doute ce qu'il affirmait. Personne ne pouvait ignorer avoir affaire au héraut du duc de Nemours, que tout le monde connaissait aussi sous le nom de Jacques d'Armagnac. Il arborait, en effet, fièrement sur son tabard, la tunique officielle du héraut, les armes de ce seigneur fastueux qui avait fait le déplacement depuis son château de Carlat en haute Auvergne avant de regagner la Marche, son autre grand fief, et son château de Montaigut [1]. Depuis beau temps, le héraut d'armes n'était plus un simple messager, voire un modeste crieur, comme dans les époques anciennes, mais un fin connaisseur de la noblesse d'alentour puisque sa spécialité était le blason. Incollable sur les armes des uns et

1. Montaigut en Combraille.

des autres, il devait être capable d'instruire son maître en toutes circonstances, sur un champ de bataille, dans un tournoi ou lors d'une cérémonie d'ordre privé comme aujourd'hui.

Odilon connaissait bien un métier que son père et avant lui son grand-père et son arrière-grand-père avaient pratiqué. Tous lui avaient transmis un savoir accumulé pendant des décennies au service de la famille d'Armagnac. Tous avaient participé aux heures de gloire de ces puissants seigneurs, dont la plus tragique avait été, pour l'arrière-grand-père d'Odilon, l'insurrection de Paris qui avait livré la cité aux Bourguignons. Le 12 juin 1418 avait été scellé le sort du pauvre Bernard d'Armagnac, le septième du nom. Bouleversé et respectueux, l'aïeul s'était incliné devant son maître, l'avait baisé à la bouche, avait annoncé sa mort et, les larmes aux yeux, avait déclaré terminé son service, long de plus de trente ans. Il avait enfin enlevé son tabard et l'avait déposé sur le corps inerte comme s'il avait encore l'espoir de le faire renaître à la vie.

Combien de fois le jeune homme avait-il entendu cette histoire ? Lui qui venait de remplacer son père n'avait pas encore été confronté à des situations aussi dramatiques mais il savait que cela arriverait un jour. Son maître était d'humeur belliqueuse, même si certains le disaient timide et fuyant, voire incapable de choisir son camp quand c'était nécessaire.

Odilon n'ignorait pas qu'il n'était justement venu à ce mariage que pour rencontrer cette noblesse peu reluisante certes mais sur laquelle il fondait des espoirs pour fomenter une révolte contre le roi Louis, le onzième du nom. L'exemple même des hésitations de son maître qui avait été pourtant fait duc de Nemours par le roi, à qui il devait tout. Il rencontrerait surtout incessamment le puissant duc de Bourbon dans sa bonne ville de Riom. Il irait même jusqu'à sa cour de Moulins si nécessaire. Des entreprises qui faisaient frémir le jeune homme. Il n'avait pas encore connu les champs de bataille et se sentait plus à l'aise avec ses plumes et ses pinceaux.

Et il craignait que cette aventure dans laquelle son maître rêvait de se lancer ne vienne entraver le grand projet qu'il lui avait soumis quelques mois plus tôt et qui avait reçu son aval : mettre sur parchemin toutes ses connaissances et réaliser un armorial avec une ambition bien particulière. Il ne voulait pas en effet se contenter de dessiner et de colorier les blasons et les meubles qu'il connaissait. Il voulait aussi reproduire les châteaux des seigneurs. Un vaste dessein qu'il faudrait bien interrompre en cas de guerre. Là, le héraut retrouverait son rôle initial de crieur, désignant d'après les armoiries qu'ils arboreraient les amis ou les ennemis du duc de Nemours. Une tâche plus périlleuse mais aussi plus glorieuse.

— Jacques d'Armagnac, duc de Nemours, comte de Pardiac, de la Marche, de Beaufort, vicomte de Carlat et de Murat…

— Cela suffit !

Le beau Jacques d'Armagnac n'était pas venu pour se mettre en valeur. Son pourpoint d'écarlate pers [1] était justement discret même si le bleu était par excellence la couleur royale et s'il sortait de chez le meilleur faiseur. Aussi répugnait-il à ce que le héraut annonçât ses titres ! Sans doute aurait-il été encore plus gêné si le héraut avait dû proclamer son appartenance à l'un des camps qui divisaient le royaume de France depuis quelques mois. Il pouvait en effet aussi bien jurer sa fidélité au roi dont il était

1. Un drap de laine de qualité teint en bleu très foncé.

un familier que croire aux projets du duc de Bourbon hostiles au roi. Une contradiction qui ne l'empêchait pas de vivre et que beaucoup partageaient avec lui.

Sans indulgence il détailla la grande salle de ce château qui, comme beaucoup alentour, avait connu ses heures de gloire mais était aujourd'hui plutôt délabré. Il serait facile de faire miroiter quelques faits de guerre à ces hommes qui ne vivaient plus que du crédit d'un passé déjà lointain. Beaucoup avaient cédé à la facilité au temps des Ecorcheurs, jouant aux coupe-jarrets, pillant les réserves, détruisant les pressoirs ou les moulins pour le plaisir. Enflammer leur imagination et leur faire croire à un futur plus brillant ne devait pas être très difficile.

Orgueilleux, le propriétaire des lieux portait beau dans des habits tout neufs aux couleurs chatoyantes. Il avait rameuté le ban et l'arrière-ban pour le mariage de sa fille avec son remuant voisin. Un mariage qui était, tout le monde le savait bien, une façon d'acheter une certaine tranquillité. Enfin, du moins l'espérait-il ! Cet homme était si rude, si imprévisible.

Sur le seuil du manoir, le duc s'arrêta près de lui pour assister au dernier rite du mariage auquel tenait beaucoup le père de la mariée avant de poursuivre les festivités. Mahaut présentait maintenant dans ses belles mains blanches aux doigts effilés une clé de métal sombre dont les dents dessinaient un réseau particulièrement compliqué.

— Elle date au moins de deux siècles et elle est passée dans les mains de toutes les femmes de la famille le jour de leurs épousailles, commenta le père pour le duc qui hocha la tête d'un air entendu.

Mahaut tendit alors à Georges-Lancelot l'objet dont il se saisit par l'anneau pour le montrer à l'assistance qui applaudit avec ardeur. Tout était désormais accompli ; la clé du mariage accordait au « seigneur et maître » l'accès de la chambre et de la virginité de l'épousée.

— « Tu es enfermée dans mon cœur / J'en ai perdu la petite clé / Tu dois y rester pour toujours... »

Très à propos, un jeune ménestrel entonna ce vieux chant d'amour sur un air langoureux, imposant pendant quelques instants un silence vite rompu par des invités impatients et affamés. Sous le charme, Aigline vint près de lui, puis s'approcha de son père dont le visage s'illumina.

— Monseigneur, voici ma fille, Lancelotte ! dit-il avec fierté en présentant Aigline à Jacques d'Armagnac. Une vraie sauvageonne qui ne remplace pas un gars, et un sale caractère...

— Comme son père, murmura Pierre du Bourg.

Mahaut et Aigline se toisaient maintenant. La jeune fille, un peu plus petite mais surtout beaucoup plus mince que la mariée au léger embonpoint, ne cilla pas devant le regard de triomphe de l'autre et lui tourna le dos sans un mot.

— Je m'appelle Aigline, monseigneur ! C'est comme cela que me nommait ma mère.

— Sacrebleu, la garce, dit son père. (A la fierté avait succédé la colère.) Elle me le paiera.

— Entrez, beaux seigneurs, entrez, gracieuses dames...

Il faisait frais dans la grande salle qui conservait, à défaut de tapisseries ou de tentures, une certaine splendeur grâce aux peintures des murs. Une splendeur sans doute en deçà de ce qu'elle était lorsque l'aïeul de la mariée les avait fait réaliser. La voûte notamment avait perdu sa blancheur d'origine, ternie par des fumées séculaires. Elle ne révélait plus aussi bien les scènes murales dont les couleurs avaient passé. Et pourtant quelle fougue dans ces combats !

Jacques d'Armagnac s'arrêta un instant pour regarder le grand tableau central où Tristan prisonnier assistait, impuissant, à l'affrontement violent entre son défenseur, le géant Palamède, et une meute de chevaliers déchaînés. Au-dessous, des lignes d'un texte bien calligraphié racontaient l'histoire. Qui de ces incultes pouvait les lire ? se demanda le duc en hochant la tête d'un air dubitatif. Mais ces images étaient si parlantes qu'elles se passaient de texte. Très connaisseur, le duc aurait aimé faire travailler un artiste aussi doué.

— Regardez plutôt Lancelot, lui lança le marié en désignant un autre cavalier portant un bel écu d'azur plain et dont la monture semblait prête à bondir hors du mur. Il a tout à fait mon allure...

Il s'esclaffa bruyamment en prenant déjà place auprès de sa nouvelle épouse au milieu de la table disposée en U. La robe rouge de la mariée et le pourpoint vert de son époux tranchaient avec la blancheur des grandes nappes de lin brodé élimées, parfois même trouées, qui cachaient à peine les tréteaux sur lesquels on avait dressé des planches. De la vaisselle ordinaire, gobelets ou coupes à boire, plats en métal ou bois, assiettes en étain et couteaux et cuillères, était répartie autour d'un très bel objet d'orfèvrerie qui attirait le regard de tous. Georges-Lancelot de Laforge ne put retenir une exclamation, moins de l'admiration que de la concupiscence. Pierre du Bourg qui poussait devant lui le duc d'Armagnac en ressentit quelque agacement.

— Je le tiens d'un lointain aïeul qui le reçut du roi Philippe Auguste pour fiers services rendus lors de la conquête de la terre d'Auvergne par ledit roi vaillant.

— Belle pièce, acquiesça Jacques d'Armagnac, amateur raffiné qui possédait de riches collections héritées de ses ancêtres ou acquises par ses soins.

— Et grand prix sans doute !

Les yeux de Georges-Lancelot brillaient trop au goût de son beau-père qui regretta d'avoir péché par orgueil en offrant à la vue de tous cette pièce effectivement inestimable qu'il faudrait remettre rapidement en sécurité dans son coffre.

— Cela aurait fait une belle dot pour Mahaut.

— Vous en aurez seulement l'usage aujourd'hui ! répliqua sèchement Pierre du Bourg en faisant signe à un serviteur qui tourna délicatement le petit robinet du précieux aquamanile en forme de cheval.

Mahaut avança les doigts sous l'eau claire qui en coula, puis se tourna vers son époux qui l'imita. Derrière eux, Pierre du Bourg fulminait. Georges-Lancelot n'allait pas revenir sur leur contrat ! Quel homme détestable !

L'affaire s'était conclue quelques semaines plus tôt quand deux pourceaux sangliers de son encombrant voisin avaient plongé leur groin dans les récoltes de ses paysans, semant ruine et désolation. Furieux, les plaignants avaient failli prendre d'assaut le vieux château, et Pierre du Bourg s'était entremis, sortant son voisin d'un bien mauvais pas. Il avait renoncé à toute poursuite mais les dommages constitueraient la dot de Mahaut. Ce qui arrangeait le père car il n'avait guère d'argent frais. Au pied du mur, le futur gendre avait bien été obligé de s'incliner.

Invité à se laver les mains à son tour avec l'eau du bel objet, Jacques d'Armagnac regardait, amusé, la scène. Ces petits seigneurs hautains, séditieux, toujours prêts à l'insulte ou à l'outrage, voilà la clientèle qu'il cherchait. Ils appartenaient à une génération sacrifiée. Leurs pères ou leurs grands-pères avaient été tués à Azincourt [1], ils avaient parfois combattu avec les Ecorcheurs, ne sachant plus trop s'ils étaient avec le roi ou contre lui ! Le sang chaud de ce

1. Défaite française devant les troupes anglaises en 1415.

Georges-Lancelot cupide et de ses amis, il trouverait à l'employer. Pour ou contre le roi, selon les circonstances.

— Cet objet date de la même époque que la clé... Mes ancêtres étaient plus aisés que moi, continuait le beau-père qui semblait avoir recouvré son calme.

— Il est superbe et la couleur jaune du laiton est plaisante, répondit le duc en connaisseur.

— Beaux seigneurs, gracieuses dames, délicieuses damoiselles...

Les bancs grinçaient sur les dalles de pierre grise ; chacun serait bientôt installé et le ménestrel vêtu de couleurs criardes recruté pour animer la fête cherchait déjà à dominer les conversations tandis que trois musiciens grattaient les cordes de leurs instruments : un luth à caisse volumineuse à trois cordes, une guiterne plus petite et une citole aux formes compliquées. Appliqué, chacun tirait le meilleur parti des cordes, grattées à la main ou à l'aide d'une baguette d'ivoire, et offrait une mélodie lancinante mais harmonieuse qui résonnait sous la voûte basse.

Aigline fut accaparée par Rigaud qui lui désigna la place près de lui. A regret, Odilon se glissa de l'autre côté. Cette « souillonne » ne lui disait rien qui vaille en dépit de ses formes appétissantes.

— Beaux seigneurs...

— La litanie est lassante... Maudits soient ces beaux parleurs et leurs refrains, soupira Odilon, décidément grognon.

Il voyait son maître en biais, un peu compassé auprès du maître de maison qui semblait l'entretenir de sujets sérieux. Tout près, Georges-Lancelot levait sans cesse un gobelet toujours plein, puis vidé bruyamment, en direction de ses âmes damnées. Des gaillards de petite noblesse et de mauvaise fame ! Odilon trouvait la mariée vulgaire avec, posée sur ses truffeaux, sa couronne de fleurs fraîches pour toute parure. N'importe quelle fille d'artisan bénéficiait d'un cercle de perles le jour de ses noces.

— Nous accompagnerons votre repas de musique et d'histoires et ferons quelques entremets [1] pour vous permettre de digérer... Nous vous accompagnerons ainsi jusqu'à l'heure, mes sires, où il vous faudra être galants, et d'abord les mariés, et demain, nous vous proposerons un beau concours de grimaces... ouvert à tous.

L'homme était malingre et sa voix nasillarde. Les traits du visage très mobiles semblaient métamorphosés à chaque instant, suivant le regard ou l'intonation. En matière de grimaces, il savait de quoi il parlait. Plongeant enfin dans une révérence un peu trop obséquieuse, il désigna deux hommes et deux femmes qui venaient d'entrer derrière lui, exagérément fardés et en habits bariolés. Ils commencèrent à virevolter dans l'espace intérieur de la table, en se donnant la main comme une chaîne sans fin. Puis, s'éloignant en cadence, les deux hommes mirent les mains à terre et, levant les pieds à la verticale, commencèrent à se déplacer, choisissant avec application les grands carrés de pierre grise, passant de l'un à l'autre avec une facilité étonnante. Leur fard empêchait de voir le sang leur monter à la tête. Les femmes allaient de l'un à l'autre, un sourire un peu trop forcé aux lèvres, aguichant au passage les convives qui s'étaient tus. Les musiciens forçaient le ton, le geste plus nerveux, plus impérieux.

Aigline n'en croyait pas ses yeux. Suffisamment loin de son père, dont curieusement ce mariage honni la libérait presque, elle se laissait bercer par la musique lancinante. Rigaud lui avait déjà fait boire deux gobelets d'hypocras

1. Divertissements entre les plats lors d'un repas de cérémonie.

sous l'œil réprobateur du sage Odilon. Jamais elle n'avait consommé un aussi doux breuvage qu'elle trouva encore plus succulent quand Odilon, qui savait décidément tout, lui en décrivit la composition :

— Du vin blanc ou rouge, celui-ci est clair et doit être fait à base de blanc, de la cannelle, du gingembre, du miel, de l'eau de rose et de l'orange... Ma grand-mère en faisait, et du bon, et je l'aidais !

Aigline avait les yeux brillants. L'avait-elle seulement écouté ? se dit Odilon en se retournant vers son autre voisine, au physique cependant moins agréable. Il ne risquait pas cependant d'oublier Aigline qui, légèrement grise, se dandinait sans retenue sur le banc et lui frôlait l'épaule en cadence avant de se pencher vers Rigaud, de plus en plus ravi. Toute à sa gaieté artificielle, elle ne voyait pas, rivés sur elle, les yeux affolés de Gaillarde. Son vieux cœur fatigué palpitant sous sa cotte, manquant d'air, la vieille servante regrettait maintenant qu'Aigline soit là, prête à elle ne savait quel scandale.

Puis très vite, les jongleurs se remirent enfin sur leurs pieds et saluèrent de profondes révérences leurs spectateurs dont les huées et les applaudissements emplirent la voûte. Les lueurs vacillantes des torches rendaient incertaines les nervures sombres de pierre et faisaient vibrer les murs colorés.

Quelques serviteurs firent alors leur entrée, orchestrant un nouveau ballet qui retint lui aussi toute l'attention des invités. Une odeur de viande grillée parut un instant se substituer à celle, entêtante, du suif des torchères, puis tout se mêla insensiblement. Gaillarde se sentit à nouveau écœurée comme à l'église, puis se reprit en songeant qu'elle avait sans doute faim et attaqua avec plaisir une pipefarce[1] bien dorée dont elle mastiqua avec plaisir la pâte molle et frite tout en louchant sur le chaudumé de brochet qu'un serviteur venait de déposer devant elle. Sa seule angoisse était désormais de choisir parmi tous ces mets exceptionnels. Aurait-elle encore de l'appétit pour le brouet blanc bien appétissant avec son lait d'amande et ses senteurs de coriandre et les pastés de bœuf ? Sans oublier les douceurs de la fin du repas.

— Fais-moi la parade, dit soudain Aigline à son danseur qui l'enlaçait de plus en plus étroitement au milieu de la cohue générale.

Tout tournait autour d'elle. Elle avait décidément trop bu et cette musique résonnait bizarrement à ses oreilles.

— Fais-moi la parade.

Vaguement inquiet, Rigaud regardait autour de lui, ne sachant trop quoi faire de cette fille qui l'avait amusé au début mais devenait encombrante. Et que voulait-elle dire avec sa « parade » ?

Autour d'eux, c'était l'atmosphère d'une fin de fête. La fatigue se faisait sentir. Beaucoup, plus ou moins avinés, fatigués, n'attendaient plus rien, ne voyaient plus rien. Affalés sur les bancs ou même par terre, indifférents au bruit ambiant, certains ronflaient sans pudeur. Les mariés avaient disparu dans la salle haute dans l'indifférence générale et Rigaud se sentait soudain plus attiré par l'une des danseuses qui lui avait lancé quelques œillades au cours du repas et s'était pressée contre lui dans la farandole. Cette « donzelle » commençait à lui chauffer les oreilles et ce qu'Odilon avait dit de son père n'encourageait pas vraiment le jeune homme, même si les seins de la

1. Allumette au fromage.

jeune fille appuyés sur son pourpoint le troublaient plus qu'il n'aurait voulu le reconnaître.

Odilon ne dansait pas, lui, trop occupé à converser avec Jacques d'Armagnac et le maître de céans. Que complotaient-ils depuis un moment, installés à l'écart sur trois faudesteuils ?

4

— Au feu ! Au feu !

Une frêle silhouette s'était soudain encadrée dans la porte sans que personne ne lui prêtât attention.

— Au feu ! Au feu ! Où est le seigneur ?

Rouge, en sueur, Mamet s'était maintenant planté devant Aigline qui continuait à danser. Elle ne faisait pas attention à lui, ni personne.

— Il y a le feu, hurla-t-il en se précipitant vers les musiciens qu'il bouscula.

Les cheveux dressés sur la tête, vociférant, on aurait dit un fou. La musique déraillant, puis s'arrêtant enfin, les danseurs se retrouvèrent les bras ballants, immobiles, indécis. Il y eut un moment de flottement. Surpris par le silence s'installant soudain sous les voûtes de la salle, interrompant sa conversation, le maître des lieux s'était levé.

— Le feu, je vous dis qu'il y a le feu au château, répétait inlassablement Mamet en courant de l'un à l'autre.

— Le feu ? Que dis-tu là ?

Pierre du Bourg fut le premier à réaliser. Se précipitant vers la porte, il se tint un instant sur le seuil, puis revint. Le garçon disait vrai. On voyait une lueur au-delà du ravin.

— Prévenez mon gendre, il y a le feu chez lui !

— Le château de Laforge brûle...

Le mot passait parmi les invités abasourdis.

Quand tous, soudain dégrisés ou mal réveillés, parvinrent dans la basse-cour du château, il fallut bien se rendre à l'évidence de l'importance de l'incendie. Des flammes dansaient à travers les étroites fenêtres, crépitant gaiement dans cette nuit devenue sinistre, et commençaient à envahir le toit que dominaient encore les girouettes rouillées et les bannières dont le feu ne ferait vite qu'une bouchée.

— Sacrebleu, l'enfer ! Vite de l'eau, et vous, l'abbé, au lieu de dire des patenôtres, aidez-nous donc à manier les seaux, cela vaudra bien votre chapelet.

Dans l'adversité, Georges-Lancelot conservait sa rudesse et son insolence. Comment reconnaître le marié qui, quelques heures plus tôt, avait semblé si assagi et soumis au clerc lors de la cérémonie de ses épousailles ? Vindicatif, les yeux brillants, démuni devant cette terrible épreuve, il apostrophait ce pauvre curé habitué certes à ces manières et qui répondit sans se départir de son calme légendaire alentour :

— Je prie saint Arthème qu'il nous accorde un répit... C'est notre protecteur contre l'incendie, une bonne pluie serait bienfaisante ! Ecoutez les cloches qui appellent aussi à l'aide. Notre Pastenôtre les fait tinter avec son ardeur habituelle, il ne plaint pas sa peine. Toute la campagne va arriver pour vous porter secours.

Georges-Lancelot éclata de ce rire qui impressionnait les faibles en jurant bien qu'il aurait fallu le prier, ce maudit saint, avant que la catastrophe n'arrive. Quant à l'aide de ces gens qu'il avait tant maltraités, il n'y comptait guère.

— Balivernes, sornettes... Que voulez-vous que le ciel y

fasse ? Et les autres, que de la vermine ! cria-t-il encore au prêtre en se saisissant du premier seau parvenu depuis le puits à l'autre bout de la basse-cour et passé de main en main dans une chaîne formée spontanément par les invités du mariage. Envoyez des gens à l'étang !

Le curé de Saint-Hilaire, nullement démonté, poursuivait dans son dos tout en égrenant son chapelet de ses doigts nerveux :

— Cet incendie est peut-être justement un signe des foudres du ciel...

Comme au cours de ses sermons pour tenter d'intéresser aussi ses paroissiens entassés au fond de l'église, il forçait la voix au milieu du brouhaha qui résonnait dans la basse-cour du château où arrivaient maintenant, en dépit de ce que pouvait penser le seigneur du lieu, les habitants du village, munis de récipients divers et pleins de bonne volonté.

Torse nu, luisant de sueur car les pierres de la lourde bâtisse dégageaient déjà une forte chaleur, le seigneur du lieu se retourna encore vers le clerc et lui lança :

— En fait de ciel, ce sont des scélérats de cette maudite terre, et ceux-là, vous m'entendez, je leur romprai les os et ferai de leur cervelle du pâté !

Le clerc secoua la tête. Il savait que l'homme, réputé pour sa violence, mettrait à exécution sa menace et qu'il tuerait peut-être les responsables mais aussi tant d'innocents. Lui qui avait espéré qu'il serait calmé par ce mariage et qu'un peu de paix reviendrait sur ces terres se sentait soudain las. Remontant lentement la chaîne humaine qui s'étendait maintenant au-delà du puits pour faire circuler les seaux puisés dans l'étang, se laissant enfin tomber à genoux, il se mit à prier avec ferveur. Dans sa méditation, il ne percevait plus l'agitation et les cris autour de lui.

— Plus vite !

— Il est percé, ton seau !

— Je vous en prie, sauvez mes colombes !

L'abbé s'était arrêté tout près du colombier devant lequel Mamet avait pris aussi son tour dans la chaîne, ne voulant en aucun cas s'éloigner de ses chers oiseaux.

— Elles ne craignent rien, tes colombes, ricana un de ses compagnons, le feu ne viendra pas jusque-là.

— Et puis sinon, elles seront cuites et nous nous régalerons, répliqua un autre.

Inquiet, Mamet n'eut pas le temps de répondre car une grande clameur venait du château. Une grosse poutre avait cédé, entraînant avec elle une partie du toit. Une girouette brûlante déséquilibrée avait touché en tombant des hommes qui hurlaient. Et des tuiles avaient volé de toutes parts. Un moment de flottement s'ensuivit, arrêtant la chaîne des seaux un instant et laissant quelque répit. Tous levaient la tête pour apprécier les dégâts et la hauteur des flammes qui semblaient toujours plus vivaces et voraces. Le découragement commença à marquer les regards et beaucoup murmuraient que lorsque le feu aurait dévoré tout ce qui l'intéressait, charpente, plancher et meubles, il se calmerait de lui-même.

— A quoi bon continuer ! maugréa une forte femme, les mains sur ses reins déjà douloureux. J'ai les bras noués comme un cep de vigne et mes épaules me tombent à la taille !

— Après tout, le Lancelot, il n'a qu'à se débrouiller, répliqua sa voisine. Il n'a que ce qu'il mérite et il ne nous remerciera pas ou seulement en violant nos filles ou en ruinant nos récoltes.

— Les rats quittent le château !

L'homme fit un écart. Un campagnol roussâtre venait de lui passer entre les jambes. Sa voisine poussa un cri ; un autre s'était arrêté à ses pieds. Elle voulut l'assommer avec sa galoche mais il avait déjà détalé.

— Regardez !

La tête levée, Mamet désignait un oiseau qui planait, majestueux, tout près d'eux.

— Un chat-huant, dit la femme qui venait de crier.

— Notre chat-huant, Aigline, je le reconnais ! Il vient nous saluer.

Lentement, ses ailes battant en une douce cadence, indifférent à l'agitation, il se dirigea vers le château, sembla hésiter un instant quand il approcha du brasier, s'en détourna, puis en fit le tour, dessinant une ample courbe en faisant mouvoir tout en majesté ses larges ailes avant de revenir en direction du colombier où il se posa au bord du toit.

— Notre chat-huant, répéta Mamet en se saisissant d'un seau, car la chaîne avait repris, tout en surveillant l'oiseau d'un coup d'œil furtif et en s'interrogeant à propos d'Aigline : où était-elle ?

La jeune fille avait pris rang dans la chaîne, encadrée par Odilon et Rigaud dont la tenue élégante n'était plus qu'un souvenir. Chausses et chaussures étaient détrempées, le jambelet pendait lamentablement au tibia au-dessus des souliers tout aussi pitoyables, et le gipon bleu avait encore plus piètre allure. Mais Rigaud faisait bonne figure, caressant à chaque passage de seau la main de la jeune fille depuis longtemps dégrisée mais qui se laissait faire. Aussi fut-il d'autant plus dépité quand elle l'abandonna soudain pour suivre un garçon qui parlait bruyamment d'un chat-huant comme s'il avait vu le Saint-Esprit. Amusé, Odilon fit un clin d'œil au pauvre Rigaud, devenu maintenant son plus proche voisin.

— Nos chaussures ont le bec dans l'eau, plaisanta

Odilon en regardant leurs pointes camuses rappelant un bec de canard.

— Plus vite, murmura son voisin dont les galoches avaient pris l'eau depuis longtemps et qui n'avait cure de ces soucis vestimentaires.

Mais à peine avaient-ils repris un certain rythme, et alors qu'il se murmurait que l'eau de l'étang, déjà asséché par une longue canicule, ne serait pas éternelle, qu'on n'y trouverait plus que de la fange et des crapauds, et qu'on n'arriverait jamais à bout de ce feu de l'enfer, un cri s'éleva soudain dans la chaîne :

— La pluie !

— La pluie, répétaient certains, hébétés de fatigue, la voix rauque.

Le jour se levait aussi et le coq prisonnier d'un enclos tout proche chanta de façon particulièrement tonitruante. La lueur de l'incendie l'avait en effet trompé quelques heures plus tôt et il avait lancé à moult reprises des cocoricos sonores. Rassuré par le cours des choses redevenu normal, il s'ébrouait au milieu de ses poules en saluant avec superbe la lumière du soleil.

Au loin, au-dessus d'une masse de nuages aussi sombres que l'encre de sépia, le bel astre rouge surgissait à moitié, allumant un autre incendie qui embrasa la campagne. Puis il s'arrondit comme la mandorle du Christ peint dans le cul-de-four de l'église de Saint-Hilaire, avant d'être englouti dans une mer noire.

Les nuages imposaient à leur tour une loi implacable, replongeant la terre dans une obscurité inquiétante où chaque arbre et chaque silhouette humaine devenait fantôme. Un spectacle féerique autour du château où les flammes semblaient de plus en plus rebelles. De grosses gouttes se mirent à crépiter sur les toits des maisons de la basse-cour et sur les feuilles des arbres. La terre chauffée à blanc par la canicule de la journée précédente parut en ébullition. Hommes et femmes tendaient les mains pour recueillir la précieuse manne.

— La pluie...

— La pluie...

Tous n'avaient plus que ce mot à la bouche.

— Merci, saint Arthème. Prions, mes frères.

A genoux, l'abbé bougeait ses lèvres si vite que l'on pouvait douter d'une prière suivie. Mais il était si sincère avec ses bras tendus vers le ciel qu'il avait tant imploré. Près de lui, deux seaux abandonnés semblaient maintenant dérisoires. Il n'entendait même pas les exclamations qui fusaient autour de lui, dépitées car les gouttes avaient cessé. Les visages se fermèrent. Les bras ballants, las, découragés, ils n'imaginaient plus reprendre ces maudits récipients et n'attendaient plus que ce miracle du ciel. Quelques lèvres psalmodièrent même sans conviction un *Pater Noster* mais le cœur n'y était pas. Perplexité et doute habitaient ces yeux fatigués qui scrutaient l'horizon. Le soleil parut un instant vaincre les nuages qui l'effacèrent aussitôt dans un combat sans merci et le ciel devint encore plus noir que la première fois. Un éclair le zébra alors sans pitié et chacun leva la tête quand un grondement de tonnerre roula, menaçant, depuis la forêt, s'amplifia au-dessus de la clairière pour devenir terrifiant près du donjon où le brasier semblait ragaillardi. Un nouvel éclair précéda la même mise en scène d'un roulement puissant, sourd, rauque, et puis ce fut le déluge, enfin le déluge.

La chaîne des seaux était définitivement arrêtée et tous couraient dans tous les sens à la recherche d'un abri. Les villageois refluaient vers leurs maisons plus bas et déjà certains, après avoir salué l'arrivée bienfaisante de cette eau, songeaient à la moisson. Pourvu qu'elle ne soit pas dévastée par ces torrents qui commençaient à dévaler de la colline.

Seul Georges-Lancelot resta là à contempler le brasier. Les flammes avaient depuis longtemps dévoré charpente et plancher et, tout en cherchant de nouvelles proies, s'offraient maintenant à cette pluie qui en aurait raison si elle voulait bien durer. Le maître des lieux ne prêtait plus attention à rien, congédiant avec rudesse sa nouvelle épousée qui, crottée et échevelée, courut à son tour en direction de la maison de son père. Elle ne vit pas qu'il avait les larmes aux yeux. Peut-être les aurait-elle interprétées comme une faiblesse alors qu'il les voulait de rage. De ce coup du sort que d'aucuns diraient bien mérité, il en voulait à cet instant à la terre entière.

— Je les pourfendrai, je leur mangerai la cervelle ! lança-t-il.

Derrière lui, un cheval hennit. Avec les quelques rosses qui constituaient l'écurie du château, la monture préférée du châtelain avait été évacuée du bâtiment qui jouxtait le donjon, par précaution. Georges-Lancelot agrippa la crinière de Broiefort et se hissa dessus en poussant un cri de sauvage. Jetant un dernier regard vers la bâtisse fumante, il le lança vers la forêt.

A l'abri du petit auvent qui protégeait l'entrée du colombier, Aigline le vit passer au grand galop, reconnaissant à peine son visage aux traits tendus vers un but inconnu. Elle le trouva presque beau sur ce fond de scène improvisée, mais si inquiétant. Il était capable du pire. Rigaud était avec elle. Blottis l'un contre l'autre, trempés, ils grelottaient.

— Abritons-nous là ! murmura Rigaud en posant la main sur la penture de la porte qui s'ouvrit aussitôt.

Mamet s'y encadra.

— Il n'y a qu'Aigline qui peut entrer, dit-il d'un ton péremptoire.

Rigaud qui le dominait de près d'une tête comprit aussitôt qu'il était inutile d'insister et partit seul sous la pluie qui redoublait de plus belle.

— Entre, je t'ai préparé une litière, et repose-toi, je veillerai sur toi, dit Mamet doucement en lui prenant la main, mais auparavant, viens voir.

Les pattes solidement campées sur le bord de la génoise, le chat-huant était là, immobile.

— Il nous protège, murmura Mamet en mettant un doigt sur ses lèvres. Viens, ajouta-t-il en la conduisant vers les bottes où, la veille, ils avaient échangé leurs confidences.

Réalisant soudain sa fatigue, Aigline se laissa tomber dans la paille fraîche qui sentait bon et s'endormit. Mamet resta longtemps sur le pas de la porte à contempler la pluie qui inexorablement aurait raison de l'incendie. Au-dessus, le bel oiseau de nuit ne bougeait plus. Le jour s'imposait maintenant. Gaillarde passa, hagarde et trempée, l'interrogea à propos d'Aigline. Non, il ne l'avait pas vue, affirma-t-il effrontément à la vieille femme dont il eut un instant pitié quand il la vit errer dans la basse-cour à la recherche de sa protégée. Son grand-père avait aussi disparu mais il n'était pas inquiet. Sans doute arpentait-il, infatigable, sa chère forêt. Pourvu que son seigneur ne décharge pas sa colère sur lui, se dit-il en jetant un dernier regard sur le château dont la porte était depuis longtemps la proie des flammes qui maintenant léchaient le seuil.

— C'était beau, l'enfer !

Aigline trouva son oncle, Michel-Tristan, dit le

Décousu, assis sur une souche en train de plumer un petit oiseau qui ferait son dîner.

— Mamet serait furieux, s'il te voyait, observa la jeune fille.

— Qui est Mamet ?

— Un nouvel ami qui aime beaucoup les oiseaux. C'est lui qui s'occupe de notre colombier avec son grand-père, le vieux Jaubert.

— Lui aussi aime les oiseaux, répondit le Décousu en levant les yeux vers sa nièce.

Il connaissait bien Jaubert qui hantait si souvent la forêt et ne manquait pas de le saluer. Lui au moins ne se moquait pas de lui. Et il mettait de l'ordre dans ces taillis épais d'où Michel-Tristan craignait toujours de voir surgir un loup. Aigline l'avait surpris souvent en train de faire de longs discours à ses chèvres pour les mettre en garde contre « l'animal de Satan » toujours affamé.

— Les oiseaux faisaient un beau vacarme la nuit de l'incendie, cette lueur qui enflammait les arbres avait de quoi les affoler. Quel beau spectacle ! Ecoute maintenant le silence... ils s'en sont peut-être allés vers d'autres cieux où les hommes sont moins fous.

Aigline sourit. Ces mots dans la bouche de l'homme hirsute et débraillé qui ricanait maintenant, tout heureux de son mot d'esprit, étaient étonnants puisque, depuis des années, il était considéré comme le « fou de la forêt ».

— Regarde, même les chardonnerets m'ont abandonné, ajoutait déjà l'homme aux yeux brillants en tendant la main vers le massif de chardons qu'il soignait amoureusement près de sa cabane et habité d'habitude par ces oiseaux qui se nourrissaient de leurs épines et étaient réputés éloigner les démons.

Michel-Tristan s'en vantait assez.

Aigline chercha des yeux les oiseaux bigarrés mais aucun

ne se montrait, puis revint à son oncle. Elle se souvenait très bien du jour où il était arrivé on ne savait trop d'où, un soir d'hiver. Il avait surgi dans la grande salle du château, avait tenu des propos auxquels personne n'avait rien compris, puis avait sombré dans une léthargie dont il ne sortit que pour raconter des histoires tout aussi incompréhensibles ponctuées d'un nom, toujours le même, « Esméralda ». Excédé, son frère, qui n'avait pas beaucoup de patience, avait fini un beau soir par le jeter dehors.

« Maudit sois-tu, par le sang du Christ, maudit sois-tu », avait répété l'autre, hurlant une nuit entière sous les fenêtres du manoir délabré.

Au petit matin, il avait été chassé à coups de fourche par l'intendant de Georges-Lancelot. Il n'était pas allé très loin, jetant son dévolu sur une vieille chaumière où il entretenait depuis sa folie. Intriguée, Aigline, encore petite fille, avait commencé avec sa mère à faire de la maison des bois un but de promenade, en cachette de son père, apprivoisant lentement le vieux fou et se laissant elle-même apprivoiser.

C'était Aigline qui avait obtenu de Georges-Lancelot la chèvre, premier maillon du petit troupeau qui lui tenait compagnie et faisait vivre chichement l'homme sans besoin. En échange, il leur avait expliqué comment il était devenu fou à force de désirer une femme qu'il n'avait jamais eue. Cette Esméralda qui surgissait à chaque instant parmi les mots de phrases plus ou moins décousues. Il leur racontait cette ville étrange qu'était Paris. Elles qui ne quittaient jamais le donjon étaient fascinées par ses récits où surgissaient, outre la belle Esméralda, tant de fantômes. Surexcité, Michel-Tristan, dont les mots se bousculaient sur les lèvres tant il voulait en dire, ressuscitait ses souvenirs. Aigline avait un faible pour ce François Villon et ses frasques auxquelles son oncle

1431-1466? Charles VII.

semblait avoir été mêlé plus d'une fois. Et quand il récitait, tout à coup inspiré, cette *Ballade des pendus*, elle applaudissait comme sa mère avec tant d'ardeur que les larmes venaient aux yeux du pauvre fou.

— Ce sont les paysans qui ont mis le feu au château... Je les ai vus, lâcha soudain l'homme dans un nouvel éclat de rire qui rebondit en écho au-delà du ravin. Pastenôtre me l'a dit.

— C'est ce qu'on raconte, répondit Aigline. Mon père est furieux. Je crains qu'il ne leur chante la *Ballade des pendus* ! Et en plus, il n'a pas pu faire sa parade avec Mahaut.

— La garce l'a aidé à éteindre les tisons ? Esméralda aime danser devant le feu pour exciter les hommes.

— C'était une façon de faire la parade ?

— Esméralda est si belle, et sa chèvre bêle...

— Bêle, bêle...

C'était un jeu pour Aigline, mais chaque fois que son passé ressurgissait, obsédant, le Décousu semblait alors l'oublier, chassant le présent comme un mauvais rêve. Plus rien ne comptait. Absent, perdu dans une méditation où personne ne pouvait plus avoir de place, il regardait au loin comme si Esméralda allait apparaître au milieu des arbres, ombre bien vivante dans ce soleil d'été resplendissant. Comme s'il n'avait plus qu'à tendre les bras pour l'enlacer enfin et connaître ce bonheur auquel il aspirait depuis tant d'années.

Aigline le regardait, affalé sur le tronc du chêne déraciné brutalement un jour de folle tempête, l'année précédente, et dont Michel-Tristan avait brûlé peu à peu les branches. Toujours à terre, l'énorme fût formait comme un rempart devant la masure dont le chaume endommagé était à l'image des haillons qui constituaient ses seuls vêtements. Elle se souvenait du jour où Marguerite avait obtenu de son mari que le pauvre fou soit emmené dans les terres du duc de Bourbon à Saint-Menoux pour être présenté au débredinoire. Il s'agissait de mettre la tête quelques instants dans un trou ménagé au niveau du toit du tombeau du saint patron local. On lui prêtait des vertus curatives pour les gens dérangés. L'expédition n'avait pas réussi, hélas, à la grande déception de Marguerite qui était sans doute la seule à y croire vraiment et qui, espérant toujours, n'avait pas cessé de prier le saint chaque jour.

Aigline soupira. Il n'y avait plus rien à dire à son oncle aujourd'hui. Vaguement dépitée, elle savait que plus aucune parole sensée ne viendrait sur ses lèvres jusqu'au lendemain. Alors la nuit aurait chassé ses songes terrifiants et merveilleux. Les chèvres débouchèrent d'une sente voisine, bêlantes et sautillantes, trop gaies pour leur maître qui ne les voyait pas. Blanchette, la préférée d'Aigline, vint se frotter contre elle. La jeune fille aimait caresser ses poils si doux, perdre ses doigts dans cette mousse soyeuse et gratter le cou sous la barbiche sombre de sergent. Elle aimait ses sabots noirs et luisants et ses cornes zébrées d'ocre clair et foncé. Tout aussi belles avec des robes variées ou des cornes plus sombres, mais moins affectueuses, les autres chèvres gambadèrent autour de leur maître, puis, lassées de son indifférence, s'enfoncèrent à nouveau dans les taillis.

Désemparée, Aigline lui jeta un dernier regard. Elle aurait voulu lui raconter le chat-huant, les colombes de Mamet et le mariage... Ses mains se crispèrent sur la poupée qu'elle avait apportée afin d'administrer le poison à Mahaut. Retrouvée par miracle à moitié carbonisée, elle personnalisait sans doute le malheur auquel la jeune fille vouait sa nouvelle belle-mère. Et si elle avait été détruite, elle y aurait vu un symbole plus fort.

Une cloche tinta au loin. Aigline frissonna. Le soleil s'était caché de l'autre côté du ravin qui bordait le bois et la fraîcheur tombait si vite depuis le fameux orage qui avait éteint l'incendie du château mais aussi ruiné à moitié le vieux clocher de l'église. Les cloches qui y pendaient à ciel et murs ouverts n'avaient plus la même sonorité, au grand dam de son pauvre curé et du sonneur, l'inquiétant Pastenôtre. Depuis ce jour néfaste, celui-ci passait sa vie au bout d'une corde pour tenter de remonter les pierres de la petite tour octogonale, qu'il agrégeait maladroitement avec un ciment grossier. Il avait aussi récupéré les tuiles éparpillées, dont beaucoup avaient été brisées, qui attendaient sagement devant la façade de l'église d'être reposées sur une charpente malheureusement vermoulue ou remplacées.

« C'est grande laideur de le dire », ne cessait de répéter le sonneur dont c'était le principal commentaire exprimé en toutes circonstances. Il espérait fermement trouver un généreux donateur pour remplacer et les poutres et les tuiles et, en attendant, tentait une réparation de fortune.

Pour Aigline, la vie avait repris doucement. Son père s'était installé chez son beau-père, lui épargnant le spectacle de ses amours. Elle logeait avec Gaillarde dans la petite maison de la basse-cour où celle-ci habitait depuis des lustres. Une seule pièce bien tenue, mieux que le château où il fallait cohabiter avec les rats et les araignées. Elle se révélait beaucoup plus agréable à vivre même si Gaillarde ronflait avec ardeur dans le lit qu'elle partageait maintenant avec la jeune fille. Ce n'était pas pire que les retours avinés de son père.

Tel un spectre décharné, la grande bâtisse dominait encore la basse-cour, offrant le spectacle désolant de ses murailles noircies dont on n'avait pas encore extrait les résidus calcinés. Mais si Gaillarde ne pouvait s'empêcher de ronchonner en montrant, c'est pas Dieu pitié, ces gravats qu'étaient devenus tous ses souvenirs, Aigline profitait d'une certaine liberté due à l'absence de son père et à la désorganisation de sa vie engendrée par ces événements.

Certes son père n'était jamais loin. Suivi de ses compagnons bruyants, il chevauchait sur ses terres inlassablement sans avoir encore assouvi sa vengeance. D'ailleurs cela n'aurait été qu'une vengeance aveugle, injuste. Le mutisme des gens des alentours était total et il n'avait toujours pas la moindre idée sur l'incendiaire ou les incendiaires. Ses cris, la poussière soulevée par les chevaux de sa troupe, son poing levé n'avaient pas impressionné ceux qu'il traitait de manants demeurés. Et la vengeance ne lui apporterait pas les deniers nécessaires à la reconstruction du château.

Le duc de Nemours lui avait laissé entrevoir une aide mais après service rendu. Un service qui restait très mystérieux et qui supposait aussi que Georges-Lancelot abandonne ses visées personnelles et ses exactions, ce qui avait procuré quelque répit à ses voisins.

— Vous aurez à vous battre pour une noble cause, avait lancé le duc, le bien public. Nous allons nous révolter contre le roi, ses impôts et ses gaspillages. Le duc de Bretagne est prêt, et bien d'autres. Notre signe de ralliement est ceci. (Il avait désigné un morceau de soie blanche porté à sa ceinture.) Vous le porterez aussi bientôt, notre cause est bonne.

Il n'en fallait pas plus pour exalter son interlocuteur toujours à l'affût d'un combat, qu'il soit noble ou vil. Et Jacques d'Armagnac savait que s'il se ravisait et se ralliait au roi, l'homme le suivrait, trouvant aussi bonne la nouvelle cause pour s'enflammer. Désormais impatient, même si ses amis murmuraient qu'il ne fallait guère compter sur cet Armagnac souvent irrésolu, Georges-Lancelot guetterait les ordres, proclamant aux alentours que faire la guerre était joyeuse chose.

— Qu'il aille rançonner et piller ailleurs ! se réjouissaient ses voisins dont bien peu le plaignaient depuis l'incendie.

Il y trouverait peut-être de quoi reconstruire sa maison. Pour cela il convenait surtout d'attendre la mauvaise saison quand les paysans, ceux qui dépendaient de lui, car des autres il ne fallait pas espérer une aide quelconque, verraient se réduire leurs tâches aux champs.

Aigline imaginait déjà une nouvelle bâtisse avec les aménagements entrevus chez Pierre du Bourg, le père de Mahaut, mais surtout des raffinements tels qu'elle en avait aperçu chez un cousin de Riom, marié à une riche bourgeoise. Adieu les courants d'air et l'obscurité. Elle avait tellement aimé la petite loggia donnant sur la cour où pénétrait le soleil sans limite. Elle en était là de ses pensées quand une cavalcade bruyante se fit entendre au loin, puis se rapprocha à vive allure. Ce ne pouvait être que lui.

— Que fais-tu là, Lancelotte ? hurla le cavalier en faisant cabrer son cheval.

Furieux, Broiefort hennit en soulevant la terre de ses pattes nerveuses et couvrit la réponse effrontée d'Aigline plantée devant son père.

— Et toi ? Tu as ameuté tout le voisinage ?

— Oui, insolente, ces gueux me paieront l'insulte qu'ils m'ont faite, je l'ai juré devant Dieu, l'autre nuit, et je tiendrai parole.

— Ce n'est pas en détruisant leur récolte qu'ils pourront te payer !

Derrière Aigline, la voix de Michel-Tristan, revenu de ses songes, s'était élevée, claire, sensée tout à coup.

— Toi, tais-toi ! fut la réponse de son frère, soudain hors de lui. Et laisse Lancelotte, sinon je te chasse définitivement de mes terres.

Il avait sauté de sa monture et le menaçait. Trapu, les houseaux fichés dans la mousse et les feuilles, il ressemblait à un animal. Aigline l'imaginait volontiers en sanglier. De ses épaules larges partaient des bras, des poignets et des mains épais et massifs. Ces dernières années, il avait pris de l'estomac qui bombait sous la chainse portée sans pourpoint lors de ses équipées à cheval. Les jambes courtes le semblaient encore plus à cause des houseaux de cuir plus ou moins avachis qu'il ne quittait jamais.

— De nos terres ! reprit l'autre, heureux de l'occasion qui se présentait fortuitement d'agacer son aîné. (Il y avait si longtemps que ce n'était arrivé.) Et c'est aussi notre château qui a brûlé et je n'en fais pas tant d'histoires !

Michel-Tristan avait la même taille que son frère mais avait gardé une minceur d'adolescent. Le contraste entre les deux frères était aussi ahurissant pour le visage. Imberbe pour l'un qui montrait ainsi crânement un menton volontaire et autoritaire, barbu pour l'autre qui cachait ainsi une certaine mollesse et une certaine nonchalance. Tous deux avaient cependant une extrême mobilité dans le regard sombre, dur pour Georges-Lancelot, très adouci pour l'autre. L'un avait enfin un nez camus au-dessus d'une bouche lippue, l'autre un nez fin associé à des lèvres mieux dessinées. Le premier, Georges, ressemblait à son père, le second à sa mère.

Un écho impressionnant répéta le rire sarcastique qui accompagna les derniers mots de Michel-Tristan et sembla résonner sans fin sous la voûte des arbres. Les chèvres accourues y ajoutèrent leur bêlement, puis s'en retournèrent vers les herbes de la clairière, fines, dentelées, faites de mille espèces appétissantes qu'elles n'en finiraient pas de savourer jusqu'à la nuit.

— Viens ! Quittons ce bordelage ! lança Georges-Lancelot excédé qui avait réenfourché sa monture sagement immobile.

— C'est plutôt ta vie qui est un vrai bordelage ! Si vous voyez Esméralda, dites-lui que je l'aime !

— Tiens ! Pour ton dîner avec Esméralda...

Georges-Lancelot avait lancé un lièvre qui pendait à sa selle. Il regarda l'autre le ramasser en éclatant d'un rire bruyant.

— Et range tes biquettes, le loup n'est pas loin !

5

Négligeant les paroles du Décousu déjà retourné à ses songes, Georges-Lancelot tendait le bras vers Aigline qui se laissa emporter et installer devant lui sur le cheval. Un léger coup d'éperons fit avancer Broiefort. Le palefroi redressa la tête comme s'il était fier de cette nouvelle cavalière. Presque aussi fière était Aigline. C'était bon d'être dans les bras de ce père honni de tous qu'elle détestait parfois si fort. Assise en amazone, les doigts s'entrelaçant aux poils de la crinière rousse, aux prises avec des sentiments mitigés où se mêlaient inquiétude et crainte, Aigline eut une bouffée de bonheur et de puissance. Et Mahaut n'était pas là. Il n'était plus temps de lui jeter des sorts mais de jouir de l'instant.

Georges-Lancelot avait lancé le cheval au galop. Aigline aimait cela depuis qu'il lui avait appris à monter, en la terrorisant certes, lorsqu'elle était enfant. C'était la seule concession qu'elle lui avait faite, au prix de bien des pleurs et des cris. Et s'il avait eu dans son écurie autre chose que des rosses mal nourries et s'il ne s'était réservé le seul cheval digne de ce nom, elle aurait volontiers galopé dans la forêt. Mais elle n'en avait guère l'occasion. Elle aimait l'air qui lui fouettait les joues, les branches à éviter, les plongées dans les sentes ou les remontées sur les collines où tout à coup triomphait le soleil. Elle craignait aussi les mauvaises rencontres dans cette forêt où les taillis avaient tellement gagné au cours des dernières années, permettant à toute une faune de s'y développer. La population environnante qui avait beaucoup diminué au cours des décennies précédentes n'était plus là pour entretenir la forêt, devenue une grande friche. Et ce n'était pas le pauvre Jaubert qui, tout seul, inverserait le cours des choses, même aidé de Mamet. Le maquis avait gagné, peuplé de lièvres, de lapins, de chevreuils ou de cerfs, que son père chassait en toute saison, mais aussi de sangliers et de loups beaucoup plus effrayants.

Son père connaissait par cœur le moindre recoin de la forêt, le moindre arbre, la moindre sente. En un instant, ils furent à la clairière dite du Buisson ardent depuis qu'un jeune homme prétendait y avoir vu la Vierge au milieu d'un massif d'aubépines, quelques décennies plus tôt. On y venait encore en procession le jour de l'Assomption de Notre-Dame. Il fallait ensuite suivre la hêtraie, puis plonger dans le ravin toujours envahi de broussailles, longer l'étang dont l'eau avait servi à éteindre l'incendie, avant de gravir au milieu des rochers la colline qui conduisait jusqu'au château.

— Arrête-toi ! cria la jeune fille lorsqu'ils furent à proximité de l'étang.

Elle montra à son père un saule qui profitait avec quelques autres congénères de l'humidité du site et faisait presque baigner ses molles ramures jaunâtres dans l'eau glauque. Aigline fit signe de ne pas faire de bruit. Très vite, elle sauta à terre et marcha vers l'arbre, dont elle s'approcha ensuite tout doucement. Il la vit se pencher vers les branches les plus basses qui formaient comme une corolle verte et jaune dont les souples rameaux allaient jusqu'à terre pour s'entremêler aux herbes hautes. Il devinait son cou frêle, la ligne délicate de ses épaules, sa taille fine que serrait la mince cordelette de chanvre, ses hanches étroites.

— Qu'elle est belle, sacrebleu ! murmura-t-il, immobile, les mains sur ses rênes de cuir clair.

Hésitant un instant, il sauta enfin de sa monture, qui attendait déjà sagement en broutant quelques herbes folles et tendres.

Aigline s'était retournée et lui faisait signe d'approcher.

— Regarde ! lui dit-elle.

La chevauchée lui avait donné des couleurs qui rendaient encore plus clairs ses yeux aux formes étirées vers les tempes.

Elle désignait un nid habilement installé en équilibre dans ce berceau naturel offert par les souples branches qui feraient un jour le bonheur d'un vannier. A l'intérieur, quatre oiseaux à peine couverts d'un fin duvet tendaient des becs jaunes affamés vers le ciel.

— Ce sont des étourneaux, susurra Aigline. Il ne faut pas y toucher, jure-moi que tu ne les chasseras pas !

— Tu t'intéresses aux oiseaux maintenant ?

— Oui, c'est Mamet qui m'apprend tout ! répondit Aigline, les sourcils froncés, déçue que son père ne soit pas davantage attendri par la scène. C'est lui qui m'a sauvé d'un chat-huant entré dans le château, le jour de ton mariage.

— Et qui est ce Mamet ? demanda alors Georges-Lancelot.

Il ressentait une vague pointe de jalousie mais avait posé, en propriétaire, la main sur l'épaule de la jeune fille, qui lui faisait maintenant face et le regardait sévèrement.

— Le petit-fils du vieux Jaubert, qui s'occupe du colombier et travaille avec son grand-père dans la forêt. Ils savent tout sur les oiseaux et c'est lui qui est venu prévenir pour le feu du château !

— Oiseau de malheur qui annonce les mauvaises nouvelles, grogna l'homme dont les traits s'étaient durcis mais qui ajouta aussitôt d'une voix doucereuse : Et il ne t'apprend pas que les oiseaux, ton Mamet ?

Sa main s'était faite lourde sur l'épaule de la jeune fille qui se sentait maintenant prisonnière.

— Il m'a appris la parade des pigeons, continua-t-elle cependant.

— La parade des pigeons ?

— Oui, la façon dont les pigeons se marient en quelque sorte... Le mâle se dresse et gonfle toutes ses plumes... et ensuite ils sont liés à la vie et à la mort... Je résume évidemment.

— Le gueux, il veut te séduire avec ses histoires ! Méfie-toi, Lancelotte, et viens près de moi.

Georges-Lancelot s'était adossé à l'arbre et attirait maintenant Aigline à lui.

— Moi aussi, je sais faire la parade... Tu es une femme maintenant, lui murmura-t-il à l'oreille.

Il se souvenait tout à coup du jour du mariage où il l'avait présentée fièrement à monseigneur d'Armagnac et où ces damoiseaux lui tournaient autour. Il l'avait alors découverte. Elle était beaucoup plus belle que cette Mahaut dont il venait de s'encombrer pour calmer son voisin, ce Pierre du Bourg, trop raisonnable pour lui. Un bon seigneur, et juste, comme disaient ses villageois ! Pas brouillon ni cruel comme lui !

Face à lui, décontenancée, nerveuse, la jeune fille, qui avait d'abord cru à un jeu, s'était raidie et tentait de garder ses distances en appuyant ses mains sur la poitrine de l'homme dont elle sentait le cœur battre très vite.

— Oui, évidemment, tu fais la parade à Mahaut, dit-elle

suffisamment haut comme pour rompre le sortilège qui semblait s'installer autour d'eux.

Un corbeau passa en croassant bruyamment ; une corneille le suivait, au discours plus discret.

— Cela ne m'empêche pas de la faire avec d'autres, continua Georges-Lancelot nullement distrait. Il n'y a pas de raison que seul mon frère profite de tes charmes dans son bordelage ! Dis-moi, tu le consoles de son Esméralda ?

Plus rauque, sa voix semblait changée. Ses bras devenaient lourds autour de la taille de la jeune fille qui comprit enfin où son père voulait l'entraîner et se mit à lui marteler la poitrine en criant.

— Tu me fais horreur.

La faisant pivoter, puis la maintenant solidement d'un seul bras contre le tronc, il la bâillonna de l'autre main. Son visage était rouge et deux grosses gouttes de sueur dégoulinaient des joues aux chairs un peu flasques jusqu'au col ouvert de sa chainse crasseuse. Elle sentait, appuyé contre ses jambes, le cuir de ses houseaux.

De toutes ses forces, Aigline luttait, se débattait, cherchant une issue à cette prison improvisée. Eperdue, arcboutée, elle tendait son corps, ne sentant pas les aspérités de l'écorce du fût qui lui griffaient le dos. La lutte semblait inégale mais Aigline était galvanisée par la terreur et la haine qui l'animait tout à coup contre cet homme. Il lui faisait horreur. Il gâchait tout. Un instant plus tôt, elle était heureuse. Et maintenant elle ne pouvait que compter sur elle, tout en espérant une aide, mais du côté de l'étang, il n'y avait guère de salut à attendre, pas plus que d'en haut. Il lui vint à l'idée que Mamet pourrait aller voir ses étourneaux, mais ce serait trop beau. Elle n'avait plus que l'énergie du désespoir et continuait à s'agiter pour se défaire de ce bras puissant qui la retenait prisonnière.

Mais au désir fou qui l'avait saisi succédait chez

Georges-Lancelot un certain désarroi. Il avait suffisamment forcé de filles pour avoir raison de ce paquet de nerfs et de muscles qui lui résistait. Il réalisait soudain que sa folie l'avait mis dans une situation délicate dont il aurait bien du mal à sortir et il hésitait maintenant sur la conduite à tenir. Il savait qu'Aigline était capable d'ameuter la forêt tout entière et qu'il tiendrait une fois de plus le mauvais rôle. La pensée de Mahaut et surtout de son sévère beau-père lui traversa l'esprit. Ils le maudiraient. Lui que les scrupules n'avaient jamais étouffé sentit monter une bouffée de honte et une inquiétude. Si un scandale éclatait, il lui faudrait sans doute faire une croix sur l'aide de Jacques d'Armagnac.

Le mal était fait, même s'il n'était pas allé au bout de ses mauvaises intentions. Relâchant un instant son étreinte, il la sentit s'échapper. Comme un fou, il s'élança derrière elle et la plaqua au sol dans l'herbe fraîche d'un fourré qu'elle tentait de traverser. Elle tremblait de tout son corps. Il ne l'étreignait plus comme tout à l'heure mais s'efforçait simplement de la maintenir près de lui.

— Pardon ! Je suis un vil personnage, j'en prends le ciel à témoin, mais je vais tout te dire ! Il est temps aujourd'hui que tu saches...

Et comme il semblait hésiter et qu'elle le découvrait pour une fois, peut-être la première, contrit, ayant abandonné sa superbe et sa cruauté, elle se calma peu à peu et demanda enfin :

— Je dois savoir quoi ?

Il ne la retenait plus et elle restait là, comme aimantée par cette révélation qui tardait à venir et dont elle pressentait l'importance. Elle allait peut-être enfin savoir ce secret qui entourait sa naissance et, s'il ne le lui disait pas, elle l'exigerait. Elle avait maintenant de quoi le faire chanter et curieusement, il lui faisait pitié.

— Alors ? insista-t-elle.

C'était elle qui menait le jeu. Il était assis près d'elle, les bras entourant ses genoux, la tête posée sur ses mains si malfaisantes qui avaient tenté l'impossible, l'ignoble, un instant plus tôt. Il la regarda. Ses yeux noirs s'étaient adoucis sous le front hâlé par le grand air et barré de rides plus claires. Les traits affaissés autour du nez en bec d'aigle lui semblèrent fatigués. Son père était vieux. Il avait eu beau épouser une jeunesse, il avait beau se lancer dans des chevauchées téméraires avec son Broiefort, il lui paraissait vieux et peut-être enfin vulnérable.

Ses lèvres remuèrent enfin mais ce secret était-il si difficile à révéler qu'il ne pouvait articuler les mots ? Des bribes de phrases semblèrent se bousculer d'abord, puis s'assagirent dans un discours enfin compréhensible.

— Je te demande pardon mais ce que je viens de faire n'est pas si horrible puisque tu n'es pas vraiment ma fille ! Et puis nous n'avons pas commis l'irréparable.

Stoïque, décidée à s'enfermer dans un mutisme total, Aigline ne cilla pas.

— Oui, tu n'es pas vraiment ma fille, répéta le père, ne sachant toujours pas s'il fallait aller plus loin dans cette révélation délicate. Je vais te dire ce que je n'ai jamais dit à personne, même pas à Marguerite. Seuls quelques-uns de mes compagnons savent, mais je les ai tellement menacés qu'ils n'ont jamais rien dit, à personne. Marguerite ne pouvait avoir d'enfant. Je t'ai apportée en cadeau, continua-t-il, lissant le plus possible une histoire dans les détails de laquelle il ne souhaitait pas entrer, sauf si la garce l'y obligeait.

— Et alors je viens d'où ?

— De loin, tes parents avaient péri d'une épidémie, ta grand-mère ne pouvait plus te garder et je t'ai ramassée au bord d'un chemin…

Aigline le regarda. Impitoyables, ses yeux le détaillaient. Elle était sûre qu'il ne disait pas la vérité et que la réalité était sans doute beaucoup plus terrible. Pourquoi avait-il donc contraint ses compagnons au silence si l'histoire était aussi banale et finalement avouable ?

— C'est tout ? interrogea-t-elle. Tu mens !

— Mais non, protesta-t-il faiblement. Tu ne diras rien... Hein, tu ne diras rien. Tu es toujours ma fille, n'est-ce pas ?

— Voire ! Tu mens, je le sais.

Elle s'était levée et le défiait maintenant.

— Dis la vérité ou je raconte tout.

Il s'était levé à son tour.

— C'était après le temps des Ecorcheurs, ces hordes de sauvages qui brûlaient les fermes et les blés, coupaient au ras du sol les vignes et les arbres fruitiers, bref, semaient la désolation. A leur suite ou même avec eux, nous avions pris l'habitude des violences... Il fallait bien vivre, sortir de notre vie étriquée, le roi n'y pouvait rien, ni personne. On en faisait plus qu'on ne le disait ; aujourd'hui, j'en dis peut-être plus que je n'en fais ! Avec mes compagnons, j'ai vidé un jour une vieille querelle, très loin au-delà des monts que tu vois là-bas à l'horizon. Une histoire de trésor qui remontait justement à l'époque des Ecorcheurs. Nous avions bu plus que de raison et c'est peut-être ton père, le vrai, que j'ai tué. A la loyale, nous nous sommes battus, il m'avait offensé ! Tout le monde avait fui le château. Nous étions seuls, occupés à vidanger une dernière futaille de mauvais vin quand l'un de nous a entendu un cri. Un animal, un enfant ? Nous n'en savions rien. Un de mes compagnons est monté à l'étage et t'a découverte emmaillotée dans un petit lit de bois, hurlant. Il est redescendu en te brandissant fièrement. Tous, nous l'avons entouré et tu criais de plus belle. C'était insupportable. Tes hurlements résonnaient sous la voûte, mettant à mal nos pauvres cervelles fatiguées par le vin et le sang. L'un d'entre nous a levé la voix pour te faire taire, sans succès. L'autre te serrait contre lui à t'étouffer, puis il t'a posée sur un banc, pauvre petit paquet de linge. Tu étais cramoisie à force de pleurer, tes poings serrés, rouges aussi. « Que voulez-vous en faire, nourrices de Satan ? dit en ricanant l'un de nous. Jetons ce rejeton au fond du puits, il y fera floc comme une pierre. » Il s'était déjà saisi de toi et se dirigeait vers la porte en titubant quand, mû par je ne sais quelle inspiration, je lui ai barré le chemin et me suis emparé de toi à mon tour. Tu criais toujours, peut-être encore plus. Des hurlements... « J'en ferai cadeau à Marguerite ! » ai-je lancé comme un défi. Moi aussi, je titubais et ne savais trop ce que je faisais. Les autres me regardaient comme si j'étais devenu fou. J'ai ordonné qu'on mette le feu pour effacer tout de notre passage. Et nous avons chevauché jusqu'au donjon. Sur Bayarde, ma jument d'alors, la mère de Broiefort, je t'avais contre moi et tu dormais enfin. J'ai quémandé en route un peu de lait dans les fermes, tu as dormi près de moi dans un cylindre en douelles de bois, voilà je l'avoue, qui me servait à t'attacher dans le dos dans la journée... Alors tu vois, je t'ai aussi sauvé la vie.

Les derniers mots, dits sur un ton doucereux, finirent d'exaspérer Aigline, à la fois soulagée de connaître enfin le mystère de son arrivée à Saint-Hilaire et horrifiée par le comportement de Georges-Lancelot.

— Tu as donc tué mon père !

— Etait-ce ton père ?

— Et ma mère ?

— Tout le monde avait fui... Alors comment savoir ?

Aigline le regarda. Georges-Lancelot se sentait déshabillé comme si elle pouvait savoir qu'il ne disait pas tout à fait la vérité. Il l'enjolivait un peu seulement, pour tenter de s'offrir le beau rôle. Comment lui révéler qu'il ne s'était pas vraiment battu « à la loyale » avec son père ou que sa mère avait été violée par deux de ses compagnons qui l'avaient laissée pour morte ?

Elle lui jeta un dernier regard, aussi chargé de mépris que de dégoût. C'en était trop. Brusquement, elle lui tourna le dos, contourna le fourré qui les avait abrités et cachés, et se mit à escalader la colline. Après des premiers pas hésitants, sa marche se fit plus décidée. En bas, les crapauds de l'étang se déchaînaient. Des colverts volèrent au-dessus de l'eau longuement, puis y plongèrent enfin au milieu des plantes aquatiques à la recherche de leurs graines préférées. Une oie cendrée sembla les suivre, mais se ravisa soudain et disparut derrière les arbres aux feuillages contrastés. Une autre, peut-être la même, surgit d'un fourré vers l'occident, battant nonchalamment l'air de ses ailes grises enflammées par le soleil couchant.

Les bras ballants, Georges-Lancelot n'avait pas bougé depuis le départ d'Aigline dont il avait suivi la progression vers le haut à travers les bruits de branches frôlées ou de bois mort cassé sous ses pas. Le sous-bois, très épais au printemps, s'était éclairci depuis la canicule. Les fougères avaient souffert aussi du manque d'eau et la bruyère avait franchement rosi au cours des derniers jours, émergeant d'un manteau de feuilles déjà épais. Perplexe, inquiet, Georges-Lancelot jouait négligemment avec ce tapis improvisé sous ses pieds. Rousses, jaunes, encore vertes et belles ou proches de la pourriture, larges ou minces, dentées ou crénelées, ces feuilles étaient les meilleurs témoins de la diversité de la nature. Il était bien rare que le seigneur des lieux prît le temps d'apprivoiser ainsi cette terre qui servait surtout de cadre à ses exactions en tout genre. Lançant un coup de pied rageur dans ce parterre multicolore qui vola en éclats, il se leva enfin et retourna près du nid des étourneaux qu'il contempla un instant.

— N'y touchez pas ! chuchota près de lui une voix qui n'avait pas fini de muer.

— Qui es-tu pour me donner des ordres ? demanda Georges-Lancelot.

— Mamet, je m'occupe de vos pigeons avec mon grand-père Jaubert, et aussi de votre forêt.

— Ah, c'est toi, Mamet ! C'est toi qui apprends à ma fille des histoires d'oiseaux...

— Oui, il n'y a pas de mal à cela.

Campé sur ses jambes, le garçon trapu qui n'avait sans doute pas fini de grandir devait lever la tête pour parler à son interlocuteur et pourtant c'était lui qui le défiait d'un air insolent.

— Ne pourrais-tu baisser les yeux quand tu me parles ? gronda l'autre.

— Je vous en prie, vous allez faire peur aux oiseaux.

— Voire, c'est à toi que je voudrais faire peur, après tout ne suis-je pas ton seigneur ?

— Si, admit l'autre. Mais pourquoi faire peur toujours à tout le monde ?

— Tu crois que tes oiseaux ne s'entretuent pas peut-être ?

Un corbeau passa au-dessus de leurs têtes.

— Regarde celui-là, de quoi crois-tu qu'il se nourrisse ? Et ce chat-huant que tu aurais déniché dans mon château, sais-tu que ses proies peuvent être des mulots et même des lapins ?

— Peut-être mais si vous faites du mal à Aigline, je la défendrai !

Mamet avait détalé en lançant ces mots qui inquiétèrent un instant Georges-Lancelot. Que savait-il ? Qu'avait-il vu ?

En rentrant au château de son beau-père, il croisa encore Pastenôtre, le sonneur, qui ricana. Bossu et contrefait, il n'était pas aussi simplet qu'il en avait l'air, mais ce rire sonna étrangement aux oreilles de Georges-Lancelot. Il l'entendit chantonner de sa voix grasse : « Quand on n'a pas la conscience tranquille… c'est grande laideur… »

Qu'avaient-ils tous à se promener ce soir-là ? Pastenôtre rôdait aussi souvent du côté de la masure de son frère, ce qui n'était pas pour rassurer le châtelain. Un simplet qui répétait tout, en ponctuant ses confidences de « c'est grande laideur de le dire » et un fou qui n'avait que du flou dans la cervelle ! Ah, le curé avait fait une drôle d'affaire en recueillant ce misérable et en l'embauchant quelques années plus tôt comme sacristain-sonneur. Et, selon la tradition de la paroisse, il l'avait baptisé Pastenôtre comme tous ses prédécesseurs. Quant à Lancelotte, qu'avait-elle à se complaire en leur compagnie ? Maintenant qu'elle était si belle, n'était-ce pas dangereux ?

6

Gaillarde ouvrit la porte pour donner un peu de lumière à la salle. Le soleil s'y engouffra, embrasant les murs et les objets, projetant aussi des ombres si fortes qu'elles en étaient inquiétantes. Sur le seuil, la servante huma l'air et fit la grimace. Cette odeur de brûlé n'en finirait-elle jamais d'empoisonner le voisinage ? Elle considéra un instant le donjon, haussa les épaules et se retourna vers le lit au fond de la salle. Aigline s'agitait en s'enroulant dans la vieille couverture sans couleur et en gémissant.

— Ferme la porte, j'ai froid, et toute cette lumière, j'ai mal aux yeux.

Gaillarde soupira. Cette petite la ferait damner. Elle n'avait pas arrêté de bouger cette nuit et de hurler des paroles plus ou moins incompréhensibles. Mais que lui avait donc encore fait ce satané seigneur pour que son nom revienne sans cesse sur ses lèvres ? La veille, elle n'avait pas desserré les dents, rien mangé. Gaillarde savait qu'elle était allée se baigner à l'étang avant de rendre visite au Décousu. Elle craignait cette eau, souvent croupie, où elle avait peut-être pris la fièvre, et surtout les rôdeurs. La « petite » était devenue si belle. Gaillarde avait saisi des regards qui ne lui plaisaient guère.

— Quelle misère ! murmura-t-elle.

Et ce Georges-Lancelot qui était venu traîner hier soir entre deux vins avec son air des mauvais jours, prenant à témoin de ses malheurs Gaillarde, qui goûtait le frais sur le pas de la porte, en montrant son château ruiné. Et menaçant le pauvre Mamet occupé à guetter son chat-huant. Que tramait-il encore ?

En petite chemise de toile écrue, Gaillarde s'étira en tendant les bras aussi haut que le lui permettaient ses douleurs, bâilla, puis jeta sur le lit le bonnet qui retenait ses cheveux. Des vagues de mèches grises lui tombèrent sur les épaules, qu'elle s'appliqua à lisser rapidement de ses doigts épais. Puis elle enfila sa cotte, la serra avec une cordelette de chanvre, s'assit sur le banc près du lit pour mettre ses chaussures à semelles de bois qu'elle laça consciencieusement et enfin posa sur sa tête un large chapeau de paille qu'elle ajusta sous le cou avec un ruban bleu.

Elle se dirigea ensuite vers le modeste dressoir de bois blanc où étaient rangés quelques objets de vaisselle, attrapa un bol où elle versa un peu du lait déposé par le vacher. Il était frais et bon. Le dégustant d'abord à petites gorgées, elle en vida le contenu d'un seul trait, puis s'en servit à nouveau qu'elle but plus lentement. Dans une corbeille suspendue à une poutre, elle prit encore un épais crouton de pain dans lequel elle mordit, tout en se saisissant d'un objet posé sur le petit banc voisin à droite de la fenêtre. Délicatement, elle enleva le bois de lilas qui protégeait le tranchant de la faucille. Elle brilla dans ses mains au soleil qui pénétrait jusque-là. En mâchant une nouvelle bouchée de pain, elle la contempla avec contentement. C'était le seul héritage qu'elle tenait de son père. Elle l'avait tant vu manier cet outil dont elle caressa la lame avec tendresse. Puis elle fixa à nouveau le bois qui lui éviterait de se blesser pendant son transport jusqu'aux champs.

Il était temps de partir. Refermant la porte derrière elle

sans bruit, elle s'en alla à petits pas pressés. Ses semelles de bois crissaient sur la terre sèche. Il n'avait pas plu depuis le fameux orage du jour de l'incendie qui avait raviné les chemins. Sur le pas de la porte du colombier, armé de son éternel balai, Mamet salua Gaillarde. Ils étaient devenus amis car la vieille servante avait compris qu'il ne voulait que du bien à Aigline et que la jeune fille avait l'air heureuse lorsqu'elle était avec lui. Et il était si amusant quand il parlait de ses oiselets qui semblaient tous lui appartenir et dont il détaillait le langage à plaisir.

Mamet aimait le matin quand les chants des oiseaux se mêlaient et se distinguaient à la fois, proclamant sur un mode aigu, grave ou guilleret une nouvelle journée. L'oreille aux aguets, toujours à l'affût d'un cri inconnu, il regarda Gaillarde s'arrêter près du puits, accrocher à la chaîne le seau qui était toujours posé sur la margelle, puis la laisser filer entre ses doigts qui se crispèrent sur les anneaux de fer au moment où le seau touchait l'eau. Avec application, arc-boutée solidement sur ses jambes, elle le remonta ensuite, puis s'en saisit. Un peu d'eau l'éclaboussa au moment où le récipient heurta le bord de pierre. Délicatement pour gâcher le moins possible du précieux liquide, elle en remplit la petite outre qu'elle portait en bandoulière grâce à une fine cordelette. Elle prit enfin dans ses mains un peu d'eau dont elle se bassina le visage avec délice. Quelques gouttes perlèrent sur le devantier dont elle avait pris soin de protéger sa cotte.

Cette fois-ci, tout à fait prête, elle contourna le puits et se dirigea d'un bon pas vers le chemin qui descendait en direction de la plaine. Elle y croisa très vite Pastenôtre, le sonneur, tout essoufflé. Il avait bien du mal à courir, tout contrefait qu'il était avec sa grosse bosse dans le dos, mais il était si gentil que nul n'aurait osé se moquer de lui. Même Georges-Lancelot qui avait toujours quelque chose à cacher et se méfiait de ses racontars le respectait, plus que le curé. C'était un comble !

Sans prendre le temps de s'arrêter, il cria à Gaillarde qu'il allait sonner le glas pour la vieille Claire des Charmes qui avait passé pendant la nuit. Gaillarde se signa vivement et murmura :

— Dieu sauve son âme !

— Il a beaucoup d'âmes à sauver, c'est grande laideur de le dire ! Et des âmes de vivants...

Perplexe – qu'insinuait-il encore ? –, elle entendit vite décroître le bruit de la clé de l'église qui cliquetait contre sa chaîne à la ceinture de Pastenôtre. La faucille à la main, comme une arme, elle descendait maintenant aussi vite qu'elle le pouvait sans se laisser entraîner par la pente le chemin caillouteux qui s'enfonçait rapidement dans un bois. Il faisait frais. Le soleil jouait à cache-cache avec les ramures des arbres dont les feuilles étaient si abondantes cette année. Les oiseaux chantaient gaiement, volant de tous côtés. C'était une belle journée d'été qui s'annonçait parfaite pour la moisson en dépit des légers nuages cotonneux qui se profilaient au loin. Sortie du bois, à la limite du dernier escarpement du talus qui dominait les champs, Gaillarde eut un instant de bonheur intense face à cette plaine où les blés s'étendaient jusqu'à l'horizon, presque sans interruption, à l'exception de quelques arbres plantés là comme dans un décor, touches vertes au milieu de cet infini doré. Elle ne fit même pas attention au glas dont les notes lugubres ne parviendraient pas à l'attrister.

Elle avait toujours adoré le temps des moissons depuis qu'enfant, elle accompagnait son père manouvrier [1] qui louait ses services aux maîtres des moissons du voisinage et dont la réputation de bon manieur de faucille lui apportait

1. Ouvrier qui loue ses mains.

la considération de tous les alentours. Elle le voyait encore penché sur ces gerbes d'épis, plus heureux qu'un roi, aiguisant sa faucille et lui montrant comment s'en servir.

Chaque année, elle se joignait aux moissonneurs, souvent de simples brassiers [1], et le maître des moissons de Georges-Lancelot savait qu'il pouvait compter sur elle ; elle avait été à bonne école et aurait pu donner des leçons à beaucoup plus jeunes qu'elle. Elle ne se plaignait jamais, même si certaines grimaces trahissaient sans doute à présent des douleurs et le poids des ans.

— Voilà Gaillarde !

— Bonjour, Gaillarde !

A l'entrée du champ, près de la ligne de noyers qui serait le point de ralliement des moissonneurs à la recherche de l'ombre, certains brassiers étaient déjà arrivés. D'autres se hâtaient vers ces arbres dont les branches aux feuilles si vertes et vigoureuses offraient la promesse d'une belle récolte. Tous arboraient de larges chapeaux de paille pour lutter contre le soleil en cette saison où il était au plus haut et le plus ardent. Il y avait pour ces coiffures une infinie variété. Si celui de Gaillarde était très arrondi avec un bord large, d'autres étaient plats ou avaient des bords étroits. Rares étaient cependant les scieurs de blé à nouer seulement en forme de turban un morceau de toile. La plupart des hommes portaient uniquement des braies et une chemise ouverte de toile écrue. Les femmes étaient vêtues, comme Gaillarde, d'une simple cotte de couleurs variées. Tous ou presque étaient pieds nus. Gaillarde appréciait ses chaussures tant elle avait de mauvais souvenirs d'écorchures douloureuses. La paille était si cruelle.

D'un œil critique, après avoir enlevé l'étui de bois, elle inspecta une dernière fois son outil en faisant rouler le

1. Ceux qui n'ont que leurs bras et qui se louent à la journée.

manche en bois bien patiné dans ses doigts. Elle tâta le fil de la lame assez plate et ouverte qui avait été réparée à l'aide d'un rivet l'année précédente par le forgeron du village. Depuis, elle l'avait essayée quelques semaines plus tôt lors de la moisson d'orge au moment de la Saint-Jean et cela avait tenu. Et aujourd'hui, c'était la dernière de l'été.

Deux cavaliers montés sur de beaux chevaux noirs passèrent tout près, au trot, saluant les moissonneurs qui les suivirent des yeux jusqu'au bout du champ où ils semblèrent se séparer.

— Il est temps, dit Guy Lafaux qui avait aussi observé ces inconnus.

C'était lui qui surveillerait le travail. Il avait planté à l'entrée du champ deux épis de blé mis en croix, gage de la bienveillance de Dieu qui porterait chance et courage, et du ciel qui leur épargnerait la pluie avant la fin du travail.

C'était un bon maître, trop habitué à subir les foudres du seigneur pour les répercuter sur les autres. Il traitait tout le monde, au contraire, toujours équitablement. Et il n'avait pas besoin de parler longtemps pour expliquer ce que chacun devait faire. Tous étaient des moissonneurs chevronnés et c'est presque en silence après s'être signés devant la croix d'épis qu'ils allèrent se poster en rang à l'entrée du champ. Guy Lafaux donna le signal avec la corne qui pendait à sa ceinture tandis que sonnait le glas triste et lugubre de Pastenôtre. De l'extrémité du champ, ils apercevaient aussi le sommet noirci du donjon du maître qui surgissait tel un spectre au-dessus du bois. Gaillarde soupira devant le spectacle qui lui fendait le cœur mais qui en réjouissait beaucoup autour d'elle.

La corne s'était tue. Il était temps. Tous, hommes et femmes, grands et petits, solides gaillards ou femmes plus frêles, tous s'avancèrent comme s'ils avaient répété un numéro de théâtre, telle une vague lente devant laquelle rien ne résisterait. Ils lançaient leurs faucilles, aux formes plus ou moins rondes, dans les épis, entouraient une gerbe de leur bras dans un mouvement d'étreinte presque sensuelle, serraient fermement les tiges ensemble, puis d'un rapide mouvement vers la gauche ou la droite, selon la main qui actionnait l'outil, tranchaient la paille d'un coup sec vers l'arrière, puis l'abandonnaient sur le sol. Et le cycle se répétait, le rang avançant à une cadence presque uniforme. Même si certains plus rapides prenaient un peu d'avance, ou si d'autres plus lents semblaient s'attarder, les intervalles ne se creusaient guère entre les scieurs de blé.

Gaillarde tenait sa place en dépit des années qui pesaient chaque été un peu plus sur ses épaules. Elle était gauchère de même que son père pour qui la faucille avait été réalisée spécialement par le forgeron de son village. Chaque fois qu'elle « embrassait » la gerbe, elle apercevait son voisin de droite, qui, droitier, lui faisait alors face. C'était un grand homme fort qui soufflait à chaque effort et suait encore plus qu'elle.

Aux premières coupes, les faucilles crissaient, faisant presque grincer les dents. La paille humide de rosée résistait. Très vite, elle sécha et, plus docile, se laissa mieux couper. Le maître de la moisson posté à quelques pas sur une éminence voyait avec contentement le travail avancer harmonieusement. Quittant son poste d'observation, il entra dans le champ et se baissa pour ramasser un épi qu'il soupesa avant d'en faire jaillir quelques grains. Ils étaient à point, à peine mûrs, juste assez pour que les javelles [1] supportent bien le trajet jusqu'à l'aire de battage sans répandre le grain en abondance sur le chemin. Et la rosée

1. Tiges avec les épis.

du matin se répéterait sans doute le lendemain quand on les ramasserait. Elle gonflerait encore un peu plus les grains et les collerait suffisamment pour ne pas en perdre. Il était heureux d'avoir pris la bonne décision, d'autant plus qu'un coup d'œil du côté des lointaines montagnes confirma la menace toujours possible d'un orage, ce qu'il redoutait le plus. Et cette année, plus encore, il fallait être irréprochable car l'humeur de son maître, mise à mal par l'incendie du château, ne tolérerait aucun manquement. Il était capable de le révoquer pour cause d'orage !

Il en était là de ses réflexions quand il vit arriver Aigline. Comme la plupart des gens du voisinage, Guy Lafaux avait découvert la jeune fille le jour du mariage de son père. Et comme beaucoup d'hommes, il l'avait trouvée belle, très belle. Il aurait aimé danser avec elle ainsi que l'avait fait ce damoiseau qu'il avait détesté. Et depuis, l'image de la jeune fille qu'il hésitait à nommer, ne sachant comme beaucoup s'il fallait privilégier Aigline ou Lancelotte, pour faire plaisir au seigneur, s'imposait parfois à ses pensées. Il se sentit rougir et il était bien loin de ses grains quand elle passa non loin de lui, le saluant simplement d'un petit signe de la main. Dépité, il la suivit des yeux. Elle contourna le champ, puis parut s'enfoncer dans la sente à l'opposé. Où allait-elle ?

C'est alors qu'un peu plus haut sur une sorte de promontoire qu'offrait une large clairière, il aperçut un homme assis dans l'herbe. Il lui semblait immobile, contemplant la vue qui, à cet endroit bien choisi, permettait d'embrasser un large panorama, depuis le château de Pierre du Bourg, en passant par le village, jusqu'au donjon incendié. Il distingua Aigline qui cheminait dans les lacets du chemin, débouchait enfin dans la clairière et se rapprochait de la silhouette assise. Intrigué, Guy Lafaux dut cependant revenir à son champ. Il faisait de plus en plus chaud. Et ce serait bientôt l'heure de la pause. Il tâta sa corne pour s'assurer qu'elle était bien toujours coincée dans sa ceinture.

Aigline était montée d'un bon pas. Légèrement essoufflée, elle vint s'asseoir près d'Odilon qui ne l'avait pas entendue venir tant il était concentré sur son travail. Etonné par le bonjour qu'elle lui lança en s'asseyant près de lui, il leva la tête, vaguement agacé d'être surpris ainsi. Il répondit d'un autre bonjour bref et soucieux de ne pas se laisser distraire, il fixa à nouveau la feuille de parchemin bloquée par deux petits clous sur une planchette de bois. Depuis qu'il s'était attelé à cette entreprise un peu folle, il s'était organisé et avait abandonné le chevalet trop lourd et encombrant qu'il plantait au début face à la vue qu'il souhaitait reproduire. Il était beaucoup plus simple d'avoir un jeu de planches que lui avait vendues un relieur et qui tenaient facilement dans les sacoches de cuir pendues à sa selle.

Aigline restait heureusement silencieuse. Mais Odilon éprouvait une certaine gêne à se sentir étudié et, depuis qu'elle était là, sa plume se faisait plus hésitante. Il en était contrarié car jusque-là il avait bien avancé son travail et les contours du paysage prenaient forme même s'il n'en était qu'à l'ébauche.

— C'est Rigaud qui vous a dit que j'étais là ? finit-il pas demander.

— Oui et j'ai voulu voir ce que vous dessiniez, répondit Aigline.

— Vous voyez…

Aigline s'était penchée vers lui et observait maintenant de façon minutieuse son esquisse.

— Oui et c'est très ressemblant. Enfin, vous ne dessinez

pas tout à fait la vérité car vous avez représenté le clocher de l'église entier et non démoli comme il est aujourd'hui depuis l'orage.

— Je l'avais vu avant, rétorqua Odilon, de plus en plus agacé qu'elle puisse critiquer son dessin.

— Et le donjon de mon père ?

— Ses murailles sont toujours debout. Je n'aurais qu'à inventer les girouettes et les bannières. D'ailleurs, cela sera mieux que n'était la réalité car avant l'incendie les bannières étaient déchirées, et les girouettes en piteux état.

Aigline ne cilla pas. Odilon n'avait dit que la vérité. Il était ainsi franc et parfois brutal dans sa franchise. Pas comme ce Rigaud qui venait d'entrer au service de Jacques d'Armagnac et l'exaspérait avec ses bons sentiments, pour ne pas dire sa naïveté. Depuis le mariage de ce satané chevalier, il ne parlait que d'Aigline ! Aussi avait-il sauté sur l'occasion quand le duc cherchait un messager pour transmettre une invitation à son père et à ses amis. Odilon l'avait suivi car il continuait son recueil de dessins où il comptait bien répertorier toutes les maisons de la noblesse auvergnate, voire des provinces voisines. Un dessein ambitieux qui lui ressemblait.

— Vous dessinez aussi les écus ?

Dans l'angle supérieur droit de la feuille de parchemin, Aigline avait reconnu le blason de sa famille qui était semé çà et là dans le donjon, rappelant une certaine splendeur aujourd'hui bien révolue.

— Je suis héraut d'armes et c'est donc d'abord cela qui m'intéresse, répondit Odilon à bout de patience. Je dois connaître tous les écus pour renseigner mon maître, le duc de Nemours, aussi bien dans les tournois que dans les batailles.

— Les batailles ?

— Oui, la guerre se prépare contre le roi !

Aigline le regarda d'un air dubitatif. La guerre, elle en avait beaucoup entendu parler, mais pour elle, c'était surtout les disputes entre son père et ses voisins. Ou peut-être des combats comme ceux qui étaient peints sur les murs du château de Mahaut. De beaux cavaliers qui s'affrontaient sur fond de ciel irréel.

Odilon se taisait maintenant, se laissant à nouveau absorber par son travail. Il voulait en finir rapidement. Il s'était calmé et ses yeux allaient de nouveau inlassablement du parchemin au paysage, la main traduisant instantanément le détail enregistré. Il aurait presque oublié Aigline qui suivait pourtant avec attention chaque trait suggérer un mur, puis un autre, puis un arbre ou un jardin clos.

Tout près, son cheval se mit à tirer sur la longue corde qui l'attachait à un chêne aux branches épanouies. Odilon l'avait regardé en arrivant, impressionné par ses ramures aussi régulières que l'homme aurait pu les dessiner. Il en avait d'ailleurs rapidement fait un croquis pour se chauffer la main, fasciné par cette nature qui savait si bien orchestrer les choses.

— Comment s'appelle-t-il ?

— Veillantif… comme le cheval de Roland.

Aigline fit la moue. Elle ne savait pas qui était Roland. Elle se leva et alla caresser le beau cheval noir qui se laissa faire. La crinière brillante luisait au soleil comme la selle de cuir tendre de bonne fabrication. Aigline se retourna vers Odilon. Elle le voyait de profil, les genoux pliés supportant la planchette et le parchemin, la main appliquée, le visage tendu. Elle n'osa le déranger encore, détacha sans bruit la corde et enfourcha l'animal qui se cabra en hennissant, attirant l'attention d'Odilon. Il bondit aussitôt pour voir passer devant lui une Aigline surexcitée qui lui cria :

— Je reviens !

— Je vous interdis...

Elle était loin. Il suivit sa course dans les lacets du petit chemin qui descendait vers la plaine. Le bruit des sabots décrut lentement, puis disparut. Furieux, Odilon donna un vigoureux coup de pied dans une taupinière dont la terre desséchée se répandit sur l'herbe.

— Elle est aussi folle que son oncle ! lança-t-il.

Odilon, qui savait tout, connaissait aussi l'existence de Michel le Décousu. Au comble de l'énervement, il se rassit sans pouvoir reprendre son dessin. Ses mains tremblaient, il était en nage et le quignon de pain qui devait lui servir de dîner était parti dans les sacoches de la selle !

— Elle me fera damner, cette sauvageonne !

Sans doute aurait-il souri s'il avait entendu les commentaires des moissonneurs un peu plus bas. Il n'était pas le seul à traiter de folle la jeune fille. Guy Lafaux soufflait la pause dans sa corne juste au moment où Aigline déboucha au bout du champ. Les moissonneurs refluaient vers les bords du champ, évitant le plus possible les javelles posées à terre et marchant entre les pailles drues et blessantes, quand ils entendirent la galopade. Etonnée, Gaillarde leva la tête comme ses compagnons. Stupéfaite, elle reconnut alors Aigline. Elle vit passer comme un éclair le cheval et la cavalière de profil, crinière et chevelure au vent.

— Sacrebleu, qu'est-ce qu'elle a inventé et quel est ce cheval ?

Guy Lafaux, qui n'avait pas encore quitté la petite butte dominant le champ, la vit aussi venir, puis disparaître.

— Elle est folle !

Gaillarde le prenait à témoin. Médusé, il ne savait que penser de ce qui ressemblait à une superbe apparition.

— N'était-ce pas Lancelotte ?

Mahaut préférait le nom utilisé par son mari pour désigner sa belle-fille. Elle venait d'arriver avec une servante qui portait un lourd panier de victuailles.

— Oui, c'est bien elle. A qui est ce cheval et où va-t-elle ? Jésus, Marie, Dieu seul le sait.

Rouge comme sa cotte, Gaillarde, qui avait dénoué le ruban mouillé de sueur de son chapeau, s'épongeait le front et les tempes.

— Elle me fera damner !

— Moi aussi, répondit Mahaut qui supportait mal les caprices de sa belle-fille. Il faut prévenir son père. Mon seigneur et maître reçoit un émissaire de monseigneur d'Armagnac, ajouta-t-elle en s'adressant à l'intendant. Il ne viendra pas.

Sa voix était haut perchée et elle était un peu ridicule. Elle n'entendit pas les murmures des moissonneurs qui ne regrettaient pas la présence du seigneur. Ils n'en avaient cure et, jetant déjà leurs chapeaux à terre, s'organisaient en cercle à l'ombre des noyers pour un repos bien mérité.

7

Heureusement, Odilon avait avec lui sa réserve de feuilles où se mêlaient parchemin et papier. Il s'était justement réapprovisionné la veille à Riom chez un parcheminier des bords de l'Ambène. Il utilisait de plus en plus cependant le papier fabriqué à partir de fibres textiles broyées dans des moulins de plus en plus nombreux et devenu peu à peu moins cher que le parchemin préparé à base de peau d'animal. S'il réservait les meilleures feuilles de ce dernier à ses dessins définitifs, il se servait de papier pour des notes, voire des ébauches qu'il travaillait ensuite dans son retrait au château de Montaigut où résidait souvent Jacques d'Armagnac qui y entretenait un atelier d'enluminure.

Il ajusta un feuillet de papier sur une planchette et, posant sa pierre noire, il reprit sa pointe de métal. Mais il ne regardait plus le paysage autour de lui. Il se concentrait au contraire de toutes ses forces sur le souvenir qu'il avait d'Aigline car il n'était pas seulement faiseur d'images de châteaux, d'églises et de villages, mais savait aussi portraiturer ses contemporains, non sans talent. Il avait livré quelques jours plus tôt un dessin rehaussé de quelques touches de couleur à son maître qui s'y était reconnu et avait salué avec tous les siens la réussite d'Odilon. Honnête et sincère, il n'avait ni flatté ni enlaidi son modèle et l'image n'était pas seulement celle de l'enveloppe charnelle mais aussi celle du caractère de l'homme dont Odilon connaissait les moindres méandres, du contentement de soi à la mollesse en passant par les velléités ou l'ironie.

« Ne devriez-vous pas abandonner votre métier de héraut... Votre talent est réel et plairait au roi qui aime à se faire portraiturer en peinture ou en pierre. Son Jean Fouquet, qui porte le titre de peintre du roi, y pourvoit certes comme il l'avait fait avec le défunt souverain mais vous seriez un concurrent redoutable. »

Flatté, Odilon avait ri et remercié son maître pour ses compliments, protestant de son plaisir à être héraut, surtout quand on parlait de tournois, voire de guerre. Son rôle serait alors plus utile que celui de manier la plume et le pinceau !

Pour calmer sa colère contre Aigline, il avait décidé de la dessiner mais il était partagé entre la réalité dont il ne pouvait nier l'intérêt, Rigaud lui en avait assez parlé, et l'envie de rendre méconnaissables les traits de cette jeune fille insupportable. Il pensait à ces images contrefaites aux traits torturés que les enlumineurs inscrivaient parfois dans les marges de leurs manuscrits pour distraire le lecteur de textes trop sérieux ou ennuyeux. Des curiosités, disait-on, que les moines avaient d'ailleurs depuis longtemps mises en œuvre dans leurs églises avec des sirènes ou des centaures, êtres bizarres, qui prêtaient à sourire. Oui, le ridicule, voilà ce qu'il fallait créer pour nuire à cette fille. Il se souvenait avoir vu de telles images accompagnant un armorial dans la salle du château de Ravel où il s'était rendu quelque temps auparavant avec son maître. Il y avait même un évêque mitré affublé d'un corps étrange. Il imaginait déjà offrir à Aigline la forme d'un animal. Passant à la réalisation, il esquissa rapidement une silhouette qu'il termina avec des sabots de vache et qu'il gonfla d'une véritable croupe disproportionnée. Puis au buste il suspendit une poitrine qui ressemblait davantage à des pis. Un sourire aux lèvres, il se mit à siffloter. Il ne pensait plus à son beau cheval noir, ni même à la faim qui commençait à le tenailler. Il ombra délicatement la silhouette qui prit davantage de relief, alourdie, grotesque, à laquelle il ajouta encore avec volupté des ailes de chauve-souris. Il avait vu des démons ainsi équipés dans une chapelle quelque temps plus tôt.

Vérifiant l'effet produit en éloignant la planchette et satisfait, il s'attaqua au visage. Pour que le dessin prenne toute sa valeur, il fallait qu'il fût ressemblant, sinon à quoi bon avoir torturé le corps pour en donner une vision détestable ?

En bas, il entendait les moissonneurs qui reprenaient leur travail monotone au son strident de la corne du maître sous un soleil implacable dont lui, au moins, se protégeait grâce aux ombrages du chêne où pendait, dérisoire, la corde qui retenait le beau Veillantif. Concentré sur ses souvenirs, Odilon commença à dessiner légèrement un profil. Les traits d'Aigline lui revenaient lentement. Le front haut et nettement bombé, les tempes délicates, les pommettes très saillantes, les oreilles fines et placées haut, le menton petit et pointu. Les premiers jalons esquissés, il suggéra l'œil qui partait en amande vers la tempe et la naissance des cheveux, rappelant celui d'un chat. Il buta ensuite sur le nez, s'y reprenant à plusieurs fois et épuisant ses maigres réserves de mie de pain en gommant et gommant encore. Il fit l'appendice court avec narines dilatées, puis plus long et mince, ce qui ne le satisfit toujours pas. Abandonnant l'obstacle qu'il ne parvenait pas à franchir, il passa à la bouche qu'il saisit en un trait avec la fossette délicate aux commissures des lèvres.

Cette fois immédiatement satisfait, il revint au nez, qu'il retoucha pour un résultat qui lui sembla enfin bon, enfin vrai. Il s'attela ensuite à la chevelure qu'il fit dense, bouclée et légèrement désordonnée et sur laquelle il posa de fines cornes, renforçant ainsi l'aspect bovin de l'ensemble. Et quand il s'arrêta enfin, après avoir ombré les contours pour renforcer le relief, il éclata de rire, ravi de sa réussite. Il avait assouvi sa vengeance.

Mais cela faisait maintenant beau temps que Veillantif et Aigline avaient quitté la colline et ils ne revenaient pas. Odilon reprit son parchemin, retoucha le clocher, s'énerva car il n'arrivait pas à en reproduire l'octogone qui semblait toujours trop plat. Furieux, il jeta tout dans l'herbe. La journée était perdue, il ne ferait rien de bon.

Aigline avait trouvé Mamet de l'autre côté de l'étang. Il venait de recueillir un moineau tombé du nid. Apeuré, l'oiseau tremblait entre ses doigts.

— Regarde, il est bien mal en point !

— Pose-le et viens !

Le ton d'Aigline surprit le garçon. Elle ne lui avait plus parlé ainsi depuis le matin où il avait fait sa connaissance et où elle lui avait ordonné de la débarrasser du chat-huant importun.

— Je viens d'aller voir les étourneaux. Ils seront bientôt prêts à s'envoler. Demain peut-être. Oh, une vipère.

Mamet fit un écart. Tout près de lui le serpent se faufilait dans les herbes folles du talus où il s'agenouilla pour faire boire l'oiseau. Derrière lui, le cheval tapait du sabot sur le sol poussiéreux, traduisant vigoureusement l'impatience de la cavalière qui n'en pouvait plus de voir Mamet imperturbable et continuant comme si elle n'était pas là.

— Je vais hurler, si tu ne viens pas tout de suite.

Très occupé à sa tâche minutieuse et surtout soucieux de l'état de l'oiseau, Mamet se retourna et demanda :

— Où veux-tu aller ? Et d'abord à qui est ce cheval ? Ce n'est pas celui de ton père.

— Je l'ai emprunté... répondit Aigline.

— Et décidément, tu montes beaucoup à cheval ces jours-ci...

Mamet s'était à nouveau penché sur l'oiseau toujours moribond. Il revoyait en même temps la scène de la veille : Aigline à cheval avec son père, si fiers. Il les avait vus arriver près de l'étang, se pencher sur le nid d'étourneaux qu'il venait lui-même d'inspecter et il avait été témoin de leur lutte. Prêt à bondir de sa cachette, bouillant d'impatience, il avait assisté enfin soulagé au dénouement et depuis enrageait contre son seigneur.

— Et où veux-tu aller ? Moi qui ne sais guère monter à cheval, je vais te gêner.

— Je veux aller chez mes parents, les vrais !

Mamet s'étrangla.

— Tes parents ? Au lieu de raconter n'importe quoi comme le Décousu, viens plutôt manger des mûres, j'ai repéré un massif qui nourrirait une armée. Regarde mes doigts, j'y ai déjà goûté.

Mamet tendait vers elle ses mains tachées de pourpre.

— La Décousue te dit que son père lui a tout raconté hier.

C'était donc cela, la longue conversation qui les avait occupés après que son père eut essayé de la violer. Mamet les avait vus se battre mais n'avait pu entendre les mots qu'ils avaient échangés ensuite.

— Je crois qu'il est mort... son cœur ne bat plus.

La mine déconfite, il déposa le moineau sur l'herbe. Il était désolé de n'avoir pu le sauver et cela lui semblait bien plus important que les histoires d'Aigline.

— Bon alors, tu es libre, fut la conclusion de la jeune fille entêtée.

Aussi têtu, Mamet prit le temps d'enterrer l'oiseau afin qu'il ne soit pas mangé par plus gros que lui. Un corbeau criard passa au-dessus d'eux. Ses croassements qui retentissaient au-dessus de l'étang n'étaient-ils pas un avertissement ? Mamet se souvenait de la conversation qu'il avait eue avec son seigneur tellement autoritaire et injuste.

Aigline, qui avait abandonné le cheval et avait écouté ses conseils en grignotant les mûres du buisson voisin, le regarda creuser avec application une petite niche dans le talus où il installa délicatement le moineau auquel il avait fait un linceul de feuilles.

— Tu ne vas tout de même pas lui mettre une croix comme dans les cimetières, plaisanta Aigline.

Mamet haussa les épaules. Il avait les ongles pleins de terre. Il prit encore le temps de se rincer les doigts dans l'eau de l'étang. Le résultat fut peu satisfaisant car elle était vaseuse depuis le grand orage de la nuit de l'incendie. Les chemins ravinés avaient déposé leur boue. Les doigts essuyés sur ses braies, il rejoignit Aigline. Elle s'était blessée avec une ronce et suçait le pouce où pointait encore une goutte de sang.

— Alors tu sais où sont tes parents ? demanda Mamet.

— Il paraît qu'il y a un lac là-bas vers l'occident.

— Comment veux-tu retrouver l'endroit sans en savoir plus ? Et ce cheval, d'où vient-il ?

Le bel animal noir tranchait en effet avec les rosses plus habituelles dans la campagne environnante.

Aigline ne répondit pas à la dernière question, toute à son dessein inébranlable de retrouver « son village et son château ».

— Pastenôtre, qui sait tout, m'a dit qu'un lac, c'était comme un grand étang.

Mamet en avait vu, en effet, lorsqu'il était venu depuis sa haute Auvergne natale.

— Il y a beaucoup de chemins, objecta-t-il, très tiède, et beaucoup de croisées où tu dois savoir s'il faut aller en face, à droite ou à gauche. Nous allons nous perdre, c'est de la folie, renonce à ton projet et ton père t'y emmènera.

— Le curé de Saint-Hilaire dit toujours que tous les chemins mènent à Rome, alors pourquoi ne mèneraient-ils pas aussi à ce lac et à mon village ?

Le travail fut beaucoup plus dur après la halte bienfaisante sous les noyers. En effet, le soleil semblait avoir redoublé d'ardeur et Gaillarde peina pour rester dans la vague des moissonneurs et ne pas prendre de retard. Elle était cependant trop fière pour avouer sa fatigue et qu'elle ne pourrait peut-être plus participer à la moisson l'année prochaine. Ce n'était plus de son âge. Et puis, elle était inquiète. Que faisait-elle encore, cette petite, avec ce cheval inconnu ? Cette image se superposait sans cesse aux épis qu'elle coupait avec de plus en plus de difficulté.

Cette image la poursuivit jusqu'au soir. Aigline n'était pas rentrée dans la petite maison de la basse-cour quand elle vint s'y rafraîchir à la vêprée. Mamet n'était pas non plus au colombier. Tranquilles, maîtres des lieux, les lézards avaient investi pierres, bords de fenêtre ou seuils de porte, profitant des derniers rais du soleil couchant. Gaillarde se laissa distraire un instant par l'un d'eux qui arborait des flancs d'un beau vert franc. Son père lui avait appris autrefois que les mâles étaient ainsi beaucoup plus beaux et colorés que les femelles, seulement brun-roux tacheté et rayé. Il faisait un parallèle avec les faisans et cela lui avait paru une injustice curieuse. Elle suivit le beau reptile un moment cavalant entre les pierres mal jointoyées du colombier avant de disparaître dans une haie broussailleuse, laissant la pauvre servante revenir à ses soucis. Se faisant violence car elle ne l'appréciait guère, elle décida alors de descendre jusqu'à la masure de Jaubert mais, à sa grande déception, le grand-père de Mamet n'était pas là.

Et puis ce fut tout à coup le dénouement. Trop énervée pour se reposer, Gaillarde, qui avait encore la force de marcher de long en large, perçut une chevauchée qui se rapprochait. En quelques instants, des chevaux surgirent dans la basse-cour. Aigline était là. Un cavalier la retenait fièrement devant lui. Il sauta et lui tendit galamment une main qu'elle refusa. Gaillarde reconnut le garçon qui dansait avec elle le jour du mariage. Elle reconnut aussi le cheval noir et son propriétaire. Il portait en croupe Mamet. Georges-Lancelot fermait la marche.

Aigline se jeta dans les bras de Gaillarde, chuchotant à son oreille :

— Je voulais aller chez mes parents !

Gaillarde s'étrangla.

— Que nous chantes-tu là ?

— Oui, chez mes parents. Je veux voir où je suis née. S'il a tué mon père, ma mère vit peut-être encore...

Elle avait désigné son père en tendant un doigt accusateur vers lui. Celui-ci hocha la tête et indiqua à Gaillarde que Lancelotte savait. Odilon et Rigaud se tenaient à l'écart. Ils avaient compris à demi-mot qu'ils se trouvaient mêlés à une délicate affaire de famille.

— Nous voilà beaux ! murmura Gaillarde en se laissant tomber sur le banc fait d'une longue dalle de pierre posée devant le mur où la treille portait de lourdes grappes de raisin aux grains prometteurs.

C'en était trop après cette longue journée.

— Il fallait bien qu'elle sache un jour la vérité, se justifia Georges-Lancelot.

— Ces vieilles histoires… soupira Gaillarde.

— Mon histoire, répliqua Aigline dont la voix sembla résonner entre les logis de la basse-cour. Si tu ne m'emmènes pas, je dirai tout !

Georges-Lancelot se raidit un instant. La menace était réelle. Il la savait capable de tout et, pour une fois, il avait peur que soient étalées ces turpitudes dont il se serait pourtant autrefois tellement vanté. La rusée le tenait. Gaillarde n'osait demander ce qu'elle dirait comme si elle n'osait affronter une vérité qui la blesserait. Et il y avait ces étrangers.

— Tu viendras avec moi chez le comte de Montpensier pour y rencontrer le duc de Bourbon, nous y retrouverons nos amis… dit Georges-Lancelot en désignant Odilon et Rigaud. (Il était bien résolu à ne pas céder au chantage.) Sois prête ! Je te promets de t'emmener ensuite où tu veux ! En attendant, allons à la fête de la moisson. Je vous y invite, messieurs, pour nous faire pardonner.

Sans attendre de réponse, il tourna aussitôt les talons et les deux femmes entendirent les cailloux du chemin crisser sous la semelle de ses houseaux pendant qu'il ramenait son cheval à l'écurie où il installa aussi les montures de ses invités. Il était, en effet, trop tard pour qu'ils rentrent chez leur maître. Et si Odilon était furieux, Rigaud était heureux de ce contretemps qui lui permettait de rester près d'Aigline. La chevauchée du retour où il l'avait serrée contre lui après qu'elle eut refusé de revenir avec son père l'avait ravi. Et ce n'était pas la mine boudeuse d'Odilon qui lui gâcherait son plaisir. Il leva les yeux vers les murailles où jouaient encore les rayons du soleil déclinant. Les oiseaux investissaient pour la nuit les ruines du donjon.

— Le chat-huant est revenu, murmura Mamet.

Trop absorbée par sa colère, Aigline ne pensait plus au

chat-huant qui était pourtant déjà revenu deux soirs plus tôt.

— Je n'irai pas ! lança Aigline avant de rentrer dans la maison dont elle fit claquer la porte.

Affolé, un merle s'envola de la treille qui étirait ses pampres jusqu'à l'angle de la maison. D'un trait, il alla se poser à l'endroit même où le chat-huant guettait un instant plus tôt, puis prit de nouveau son élan et disparut dans les ramures du gros tilleul.

C'est donc à la fois soulagée et inquiète que Gaillarde rejoignit la grange où le lendemain seraient transportées les javelles en attendant qu'elles soient battues. On y fêtait le soir même la fin des moissons puisque pour cette année, c'en était fini de la récolte des blés. Elle participait toujours avec joie à la fête qui mettait un terme à cette dernière journée. Dans la cour où trônait la croix d'épis installée le matin en bordure du champ récolté et ramenée en procession, les moissonneurs avaient en arrivant symboliquement jeté en tas tous leurs chapeaux dont les pailles et les rubans s'étaient mêlés. On racontait qu'au temps de la prospérité, il y avait bien longtemps, avant la maudite guerre et tous les fléaux qui l'avaient accompagnée, on faisait un feu de joie de ces coiffures qui avaient protégé tout l'été les moissonneurs. Les faiseurs de chapeaux de paille venaient ensuite offrir une nouvelle marchandise que l'on étrennait pour les vendanges quelques semaines plus tard. Aujourd'hui, chacun récupérerait son bien et l'entretiendrait précieusement en vue d'un nouvel usage.

Gaillarde fut assaillie de questions. Avait-on retrouvé Lancelotte ? Où était-elle donc allée ? Viendrait-elle ce soir ?

Les moissonneurs étaient bavards, curieux et bruyants.

Gaillarde en dit le moins possible pour ne pas alimenter les ragots qui ne manqueraient pas de se développer autour de cette affaire.

L'arrivée de Georges-Lancelot qui intimidait ou faisait peur mit heureusement un terme aux commentaires. Il était accompagné d'Odilon. Les escortant, un serviteur de son beau-père vint déposer sur la table dressée sur des tréteaux un fût de vin et un jambon. Peu amènes à son endroit et sans illusions sur la générosité feinte de leur maître, beaucoup pensèrent qu'il les avait sans doute rançonnés dans quelque ferme. Un moment plus tard, l'arrivée d'Aigline raviva les commentaires. Elle était avec Mamet que tout le monde commençait à bien connaître et un autre que Georges-Lancelot présenta en se rengorgeant, comme si en rejaillissait sur lui une certaine aura :

— Rigaud est le messager de Jacques d'Armagnac.

Aigline vint s'asseoir près de Gaillarde. Volubile tout à coup, comme s'il ne s'était rien passé dans la journée, elle lui expliqua comment elle avait arraché Mamet à la colère de son grand-père furieux quand il avait appris leur épopée de la journée.

— Le vieux Jaubert fulminait.

— Il n'est pas près de me pardonner ! soupira Mamet.

— Il a raison, renchérit Gaillarde, tu n'as qu'à t'occuper de tes colombes !

Deux joueurs de vièle s'étaient mis à jouer et, malgré la fatigue, une farandole s'était formée. Gaillarde vit Aigline refuser la main tendue par son père qui voulait l'entraîner. Elle soupira, n'y aurait-il entre eux que des conflits ? Que s'était-il donc passé et que la jeune fille menaçait de révéler ? Leurs relations seraient-elles un jour plus sereines ?

Aigline avait préféré le voisinage de Mamet et de Rigaud. Ils vinrent s'incliner vers Gaillarde qui se fit prier pour entrer dans la farandole, puis se laissa convaincre. Ses jambes étaient lourdes. Aussi fut-elle bien heureuse quand un joueur de vièle improvisé en meneur de jeu proposa un concours de grimaces qui serait récompensé par un bel épi de blé.

Ce fut Guy Lafaux qui commença. Il avait un visage lisse et poupin dont il tenta de faire exploser les traits. Mais il n'était guère doué et dut s'effacer devant un nouveau concurrent sous des huées qui ne tenaient guère compte de son rang de maître. Tous l'avaient oublié et tous se retrouvaient sur un pied d'égalité. La nuit était tombée mais la pleine lune ménageait un éclairage suffisant pour qu'une seule torchère de suif installée près du faiseur de grimaces l'éclairât suffisamment. Aigline poussa Rigaud à se mesurer aux autres. Intimidé, soucieux de rester près d'elle, il déclina la proposition. Aussi quand Mamet se lança à son tour, Aigline battit des mains pour l'encourager et n'eut plus d'yeux que pour lui. Lui aussi avait un visage dont les traits fins seulement rompus par un nez fortement aquilin se prêtaient peu au premier abord à la grimace. Mais ses traits étaient dotés aussi d'une belle mobilité dont il joua, ajoutant une contorsion du corps qui fit aussitôt hurler de rire un public chauffé à blanc par la fatigue et le vin. En un instant, il avait emporté le concours, jouissant aussitôt d'une belle popularité.

Le joueur de vièle qui avait pris la direction des opérations se leva alors et dit avec bien des difficultés pour couvrir les cris et les applaudissements :

— L'épi sera remis par la plus belle d'entre vous. Nous allons la choisir.

— Aigline, Lancelotte !

Les battements des mains scandaient le nom de la jeune fille dans une chaude unanimité. Ses deux noms étaient répétés pour ne pas déplaire à son père dont tous savaient qu'il n'appelait sa fille que Lancelotte. Choix délibéré ? Volonté de plaire au père et seigneur du lieu que beaucoup craignaient tant ?

— Mais peut-être faut-il demander à son père ? dit alors Guy Lafaux, espérant embrasser la jeune fille en lui remettant solennellement le bel épi qui récompenserait ensuite le vainqueur.

Chacun chercha des yeux Georges-Lancelot qui s'était éclipsé. Gaillarde ne disait mot. Elle l'avait vu disparaître derrière la grange un peu auparavant, entraînant avec lui une fille peu farouche qu'il serrait contre lui dans la farandole. La « belle Mahaut » ne lui suffisait donc pas ? N'arrêterait-il jamais ses pratiques douteuses ?

Aigline aussi l'avait vu à l'instant où Guy Lafaux achevait son numéro. Elle était ulcérée, écœurée. Tout à coup, elle s'apercevait que cela lui faisait mal et, quand elle avait cru le haïr, elle découvrait qu'elle ne supportait pas qu'une autre femme soit avec lui. Comme Mahaut, elle détestait déjà cette fille qui l'avait suivi. Et si c'était cela, l'amour dont parlaient les poètes et les ménestrels ? Mais comment pouvait-elle osciller entre amour et haine pour cet homme qui, après tout, était d'abord l'assassin de ses parents ?

Horrifiée, meurtrie, elle avait préféré reporter son attention sur le concours de grimaces au moment où Mamet était entré en lice. Elle se souvenait tout à coup de cette étreinte délicieuse qu'elle avait connue avec lui le jour du mariage après qu'il lui eut expliqué la parade des pigeons. Cela lui paraissait si pur à côté de ce qu'elle avait failli vivre avec ce père qui lui faisait horreur et qu'elle ne pouvait s'empêcher d'aimer. Et Rigaud qui lui avait pris la main ?

— Aigline, Aigline… continuaient les autres.

— Mon père n'a rien à dire.

Elle s'était levée brusquement et se saisissait déjà de l'épi que tenait Guy Lafaux. Intimidé soudain, celui-ci n'osait plus réclamer le baiser dont il avait rêvé. Aigline s'était déjà précipitée vers Mamet à qui elle tendait sa récompense et l'entraînait hors du cercle, disparaissant en un instant, à la surprise générale. Gaillarde voulut les suivre mais en vain. Ils couraient si vite en direction de ce maudit étang qui semblait tant les attirer. Rigaud s'était levé et attendait, les bras ballants.

— Elle me fera damner.

La fille qui avait suivi Georges-Lancelot était réapparue et reprenait le cours de la farandole dans l'indifférence la plus générale. Lui aussi avait disparu.

Odilon s'était endormi au pied du pignon de la ferme. Rigaud le secoua.

— Tu as raison, elle est insupportable, cette fille, dit Rigaud.

— Je te l'ai toujours dit, répondit l'autre en s'étirant. Demain, je te montrerai quelque chose, ajouta-t-il en pensant à son dessin qu'il avait enfermé précieusement dans la sacoche pendue à sa selle.

— Me préférer cet avorton ! continuait Rigaud.

— Le poète ne fait-il pas rimer Rigaud avec nigaud ? plaisanta Odilon en éclatant de rire.

C'est ainsi que se nouaient, par des événements anodins ou décisifs, des liens entre ces hommes et ces femmes. Lâche, bon à rien, nourrissant sans fin des soupçons contre n'importe qui, Georges-Lancelot en voulait toujours à la terre entière depuis l'incendie de son château. Les paysans sur ses terres lui en voulaient pour ses cruautés injustes. Rigaud en voulait à Mamet qu'Aigline avait semblé lui préférer. Il en voulait aussi à Odilon pour ses moqueries. Odilon en voulait à Aigline de l'avoir ridiculisé en lui volant son cheval. Aigline en voulait à son père pour ce passé trouble qu'elle ne parvenait pas à admettre mais aussi parce qu'il s'occupait des autres femmes. Mamet en voulait à Georges-Lancelot de ses mauvaises manières avec Aigline. Pastenôtre en voulait à l'orage qui avait ébranlé son clocher… Le roi en voulait aux princes qui en voulaient au roi…

Réception château Montpensier - Comte Louis aimé.

8

Les principales échoppes d'Aigueperse donnaient sur la Grande Rue de la petite cité qui s'étirait tout en longueur. Sur cette voie assez large, presque rectiligne sauf un léger décrochement près de la collégiale Notre-Dame, donnaient une multitude de rues ou venelles moins importantes, parfois impasses quand elles butaient contre la muraille. Toutes étaient peuplées de façon aussi dense avec échoppes, clos et maisons à pignons étroits. Partout les encorbellements des maisons disaient assez les trésors d'imagination dont les bâtisseurs avaient fait preuve pour entasser une population autrefois beaucoup plus importante. En effet, la guerre et surtout la peste avaient réduit au moins de moitié le nombre des habitants qui avait culminé deux siècles plus tôt après qu'eut été créée la ville neuve aux abords du château de Montpensier.

Le site avait une certaine renommée sur la route des Français qui conduisait au nord vers Nevers et Paris, au sud vers Riom, Montferrand et Clermont avant de rejoindre la voie Regordane menant vers Toulouse. De nombreux souverains l'avaient empruntée depuis des lustres sans oublier pèlerins et marchands qui s'y pressaient dans de joyeux embarras.

L'histoire de la cité était jalonnée par des événements

tristes liés à ces passages, comme la mort à Montpensier du roi Louis VIII dont les entrailles avaient été emportées à Clermont, ou gais comme la joyeuse cavalcade autour de Charles VI partant en pèlerinage vers la bonne Vierge du Puy. Toute l'histoire de la cité était aussi dominée par cette famille de Montpensier depuis cette Agnès, dame de Thiers et d'Aigueperse, qui avait offert au XIIe siècle un terrain pour y construire la collégiale jusqu'à ce bon comte Louis dont tous saluaient aujourd'hui la bonté et même la générosité. Au septentrion, son château, en grande partie élevé par sa grand-mère, Marie de Berry, semblait veiller sur la ville enfermée étroitement dans ses remparts depuis que la guerre et surtout routiers et Ecorcheurs avaient fait régner la terreur.

Georges-Lancelot, Mahaut et Aigline franchissaient justement la haute muraille dont les parements auraient mérité quelques réparations à la porte aux Bœufs. Nul ne savait plus les raisons de cette appellation. Peut-être à cause des chars à bœufs particulièrement nombreux à circuler dans le voisinage. A moins que la raison en fût les pentures des lourds vantaux de bois ornés de têtes qui, avec un peu d'imagination, pouvaient faire penser à des bœufs. En approchant des remparts, l'air se faisait plus lourd. Comme partout, la clôture de la cité gardait, voire amplifiait, les nuisances en enfermant dans son carcan étriqué la saleté individuelle et collective. Les pertuis et les puisards que l'on apercevait dans le mur de l'enceinte tentaient de régler le problème.

Etonnée par l'odeur de la cité, Aigline fut encore plus surprise par le bruit qui régnait à proximité des remparts. Charrois résonnant entre les murs, cris d'animaux ou d'hommes qui s'interpellaient parfois en hurlant pour se faire entendre ou qui même discutaient en haussant vite le ton.

— Place, place, ma cliente a un flux de ventre…

Près d'eux, dressé sur le banc de sa charrette, un homme faisait signe aux officiers municipaux aux aguets qui avaient fort à faire face à une clientèle indisciplinée. Il leur fallait arrêter tous les chariots pour en vérifier le contenu et notamment repérer les fûts qui étaient taxés comme les céréales à leur entrée dans la cité. A Aigueperse comme partout ailleurs, ces taxes étaient la principale ressource pour subvenir aux dépenses concernant les remparts. Le système développé un siècle plus tôt, qui avait bien toujours cours, n'était pas toujours simple à appliquer.

— Laissez passer vers l'hôpital… ma cliente a un flux de ventre.

Adroitement l'homme fit glisser son attelage sur la gauche et vira dans la première rue. Devant l'attelage de Georges-Lancelot qui tenait fermement les rênes pour freiner la grosse jument de trait pourtant peu nerveuse, deux compères entretenaient une discussion vive avec l'officier qui avouait sa perplexité en lissant sa courte barbe d'un geste machinal. Ses interlocuteurs juraient leurs grands dieux, en invoquant le ciel, que le contenu de leur fût n'avait la couleur d'un joli rosé que parce que le récipient contenait habituellement du vin rouge dont le tanin avait taché de façon indélébile le bois.

— Dieu m'est témoin que cette eau bénite nous a été confiée par les chanoines d'Artonne pour que nous la livrions à ceux de la collégiale Notre-Dame !

Dubitatif, l'officier, qui avait recueilli quelques gouttes du précieux liquide dans un gobelet, en lampa une gorgée qu'il fit rouler à droite et à gauche dans sa bouche à grosses lèvres.

— Par Dieu, c'est un miracle… Peste soit si ce n'est pas du vin. Le ciel m'est témoin que ce peut être du vin de messe, et du bon, pour les chanoines mais c'est du vin... Mettez-moi ces deux gaillards à la prison.

L'homme qui avait craché la gorgée formant une large trace sur la terre sèche s'était adressé à deux sergents. A regret, les deux hommes qui avaient assisté très passifs à la scène s'approchèrent. A leur ceinture était passée une épée et ils arboraient un casque à visière de fer léger destiné à leur donner une allure suffisamment guerrière pour étayer leur autorité.

— Peste soit, si c'est un miracle, nous allons en tirer de bons deniers à la cour du comte Louis et donc vous payer sur-le-champ.

L'un des compères avait porté la main à la bourse de cuir sombre pendue à son braiel, dans laquelle sa grosse main se mit à chercher fébrilement quelques pièces qui y tintèrent ensuite.

— Voilà qui règle tout ! conclut l'officier, goguenard. Au suivant !

— Je n'en démordrai pas, répliqua l'autre avant de remonter sur le banc de la charrette. Tout le monde dénonce les impôts que le roi ne cesse de prélever mais les villes et les princes sont aussi avides et cupides !

Pris à témoin, Georges-Lancelot approuva d'un léger hochement de tête. Il avait suivi non sans amusement les démêlés de ceux qui le précédaient. Lui n'avait ni céréales, ni fût dans sa carriole branlante. Ses deux femmes attiraient cependant les regards et il fut heureux quand l'homme lui fit signe de passer sans discuter. Fatiguée par les quelques lieues parcourues, la jument se montra récalcitrante. Un sabot ripa sur un gros caillou, un autre sembla se tordre dans une ornière, puis tout parut rentrer dans l'ordre quand son maître descendu à terre la tira par la longe. Derrière eux venait un chariot lourdement chargé de pierres provenant de la carrière de Chaptuzat, réputée pour la qualité de ses calcaires.

— Place, place... criait le charretier, je vais au palais...

Ces mots lui semblaient un sésame et une jeune femme qui portait une lourde corbeille de linge sur la tête se plaqua aussitôt contre le mur. Moins discipliné, un chevrier laissa se faufiler son troupeau qui s'égailla autour du lourd chargement. Tout aussi peu décidé à se laisser impressionner, Georges-Lancelot lança au charretier que lui aussi allait au palais et qu'il ne le criait pas sur les toits. Sa jument faisait ce qu'elle pouvait. Rouge de colère, l'autre sauta à terre et lui saisit le col qu'il serra d'une poigne ferme en jurant que lui travaillait et que les chevaliers, il n'avait rien à en faire. Hors de lui, Georges-Lancelot lui avait attrapé les mains qui résistaient. Face à face, les deux hommes allaient s'empoigner quand une voix s'éleva de l'attroupement de badauds qui s'était aussitôt formé :

— Place, place... monseigneur le comte...

— Il y a aussi monseigneur le duc et la duchesse, ajouta une autre voix.

Le charretier planta là aussitôt Georges-Lancelot. Il faudrait maintenant piétiner patiemment jusqu'à ce que le cortège passe. Il soupira, maugréa que si l'autre n'avait pas traîné avec sa jument... et commanda une cervoise au tavernier voisin pour tromper son attente.

— J'ai aussi du bon vin, proposait l'autre.

— Oui, je le connais, il est mal famé, ton vin, allongé avec de l'eau et du miel, indigne d'user le corps humain, mais bon pour ces poulettes, répliquait-il déjà. J'ai dit de la cervoise.

Mahaut et Aigline, qui venaient d'être traitées de poulettes, étaient cependant soulagées de voir l'incident clos avec cet homme décidément peu commode.

Georges-Lancelot n'avait heureusement pas relevé la nouvelle insulte et elles reportaient déjà toute leur attention sur un spectacle qu'elles n'avaient guère eu l'occasion de voir. Aigline qui n'avait pas desserré les dents depuis leur départ de Saint-Hilaire sembla enfin s'animer au milieu de cette foule bigarrée. Les marchands s'étaient figés sur le pas de leurs échoppes et de leurs ouvroirs aux éventaires proéminents entre lesquels les clients avaient reflué, les passants s'arrêtant devant les pignons pour laisser circuler le cortège.

— Le duc Jean...

— La duchesse Jeanne...

— Monseigneur le comte...

Les mêmes mots étaient sur les lèvres de tous les badauds qui soulevaient leur chapeau en signe de respect.

— Odilon ! s'écria tout à coup Aigline.

— Et monseigneur d'Armagnac, beau comme un astre, ajouta Mahaut qui commençait aussi à s'amuser.

— Et Etienne Coiffier... renchérit Georges-Lancelot qui avait reconnu le maître de la dépense de l'hôtel de Montpensier, dont il avait sollicité la bienveillance et avec qui il avait traité la vente de menues marchandises.

Le fonctionnaire comtal sortait d'une maison voisine. Occupé à saluer les uns et les autres, il n'avait sûrement pas reconnu le petit hobereau qui n'était sans doute qu'un des multiples importuns ou quémandeurs qui gravitaient autour des cours princières.

Hautain et figé sur sa selle, Odilon avait aussi fait celui qui ne les voyait pas. Sans doute n'était-il pas près de pardonner à Aigline sa folle équipée. Son cheval le trahit cependant en tournant ostensiblement la tête vers sa cavalière d'un jour. Mais vite ramené dans le droit chemin par des rênes tenues d'une main ferme, il n'eut guère le temps de musarder et Aigline n'en vit bien vite que la croupe.

Au-dessus, le dos très droit d'Odilon arborait les armes de Jacques d'Armagnac, rutilantes sur la toile du tabard bleu.

— Mais c'est Rigaud !

Aigline tendait le bras vers un des derniers cavaliers du cortège. La découvrant parmi les passants, Rigaud afficha un sourire que la jeune fille reçut comme un hommage. Depuis la soirée des moissons, le garçon avait pris la résolution de ne plus penser à elle mais il avait porté sur son cœur le « portrait » fait par Odilon. Celui-ci le lui avait offert, espérant guérir à jamais le messager de sa passion stupide. Il craignait cependant de ne pas atteindre son but et méprisait la faiblesse du garçon.

Distrait, Rigaud laissa aller son cheval alors que le cortège s'était brusquement arrêté. A l'avant, une femme, fournier de son état, avait hélé le duc en se postant devant lui les mains sur les hanches et lui délivrait un message d'une voix enrouée qu'elle forçait. Le silence s'était fait autour et le duc regardait la femme avec bienveillance.

— Monseigneur, est-il vrai que vous allez partir en guerre contre le roi ?

Surpris et gêné par cette question trop directe, le duc esquiva en rappelant qu'il ne fallait pas croire toutes les rumeurs.

— Nous voulons le bien public, le bien de tous, et pour cela il faudra peut-être faire la guerre...

— Pas la guerre !

Spontané, le cri se répandit dans la rue et fut répété de loin en loin.

— Est-il vrai que le roi a encore acheté un château ? Va-t-on encore nous opprimer longtemps pour payer les caprices des princes ? demanda un homme appuyé nonchalamment sur le poteau cornier de l'apothicaire.

— Nous avons assez donné du temps de monseigneur le

duc de Berry, appuya le regrattier voisin dont les cheveux blancs trahissaient un âge avancé.

— Nous le savons, se borna à dire le comte de Montpensier en faisant signe aux sergents de faire circuler.

Il arborait comme les autres un pan de soie blanche à sa ceinture.

Peu rancunière, la femme fournière invitait déjà son commis à offrir aux cavaliers quelques petits pains sur un plateau de bois. En amazone, vêtue d'une cotte qui étalait sa belle toile bleue sur la croupe du cheval, la duchesse Jeanne remercia d'un large sourire. Elle avait toujours été le meilleur ambassadeur de son époux peu à l'aise face à la foule. Près d'elle, celui-ci avait déjà donné un léger coup d'éperons à sa monture qui s'ébranla doucement.

Le spectacle était terminé. Chacun vaquait à nouveau à ses occupations avec ses soucis ou ses satisfactions avec lesquels les grands n'avaient finalement pas grand-chose à voir. Conciliant, s'imaginant déjà que d'avoir vu tout ce bel appareil lui conférait quelque importance, Georges-Lancelot laissa passer le charretier et les pierres de Chaptuzat. L'homme remercia poliment.

— Cela doit être pour la chapelle de monseigneur le comte, commenta l'apothicaire dans l'embrasure de la porte de son échoppe d'où des senteurs mêlées de plantes venaient jusqu'à la rue.

Une enseigne *A l'Herberie de Sainte-Madeleine* montrait sur un fond rouge une belle poignée de plantes colorées.

— Quand on a le cerveau fatigué ou même vide, faites confiance, un peu de girofle, de noix de muscade et de cannelle…

L'homme hélait les passants. Il fallait bien reprendre ses activités pour engraisser tous ces princes.

— Boursoufleur, menteur à gueule pleine ! lui jeta une femme en crachant par terre.

— Et pour les pieds ?

Un infirme interpellait encore l'apothicaire qui leva les bras au ciel en signe d'impuissance et regarda l'autre se faufiler imprudemment entre les charrettes et chariots en criant :

— Place aux infirmes des Ecorcheurs !

Les jambes attachées avec des liens de chanvre à deux planchettes à roulettes qui faisaient office de pieds, l'homme se mouvait avec les bras. Sous chaque main, un petit rouleau de bois avec des crampons de fer lui permettait de se diriger et d'avancer.

— Voilà le résultat de la guerre, maugréa l'apothicaire avant de reprendre : De la sauge et de la rose pour calmer la colère. La sauge apaise et la rose réjouit, oui, dames, damoiselles et messires, bourgeois et manants, je vous le dis et je ne mens pas !

Qui aurait pu croire qu'il mentait ? Il avait l'air si sincère avec son visage bonhomme qu'éclairait toujours un sourire éclatant !

— Voyez plutôt mes drogues, un vrai paradis de les sentir dans mon échoppe, répliquait en face son principal rival, un épicier à la mine tout aussi joviale.

Dans le fond de sa loge, encombrée de statues et de blocs de calcaire, son voisin, sculpteur sur pierre, garda en l'air son ciseau un instant, puis réattaqua la pierre. L'outil parut caresser le matériau, puis se fit plus agressif. La commande d'Etienne Coiffier ne pouvait attendre.

Dehors des clercs en procession avaient remplacé le cortège du duc pour promener une relique. L'imagier se demanda de quelle fête il s'agissait. L'épicier et l'apothicaire se firent plus discrets, puis quand les clercs eurent abordé la rue voisine, ils reprirent leur surenchère :

— Du rosat pour hâter la digestion…

— Un peu de thériaque…

— Place, place…

Devant l'entrée du palais de Montpensier, c'était la cohue et chacun se poussait du coude pour tenter d'approcher le sergent qui, à la porte, essayait de réguler le flot de visiteurs.

Georges-Lancelot, Mahaut et Aigline venaient à pied depuis l'auberge à l'enseigne du *Coucou qui chante* où ils avaient passé la nuit. L'établissement était tenu par une veuve aguichante, Alixette Boutone, qui veillait avec amour au confort de ses clients et à l'honnêteté de sa maison. Probablement avait-elle douté de la solvabilité de Georges-Lancelot avec son pourpoint usé jusqu'à la trame, sa carriole branlante et sa jument vieille comme le siècle. Mais celui-ci avait su lui tourner quelques compliments qui l'avaient presque fait rougir. Il lui avait aussi amené ses amis, des gaillards bruyants mais qui avaient de belles relations puisque tous allaient au palais ce matin. Elle avait d'ailleurs constaté que leurs atours étaient maintenant plus conformes à ceux que l'on attendait de gens reçus tout à l'heure par monseigneur le comte. Sans doute n'avait-elle pas à savoir que Georges-Lancelot avait emprunté à son beau-père quelques livres en jurant que monseigneur d'Armagnac allait remédier à ses ennuis et que les récoltes étaient bonnes, les céréales abondantes, que les pommiers croulaient sous les fruits, comme les noyers. Et puisque Pierre du Bourg espérait beaucoup des initiatives des princes, il avait accepté d'aider son gendre.

Tard dans la nuit, les clients de l'auberge avaient été réveillés par un jeune homme qui se disait chevaucheur de l'écurie du roi et devait être accueilli dans les meilleurs délais. Il avait montré son escarcelle chargée d'ordres de paiement et de lettres de change pour rassurer la patronne descendue en bonnet de nuit qui l'avait aussitôt installé dans une chambre et avait entendu qu'un instant plus tard il ronflait déjà.

L'homme, ou plutôt le jeune homme, car il ne semblait guère avoir dépassé les vingt ans, s'était réveillé tôt, avait réclamé une soupe épaisse, puis avait disparu en laissant son cheval qu'il reprendrait dans la journée en priant qu'on s'en occupât avec diligence. Malgré son jeune âge, il avait une autorité naturelle qui ne souffrait pas de refus.

Sous le charme, Alixette l'avait regardé se fondre dans la foule matinale après lui avoir indiqué où il trouverait les chanoines de Notre-Dame, les édiles de la cité, les officiers royaux et enfin le palais du comte. Son tabard bleu fleurdelisé, qui affichait clairement son appartenance à la maison du roi, lui servirait à coup sûr pour se frayer un chemin et être renseigné. Depuis l'avènement encore récent du dernier roi, les gens des bonnes villes [1] étaient habitués aux visites de ces chevaucheurs qui apportaient des messages de leur maître et servaient aussi à faire remonter vers celui-ci l'opinion dans le royaume. A longueur d'année, ils distribuaient dans les provinces les lettres dont on savait maintenant que le roi était un maniaque. Ecrire à tout propos et faire connaître sa volonté partout expliquait la multiplication de ces hommes chargés d'aller « où que soit » et « à toute diligence ». Ils étaient de bons clients pour les auberges.

Aigline n'aurait pas donné sa place à quiconque. Elle allait de découverte en découverte, elle qui n'avait pratiquement jamais quitté le donjon de Saint-Hilaire, sauf pour des chevauchées dans les forêts voisines, elle qui ne connaissait que les pauvres maisons du village et des

1. Villes qui envoient des élus aux Etats, intermédiaires entre le pays et le roi.

hameaux ! Et là, piétinant devant la porte du château, elle devinait une bâtisse énorme dont les murailles de pierres claires étaient couronnées par une multitude de girouettes et de bannières colorées. Et Mahaut, qui avait beau faire valoir qu'elle avait déjà été reçue au palais de Riom par le duc et la duchesse de Bourbon, était aussi étonnée, fascinée et étourdie par la foule bigarrée que par le décor cossu.

Avant de rentrer enfin à l'intérieur de la cour du château, ils longèrent le chantier de la chapelle. Des ouvriers s'activaient sur des échafaudages au pied desquels les piles de pierres blanches attendaient d'être utilisées. Georges-Lancelot reconnut le matériau charrié par l'homme qui l'avait invectivé la veille. Il aurait bien aimé disposer d'une pierre de cette qualité pour reconstruire son donjon ou plutôt bâtir une de ces belles résidences que l'on faisait aujourd'hui. Il soupira. Il n'en aurait jamais les moyens et devrait se contenter de réutiliser les moellons de basse extraction déjà en place. A moins que ces entreprises auxquelles souhaitait le convier Jacques d'Armagnac ne soient une réussite... Il se surprit à rêver d'un succès enfin une fois dans sa vie qu'il avait menée n'importe comment jusqu'ici. Il regarda Aigline devant lui, se remémora sa folie et il eut honte. Un sentiment qui lui était presque inconnu.

Ils avaient enfin passé la porte après le pont-levis qui enjambait un fossé où l'eau croupissante exhalait des odeurs nauséabondes. Chez les princes aussi, il y avait des infections et des immondices !

Dans la vaste cour cependant, le jardin devait combattre ces odeurs. Les berceaux de treille, les pommiers et les fleurs scandaient un espace clairement ordonné autour de carrés bien dessinés où deux hommes s'affairaient avec râteau et bêche. Le château avait été bâti par le comte

Louis de Montpensier quelques années plus tôt et ses murailles claires affichaient une grande fraîcheur.

Georges-Lancelot et ses amis furent rapidement dirigés vers la seconde cour au-delà de laquelle s'étendait un verger sur un grand ovale jusqu'au rempart. C'était dans la grande salle que se tenait la réunion des princes. Mahaut et Aigline allaient être reçues par la comtesse de Montpensier dans son jardin qu'« elle adorait faire visiter », précisa la jeune femme chargée de les accompagner.

Elles en franchirent l'entrée où fleurs et arbustes étaient mêlés dans un savant fouillis, puis elles pénétrèrent dans les courbes douces d'une clairière clôturée de bois tressé où voisinaient arbousiers et cognassiers. Au-delà, un jardin miniature avait été investi par des enfants qui jouaient bruyamment.

— Ce sont les trois enfants qu'Isabelle d'Armagnac a eus avec son frère Jean, précisa leur accompagnatrice en rougissant. Elle vit avec lui depuis plusieurs années...

C'était en effet un des scandales du royaume, tout le monde sachant que de fausses bulles pontificales avaient été fabriquées pour autoriser ce mariage. Mais Jean V était une terreur avec ses aventuriers gascons ou navarrais qu'il pouvait lancer en toute occasion sur une cible désignée. C'était la raison de sa présence auprès de son frère Jacques, duc de Nemours, qui n'approuvait pourtant pas toujours son mode de vie.

De nouvelles claires-voies de bois donnaient accès à un espace dessiné de façon plus régulière, d'abord un vrai carré « consacré aux herbes et aux racines », précisa encore la jeune femme en désignant des blettes, des choux et des panées [1].

— Nous sommes dans le clos des simples médecines,

1. Carottes blanches.

cria une voix haut perchée. Je montre à la duchesse Jeanne mes plants d'armoise, de sauge et d'absinthe. Nous nous apprêtions à passer dans le jardin d'amour sacré mais je suis sûre que cette damoiselle préférera le jardin d'amour tout court. Il est tout près…

Aigline avait rougi légèrement mais la comtesse était si aimable et si simple que sa timidité s'envola vite.

— On pourrait se croire au paradis, dit en souriant Mahaut.

— J'aimerais le penser aussi, répliqua la comtesse Gabrielle qui avait pris Aigline par la main et lui expliquait que le jardin d'amour sacré était dédié à Marie, Notre-Dame. Il faudra revenir à la reverdie [1] pour les violettes et les iris. Les lys sont passés mais les roses ont encore des senteurs étonnantes.

Sa main dont la peau montrait déjà quelques taches de vieillesse avait saisi une tige en prenant garde aux épines protubérantes. Doucement, elle se pencha sur la fleur d'un rose délicat et la huma avec ferveur.

— Touchez ce velouté. (Elle désignait les pétales finement ourlés de rouge.) Mais allons parler d'amour !

Enjouée, elle tournait déjà le dos au massif de roses qui venait de l'émerveiller et entraînait Aigline vers le carré voisin où des banquettes de gazon montraient encore des touffes d'œillets et des tiges de giroflées.

— Tout cela est déjà gâché par ces maudites feuilles qui tombent toujours trop tôt, maugréa-t-elle. Décidément je n'aime pas l'automne. Je compte sur votre visite à la reverdie, damoiselle, le printemps est beaucoup plus favorable à l'amour. N'est-ce pas, Isabelle ?

Isabelle d'Armagnac venait de les rejoindre. Une

1. Printemps.

servante avait pris en charge les enfants qui voulaient aller jouer à la fontaine, dernière étape du jardin merveilleux.

— Ne laissez pas traîner votre trinquebasson, Aubert, cela pourrait être dangereux pour ces enfants délicieux.

La comtesse qui venait de désigner une serpe posée à terre avait l'œil à tout. Le courtillier s'empressa de ramasser l'outil et reprit la taille de la haie qui formait un écrin autour de la fontaine.

— Vous couperez aussi quelques roses. Je confectionnerai un chapeau de fleurs pour la statue de Notre-Dame dans mon oratoire. Le dernier est fané.

Vêtue d'une cotte de cendal aux reflets chatoyants serrée à la taille par un fin braiel d'orfèvrerie qui soulignait sa minceur, la comtesse paraissait très jeune. Le visage dont les traits étaient à peine marqués par l'âge était délicatement mis en valeur par une gorgerette de toile transparente. A côté d'elle, la plantureuse duchesse Jeanne, pourtant beaucoup plus jeune, semblait presque du même âge.

9

Quand Georges-Lancelot pénétra dans la grande salle, il fut aussitôt accueilli par Jacques d'Armagnac qui le présenta avec ses amis à son frère, qui lui ressemblait étonnamment, puis au comte Louis et au duc Jean. Tous arboraient la fameuse soie blanche et aussi l'ordre de la Ceinture d'espérance que le bon duc Louis avait créé un siècle plus tôt. Cela leur conférait une image luxueuse puisque leurs pourpoints de beau velours étaient serrés d'une ceinture dorée et émaillée de bleu avec le mot *Espérance* encadré d'écus à trois fleurs de lys. Jamais peut-être dans un moment où l'union serait nécessaire, un tel ordre de chevalerie n'aurait autant d'importance !

Beaucoup de monde se pressait dans la salle. La plupart étaient des hobereaux, plus ou moins désargentés comme Georges-Lancelot, leur pourpoint souvent défraîchi en témoignait, rescapés des péripéties de la guerre contre les Anglais. Ils avaient accumulé tant de rancœur depuis des décennies ! Décimés, rançonnés, menant souvent des vies désordonnées, confrontés à la misère ou à la maladie, ils avaient vu leurs maigres pouvoirs sans cesse grignotés par les officiers royaux. Et tout à coup, ces princes brillants qui leur semblaient si inaccessibles leur offraient de vivre une aventure à la mesure de leur ambition. Et donc même s'ils n'avaient pas encore conscience de toute la portée de cette entreprise, ils nourrissaient l'espoir de redorer des blasons fort pâlis depuis le début de la guerre contre les Anglais. Ils représentaient les restes d'une aristocratie démantelée à Azincourt au début du siècle et vivotant depuis dans le sillage de princes ne rêvant que d'indépendance face à Charles VII, le petit roi de Bourges, puis maintenant à ce roi Louis si imprévisible.

Grand et de belle prestance, la poitrine large, le teint blanc rehaussé par une chevelure blond doré, Jean de Bourbon avait un visage caractérisé par une forte mâchoire et un menton volontaire. Il prit place sur l'estrade qui avait été dressée sur le petit côté de la salle et parée d'un dais aux rideaux semés de fleurs de lys. Derrière lui, une tapisserie haute en couleur affichait le goût guerrier de leur hôte avec un affrontement fougueux de cavaliers sur fond de forteresses. Un observateur attentif aurait pu lire « Troie » dans l'un des cartouches qui montrait ainsi l'attachement de ces hommes aux grands faits de l'Antiquité.

En face, une autre tenture évoquait la chasse dont Jean de Bourbon était un fervent, aussi bien à courre qu'à l'arc ou au faucon. La lumière qui parvenait de grandes baies aux remplages ajourés faisait jouer les tons vifs des tentures, accentuant les contrastes voulus par le maître lissier. Autour de la grande cheminée de pierre claire dont le linteau portait l'écu des Montpensier, d'azur à trois fleurs de lys d'or au bâton de gueules, deux autres tentures mettaient en scène des personnages monumentaux immobilisés dans une fière attitude et à l'attirail guerrier.

Un des amis de Georges-Lancelot lui demanda à l'oreille qui étaient ces hommes sans doute identifiés par des cartouches au-dessus de leur tête. Mais le chevalier de Saint-Hilaire ne savait pas davantage lire et dut avouer son ignorance. De même que les blasons suspendus çà et là avec une couronne fleurdelisée, des lambrequins, une touffe de plumes de paon et une ceinture encadrant les mots *Espérance, belle et bonne* n'étaient guère compréhensibles pour ces hommes peu habitués à tant de faste. Ils étaient là sans doute surtout pour impressionner l'assistance.

Lentement les conversations s'apaisèrent, ceux qui se tenaient assis sur les banquettes de pierre devant les baies se levant aussi quand ils virent le duc prêt à prendre la parole. Il était encadré par le comte de Montpensier, son oncle, un homme d'âge mûr, et Jacques d'Armagnac.

— Pour ceux qui ne le sauraient pas, je dois rappeler d'abord la mort de notre pape. Il est mort bien qu'il fût un mauvais pape !

Ces mots déclenchèrent aussitôt des remous dans l'assemblée, que le duc eut bien du mal à calmer. Il avait en effet rappelé, non sans malice, que le roi Louis avait prédit que ce pontife ne pouvait mourir puisque c'était un mauvais pape ! Un bon mot dont il était coutumier, qui avait été aussitôt colporté dans le royaume et avait choqué ses sujets.

— Le duc de Bretagne, François... le duc de Bretagne...

Le duc dut s'y reprendre à deux fois avant que le silence ne revînt dans les rangs.

— Le duc de Bretagne nous a fait savoir que le roi était prêt à offrir la Guyenne et la Normandie aux Anglais à condition que ceux-ci l'aident à écraser la noblesse française !

Dans la bouche de celui que certains appelaient « le fléau des Anglais » en souvenir de son rôle dans la victoire de Formigny, quinze ans plus tôt, ces mots avaient du poids. Sûr de son effet, Jean de Bourbon avait lancé sans précaution l'accusation que le Breton avait répandue dans toutes les cours princières depuis celle de Charles de Berry, le petit frère du roi, jusqu'au Bourguignon en passant par Moulins où le duc de Bourbonnais tenait sa cour. Le résultat ne se fit pas attendre tant il venait de lancer un brûlot devant ces hommes prêts à s'enflammer. Des huées et des cris de protestation s'élevaient de toutes parts. Jacques d'Armagnac dit un mot à l'oreille de Jean de Bourbon qui opina du chef et se tourna vers le comte Louis. Aucun n'aurait évidemment l'honnêteté de rapporter que, le matin même, ils avaient reçu du roi une lettre visant à démontrer l'absurdité d'une telle accusation. Cela aurait diminué la portée du message qu'ils souhaitaient délivrer. Le messager royal avait été vivement reconduit au-delà du pont-levis, et le parchemin jeté au feu.

— Tous les princes de ce royaume sont à l'unisson, parvint à dire encore Jean de Bourbon quand enfin son auditoire s'apaisa. Mon oncle le duc de Bourgogne ; son fils le comte de Charolais ; le duc d'Orléans, notre poète, le bon Charles...

Beaucoup n'avaient guère de connaissance sur tous ces noms que le prince énumérait mais ils n'en étaient pas moins impressionnés. Ils n'avaient pas plus d'informations sur les liens qui existaient entre ces hommes. Comment auraient-ils pu savoir que Jean de Bourbon craignait d'être à la traîne de son cousin de Bourgogne ? Comment auraient-ils pu savoir dans leurs châteaux isolés que le roi et le duc étaient devenus à la suite de différents événements des beaux-frères ennemis ?

Après les Anglais, auxquels il avait fait allusion dès le début de son discours, en sachant toute la portée que cela pouvait avoir sur ces hommes pour qui l'Anglais était à tout jamais l'ennemi héréditaire, il faisait maintenant allusion à un Italien, Francesco Sforza, allié lui aussi du roi, qui, décidément, ne jurait que par l'étranger !

— Notre roi est sous l'influence d'un certain Maletta, Alberico Maletta...

Jean de Bourbon fit un geste de la main pour signifier que l'homme était du menu fretin, renforçant ainsi l'image d'un roi à la solde de l'étranger et de conseillers douteux.

— Que proposez-vous ?

— Oui, pourquoi nous avoir fait venir ?

— Vous ne voulez tout de même pas faire la guerre au roi ?

Les questions fusaient de tous les coins de la salle, manifestant tout haut ce que beaucoup pensaient tout bas. La dernière avait été posée par Merlin de Cordebœuf, capitaine de la cité voisine de Gannat, mais surtout connu comme un partisan infaillible du roi. Sans attendre la suite, il quitta la salle ostensiblement en se frayant un passage entre des hommes surexcités. Songeur, Jean de Bourbon le suivit des yeux, comme s'il était le symbole des hésitations et des refus que leur entreprise susciterait inévitablement.

Ce fut ensuite Jacques d'Armagnac qui prit la parole. Georges-Lancelot se rappela la réputation qu'il avait d'homme timide, changeant et fuyant. Là, sa voix claire et posée disait plutôt le contraire, mais qui fallait-il croire ? Cette voix portait en tout cas davantage que celle, légèrement enrouée, du duc Jean. Il fit un exposé réfléchi, mesuré, ne cherchant pas à provoquer de nouveaux accès d'irritation contre le roi, mais montrant sans passion ce que tout le monde savait d'ailleurs depuis longtemps. Il dénonça successivement le gaspillage, la lourdeur insupportable des impôts, la misère des pauvres. Depuis son avènement, le roi s'était appliqué à faire rentrer de l'argent et encore de l'argent... Partout le mécontentement se développait, partout des plaintes s'élevaient contre les abus, les concussions et les violences du fisc. En pédagogue froid et calme, Jacques d'Armagnac racontait ce qu'il avait entendu des uns ou des autres, émaillant son propos d'exemples percutants :

— Ainsi les vins qui descendent la Seine doivent payer un nouvel impôt quand ils passent à Pont-de-l'Arche et cet impôt est si lourd qu'il dépasse même le prix du vin ! A Reims, les receveurs des taxes royales ont été mis en fuite, je n'ai pas dit tués, seulement mis en fuite, les coupables, les gens du petit commun pour la plupart, si malheureux, ont été décapités, pendus ou amputés des mains. Et je ne vous parle pas des deux mille écus prêtés à leur corps défendant par des bourgeois de Paris, de la mainmise sur des pièces d'or conservées à l'intention des veuves, des orphelins et des pauvres plaideurs, des menaces de confiscations, ni des quatre cent mille écus qu'il faut pour racheter les villes de la Somme... Il faudra bien trouver l'argent !

Le silence s'était abattu sur la salle. Tous étaient abasourdis, mesurant tout à coup ces misères dont le principal responsable était bien désigné : le roi.

— Et alors que voulez-vous faire ? Vous n'allez tout de même pas faire la guerre contre Louis, notre roi ?

Un grand homme rougeaud qui dominait de la tête ses voisins avait posé la question d'un ton acerbe et indiquait que certains dans l'assemblée n'étaient sans doute pas tout à fait acquis aux thèses des princes.

— Et la guerre avec des églises violées, des femmes forcées, des pucelles déflorées ? questionnait son voisin inquiet.

— Non, pas la guerre !

Jean de Bourbon avait repris la parole et secouait la tête d'un geste de dénégation un peu feint.

— Nous allons le chapitrer, en force, et lui inspirer de

nouvelles ordonnances pour reconstruire l'Etat. Nous ferons cela au nom du bien public. Voilà pourquoi nous avons besoin de vous ! Vous ferez des troupes pacifiques mais menaçantes.

— Et quand partirons-nous ?

— Patience, il nous faut nous organiser...

Soudain les princes souhaitaient freiner l'enthousiasme qui semblait poindre chez certains.

— Tenez-vous prêts ! Avant de lever une armée, nous aurons peut-être à lutter simplement contre les agents royaux et c'est sur vous que nous compterons partout dans les campagnes et dans les villes.

Les compagnons de Georges-Lancelot serrèrent les poings. Voilà qui leur convenait, attaquer un chevaucheur ou un agent du fisc ! C'était peut-être davantage à leur mesure que de participer à une armée avec les princes. Faire quelques profits, obtenir quelque butin ou rançon mettrait un peu de piment dans des vies souvent étriquées.

— J'ajouterai... j'ajouterai...

Louis de Montpensier dut fortement hausser le ton pour couvrir les conversations et expliquer que le roi en voulait aussi au droit de chasse, déclenchant une nouvelle protestation avant de lever la séance. Le comte annonça alors qu'un repas simple, il n'était guère temps de faire de l'ostentation comme le roi, serait servi dans le verger et qu'il y aurait des entremets offerts par une troupe de jongleurs et de ménestrels. A l'entrée de la salle, deux jeunes gens taillaient à l'épée des morceaux de soie blanche. Rares furent ceux qui refusèrent d'afficher dès ce jour-là leur sympathie pour le mouvement des princes. Georges-Lancelot se précipita sur un pan coupé un peu grand et le noua avec panache à son braiel de cuir. Lui qui n'avait jamais fait attention à ce genre de détail se sentait désormais un autre homme comme si le paraître l'emportait définitivement sur l'être.

Gilbert, le fils du comte Louis, fit aussitôt le tour de l'assistance pour proposer une partie de paume. C'était lui qui avait engagé son père à construire un espace spécialement aménagé pour ce jeu le long du verger. Trop vieux pour se livrer à cet exercice très physique qu'il n'avait d'ailleurs jamais pratiqué, le comte avait accédé au désir de son fils qui s'était passionné pour ce jeu lors de ses séjours en Italie. Depuis, à la cour de Montpensier, on s'adonnait à ce plaisir que l'on préférait même souvent aux tournois.

Georges-Lancelot, toujours flanqué de ses amis, qui commentaient à grand bruit les projets princiers en regrettant seulement le délai, mais déjà excité par l'odeur de la poudre, voulut assister à la partie. Jamais en effet, il n'avait eu l'occasion de voir pratiquer ce passe-temps dont la réputation n'avait cessé de s'étendre au cours des dernières années. Il suivit donc Gilbert de Montpensier jusqu'à l'aire de jeu dont les proportions rappelaient celles d'un cloître. Une façon de se souvenir que cette distraction était née trois ou quatre siècles plus tôt précisément dans les clôtures ecclésiales comme récompense pour les novices ou les enfants de chœur. Gilbert présenta à Georges-Lancelot un éteuf.

— C'est très dur pour rebondir haut et vite, expliqua-t-il. Il y a maintenant un fabricant d'éteufs à Riom... Auparavant, il fallait les acheter à Paris ! L'éteuf se lance à mains nues mais je me suis blessé, il y a deux jours.

Gilbert montra sa main droite gantée de cuir souple avant de les quitter pour rejoindre l'aire rectangulaire dont le sol était carrelé. C'est lui qui lança le premier éteuf en direction de partenaires attentifs. Puissante, cinglante comme une flèche, la balle suivit une trajectoire montante légèrement incurvée, puis tout à coup plongea vers le joueur qui, aux aguets, solidement arc-bouté sur ses jambes, bondit en avant pour s'en saisir et la renvoya aussitôt d'un jet tout aussi puissant. Gilbert s'avança à son tour, guettant l'objet qui lui revenait avec une vitesse qu'il cherchait à apprécier de l'œil du chasseur en attente, mais la balle si droite dévia soudain, obligeant le joueur à se décaler vers la clôture. Vif, sautillant, il parvint à la rattraper en allongeant désespérément le bras. Les spectateurs virent la main gantée de noir se crisper sur l'éteuf et la renvoyer aussitôt dans une détente subite.

Les visages de l'assistance suivaient l'objet, se tournant à droite, puis à gauche dans un mouvement régulier. Le silence régnait autour de l'aire de jeu, seulement entamé par les allées et venues des serviteurs qui dressaient sur des tréteaux les tables où ils disposaient déjà de grands plats de victuailles. Au fond du verger, une estrade avait été élevée, sans doute destinée aux faiseurs d'entremets.

Bien vite, la faim ramena l'assistance vers les tables et là hommes et femmes se mêlaient joyeusement comme pour une partie de campagne, tous oubliant presque le but de la journée. Les femmes étaient cependant peu nombreuses. Bien peu des invités, venus souvent de loin, avaient jugé bon d'amener leur épouse. Ils n'avaient pas tenu le raisonnement du père d'Aigline qui avait réalisé le jour de son mariage combien cette jolie fille pouvait être un atout pour lui. Peut-être pourrait-il la marier avantageusement et en tirer quelque profit ? Encore que cela lui fendrait le cœur et qu'il faudrait compter avec son caractère farouche et le secret qui existait maintenant entre eux.

Outre les agneaux qui avaient rôti sur des broches depuis le matin et répandaient leur fumet jusqu'au château, des mets variés excitaient les appétits.

Georges-Lancelot jeta son dévolu sur des aloyaux de bœuf posés sur une épaisse tranche de pain de froment qu'il mangea en quatre bouchées, puis il reporta son intérêt sur une épaule d'agneau rôtie à point. Aigline préféra les délicats pâtés de poires crues, frais et légers, dédaignant les congourdes dont Rigaud vanta les mérites puisqu'il en raffolait.

— J'ai horreur des courges ! minauda la jeune fille en riant.

Le vin coulait à flots. Du corsé, du léger, du vermeil ou du charpenté, il y en avait pour tous les goûts. Le duc Jean avait apporté une belle provision de vin de Saint-Pourçain dont il était un ardent défenseur et consommateur, ne cessant d'en faire l'éloge. Il l'avait fait découvrir au roi Louis, son beau-frère, à l'époque où il n'était que dauphin et depuis son avènement, il était bien rare qu'il n'en fît pas servir dans les festins à la cour parmi bien d'autres crus cependant puisqu'il fallait ménager le plus de provinces possibles.

— As-tu goûté les massepains ? Un mélange d'amandes et de sucre.

Rigaud espérait se rattraper avec ces délicieuses friandises qu'une famille d'Italiens récemment installée à Aigueperse avait fait connaître. Pour lui faire plaisir, Aigline en goûta un prudemment, mâchant avec application la première bouchée, puis une deuxième avant d'avouer son enthousiasme, la bouche pleine pour le plus grand bonheur de son compagnon qui lui représenta immédiatement le plat rempli des petits gâteaux dorés et moelleux.

Autour d'eux le ton montait. L'assemblée était surchauffée par mets et vins qui abondaient quand les jongleurs rappelèrent une dernière fois le but de la réunion avec un répertoire très orienté, inspiré des écrits du fameux

Chastellain, qui avait défrayé la chronique à la cour de Bourgogne, et de son élève Meschinot, attaché, lui, au duc de Bretagne.

— Quelques vers de la *Lunette des princes* maintenant... annonçait un homme grimé et vêtu de manière bigarrée avec une forte propension au jaune lumineux. « La cour est une mer dont sourdent vagues d'orgueil, orages d'envie... » commença à réciter l'homme d'une voix forcée au débit lent.

Autour de lui, deux hommes et deux femmes mimaient les vagues et les éclairs, accentuant les effets dramatiques que l'autre imprimait à un texte très dur pour le roi, qui déclencha des applaudissements déchaînés.

Mais le comble du spectacle fut atteint quand l'acteur déclama pour clore la journée des satires de Meschinot, un véritable appel à la révolte où le roi était mis en scène comme « innocent feint, tout fourré de malice, farci d'orgueil, rempli de gloire vaine » et qui donnait aux méchants sans reconnaître ceux qui avaient de la valeur. L'homme grimé avait posé sur sa tête un chapeau de feutre comme le roi était censé en porter et contrefaisait sa voix pour l'imiter. Bien peu dans l'assistance avaient eu l'occasion d'entendre Louis XI mais tous étaient désormais persuadés que le roi s'exprimait ainsi, de cette voix nasillarde et traînante. Et tous étaient persuadés qu'il était un homme abominable dont il fallait arrêter les desseins nuisibles pour le royaume.

Le trait outré portait devant cette assistance de gens souvent simples, enclins à s'enflammer pour la première cause venue et sans doute trop ignorants pour fonder leur jugement. A l'heure de la vêprée, les princes pouvaient être satisfaits de leur journée. Ils avaient bien semé comme à Riom deux jours plus tôt, comme à Moulins où tous se rendraient bientôt.

On se sépara quand l'horloge sonna l'angélus d'une cloche guillerette. C'était aujourd'hui une des fiertés des habitants d'Aigueperse qui avaient été autrefois lourdement taxés par le duc de Berry pour son installation et la construction d'une belle tour adaptée à cet usage. Le son du carillon fut vite emporté vers les villages des alentours qui, eux aussi, avaient participé à leur corps défendant à cette belle réalisation dont ils profitaient malgré eux. Le crépuscule s'installait déjà après une journée d'automne où le soleil s'était offert un triomphe digne de l'été. Il avait de ces fantaisies comme pour adoucir cette terre d'Auvergne parfois si rude.

Chacun regagnait déjà qui son auberge, qui la maison d'un ami... Rigaud raccompagna Aigline. Un peu grise, elle avait raconté bruyamment son équipée avec le beau cheval noir d'Odilon, créant autour d'elle un attroupement, ce qui avait exaspéré le héraut d'armes et fait beaucoup rire Rigaud, décidé à plaire à tout prix à la belle en l'absence du « morveux grimaçant » comme il désignait Mamet depuis le fameux concours. Son père paraissait moins rustre dans ce décor et il avait déchiré le dessin trop monstrueux que lui avait offert Odilon.

Ce qu'il ne savait pas, c'était que le jeune homme avait un soir redessiné de mémoire la jeune fille. Il en avait reproduit les traits du visage de la façon la plus fidèle, encadré de cheveux flous, et la silhouette avec ses hanches délicates, sa taille si bien tournée et son buste aux formes appétissantes. Il s'était même essayé à esquisser un nu qui l'avait fait rougir et surtout lui avait révélé à son grand désespoir qu'il était tombé lui aussi amoureux de cette diablesse. La feuille de papier était pieusement conservée dans la doublure de son pourpoint.

Affichant une sereine indifférence, il l'avait ostensiblement évitée en gardant ses distances toute la journée.

Il avait même poussé le vice jusqu'à faire une cour discrète à Mahaut dont la beauté ordinaire et plantureuse se trouvait totalement éclipsée par celle de la sauvageonne Aigline.

Le lendemain ses fonctions de héraut d'armes l'amenèrent avec ses collègues à choisir les participants au tournoi qui devait clore cette rencontre destinée à laisser un souvenir mémorable aux invités. Même si ces joutes faites à lances émoussées n'avaient plus la saveur de la guerre depuis que les conciles et les codes courtois les avaient sérieusement réglementées, elles restaient des occasions de spectacle très courues et appréciées avec des rites et des rôles dévolus à des chevaliers transformés en véritables acteurs. Ravi de l'aubaine, Odilon choisit Georges-Lancelot en espérant confusément qu'il se ridiculiserait et ridiculiserait aussi celle qu'il n'appelait que « la diablesse ». Certes il savait se battre, mais comme un rustre, et ne connaissait pas les règles qui régissaient un tournoi aristocratique. De plus, il n'avait pas l'équipement nécessaire.

Selon le protocole bien établi, Gilbert de Montpensier avait remis son épée à son roi d'armes qui lui désigna sur les conseils du pervers Odilon Georges-Lancelot comme adversaire. Le chapeau à la main, le roi d'armes dont le tabard affichait l'écu de son maître avait parcouru les rangs de l'assistance pour venir mettre un genou en terre devant le seigneur de Saint-Hilaire, invité à participer à la troisième joute. Odilon avait répété le même protocole pour choisir un adversaire à Jacques d'Armagnac. L'homme était à sa mesure, un de ses fidèles, Guyot de Dienne, qui fréquentait assidûment sa cour de Carlat en haute Auvergne et avait fait, lui aussi, le déplacement pour la cause du bien public dont le duc lui avait abondamment parlé au cours de l'été.

Six joutes devaient se succéder et déjà les arbitres étaient pressentis, dont Odilon, qui, réputé pour ses talents et donc réquisitionné pour cette tâche par son seigneur, dessinait hâtivement les blasons sur une longue et étroite bande de parchemin afin que le comte Louis, maître de céans organisateur de l'événement, puisse les examiner et donner son aval.

Comme l'avait prévu Odilon, Georges-Lancelot se trouvait bien embarrassé, n'osant décliner l'invitation à ce tournoi, occasion de se mesurer dans une saine émulation et aubaine pour cet homme tellement habitué à toutes violences. Ce fut Jacques d'Armagnac qui le sauva en offrant de prêter et le cheval et l'armement. Un écuyer fut requis pour l'aider à s'équiper et un serviteur pour peindre en toute hâte son écu sur une toile qu'il porterait sur la poitrine pour être identifié facilement.

Il fallait faire vite car déjà les spectateurs se massaient autour du hourd en bois destiné aux princes. Bâtie à l'est de la lice, la lourde estrade permettait à l'assistance de tourner le dos au soleil du matin qui annonçait encore une superbe journée de l'été de la Saint-Martin. Tout près dans la campagne, loin des préoccupations des princes, des paysans en profitaient pour avancer leurs travaux, labourant cette terre sombre pleine de promesses comme s'ils attendaient davantage du ciel que des hommes. Un important troupeau de vaches paissait paisiblement, indifférentes à l'agitation de la cité. Et sur la butte, veillait comme un gardien séculaire la vieille forteresse de Montpensier, abandonnée depuis quelques décennies au profit du palais neuf, construit dans la cité même d'Aigueperse.

Mahaut et Aigline avaient été invitées à prendre place dans le hourd princier en tant que parentes de l'un des combattants tandis que les hérauts d'armes avaient une estrade de bois qui leur était réservée. Odilon y trônait avec une liasse de papiers sur lesquels il prendrait des notes et réaliserait même des croquis. Cela faisait aussi partie des attributions du héraut, souvent érigé en chroniqueur.

Simple messager, Rigaud se tenait au bord du champ qui avait été entouré de cordes et constituait une vaste lice. Les chevaux des combattants attendaient hors des cordes qui la délimitaient et des tentes avaient été dressées où se préparaient les tournoyeurs.

Quand les trompettes sonnèrent la première joute, Jacques d'Armagnac et son adversaire rejoignirent leurs montures qu'ils enfourchèrent, aidés de serviteurs costauds. Dans sa tente, Georges-Lancelot était bien trop occupé pour les regarder. Endosser une armure était une entreprise dont il n'aurait jamais soupçonné la difficulté. L'écuyer prêté par Jacques d'Armagnac s'amusait de ses étonnements.

— Et encore monseigneur a adopté les armures milanaises, commentait-il avec un accent légèrement chantant en ajustant au plastron les harnois de bras. La spalière est indépendante du bras, la coudière... la cubitière...

L'homme soûlait le pauvre tournoyeur de termes dont il ne savait pas trop ce qu'ils désignaient. Il se sentait engoncé, mal à l'aise dans cette ferraille qui faisait un bruit de tous les diables. Les tassettes attachées au plastron et formant une jupette pour protéger les cuisses tintaient dès qu'il faisait le moindre mouvement et quand il fallut passer jambières et solerets, il crut défaillir tant tout cela était lourd et tenait chaud.

— Il peut y avoir jusqu'à cent vingt pièces dans une armure, poursuivait l'autre, inlassable mais prévenant puisqu'il ajoutait encore : Nous vous aiderons à vous hisser sur votre cheval. Voilà, vous êtes prêt !

— Sacrebleu, je comprends que nos ancêtres aient tous été tués à Azincourt, avec un tel appareil. Je ne peux bouger, marmonna le chevalier en ajustant enfin son heaume à visière, et je ne vois rien ! Et pour marcher...

Les solerets pointus l'embarrassaient aussi, lui qui n'avait jamais porté de poulaines.

— Tout ira bien, répondit l'autre en plaçant sur le plastron la toile où les trois merlettes et les deux marteaux de gueules offraient un beau contraste avec le fond d'azur.

Des clameurs venaient du public. La première joute devait se terminer.

— C'est monseigneur qui est désigné comme vainqueur, se réjouit l'écuyer admiratif, quand ils arrivèrent près des chevaux. C'est un beau chevalier, courageux et adroit, moins brutal que son frère.

Deux hommes ramenaient le pauvre Guyot de Dienne qui avait été désarçonné au cours de la dernière rencontre. On lui avait enlevé son heaume, découvrant ainsi ses cheveux grisonnants coupés à l'écuelle et une balafre au front d'où coulait un peu de sang. La blessure semblait cependant sans gravité et le combattant fut vite sur pied pour souhaiter bonne chance aux suivants. Déjà deux cavaliers pénétraient dans la lice. Invité à observer tout le protocole pour l'imiter ensuite, Georges-Lancelot se figea au bord du champ. Puis tout alla très vite. Il fut hissé sur son cheval en même temps que Gilbert de Montpensier. Jamais il ne s'était senti aussi maladroit. Il maudissait ce héraut qui était venu l'inviter et haïssait son adversaire qui semblait tellement à l'aise. La lance qu'on lui tendait déjà lui parut très lourde mais les trompettes donnaient le signal. Se remémorant la mise en scène de la joute à laquelle il venait d'assister et prenant surtout exemple sur le comte Gilbert, il mit son cheval, un destrier impressionnant, à un léger trot pour l'amener jusqu'au hourd officiel.

— C'est comme la parade des pigeons ! Si Mamet était là !

Georges-Lancelot ne comprenait pas les mots prononcés par Aigline qu'il apercevait au premier rang à travers les trous de sa visière. Elle était très agitée. Mahaut lui fit signe de se taire avant de se lever comme la comtesse de Montpensier, la mère de Gilbert, pour offrir une étoffe aussitôt nouée en brassard par un serviteur diligent autour du bras droit de chacun.

Les deux cavaliers se saluèrent encore avant de repartir dos à dos, croupe à croupe pour rejoindre les petits côtés de la lice. Les trompettes ornées de panonceaux aux armes des Montpensier, embouchées gaiement par des sergents aux joues étonnamment gonflées, avaient à peine annoncé le début du combat que Georges-Lancelot vit s'élancer à sa rencontre le jeune comte. Après une seconde d'hésitation, le chevalier lança à son tour sa monture d'un coup d'éperons impérieux. Nerveuse, la jument blanche lui obéit avec fougue. La première rencontre se solda sans dommage. Lances, cavaliers et montures s'étaient frôlés mais aucun n'avait été touché. La deuxième rencontre ne donna pas davantage de résultat, puis il y en eut une troisième. Cruel, le public avide de péripéties, voire de sang, manifestait son enthousiasme pour la maîtrise des combattants et aussi son impatience à voir se dénouer cette bataille dont l'enjeu était cependant modeste. Odilon n'en perdait pas une miette, pestant contre ce chevalier imprévisible qui faisait bien meilleure figure qu'il ne l'aurait cru et déjouait ses plans. Maintenant même s'il cédait devant les assauts de son adversaire, il n'aurait pas démérité…

Il en était là de ses pensées quand le choc fut enfin décisif. La lance du comte avait éperonné Georges-Lancelot dont la lourde silhouette oscilla sur la selle, parut hésiter, puis, enfin déséquilibrée, un pied ayant quitté l'étrier, l'autre s'y cramponnant au contraire, se renversa, emportée au galop par la jument tout aussi désemparée. Les clameurs du public témoignaient à la fois de sa satisfaction et de son émotion devant un spectacle qui pouvait à tout moment devenir dramatique. Gilbert de Montpensier avait déjà arrêté sa monture devant le hourd princier et saluait en vainqueur quand Aigline que Mahaut avait vainement tenté de retenir dévala vivement les escaliers de bois. Une fois sur l'herbe, échappant aux deux sergents qui essayaient à leur tour de la maîtriser, elle passa devant le comte en l'invectivant avant de courir vers le fond de la lice. La jument blanche y avait freiné des quatre fers, puis faisant brutalement demi-tour, son cavalier toujours retenu par une jambe et accroché désespérément au collier qui protégeait le poitrail du cheval, ballotté dans tous les sens, revenait au galop vers le centre de la lice. Aigline se jeta contre les cordes pour l'éviter au milieu des cris des spectateurs enfin récompensés de leur patience et dévorant des yeux cette actrice incongrue et intrépide. Tous les yeux allaient de la cotte rouge à la jument blanche devenue presque folle. C'est alors que dans un effort désespéré, Georges-Lancelot parvint à se remettre droit sur la selle et à rétablir la situation en criant des ordres brefs à sa monture. Celle-ci, enfin gouvernée, se calma peu à peu. Revenue au trot, puis au pas, elle ramena son cavalier vers l'entrée de la lice. Pris d'une inspiration subite, après avoir jeté à terre le heaume de fer devenu inutile, les cheveux hérissés par la sueur comme un diable de fresque, il fit pivoter la jument et la dirigea lentement vers Aigline qui marchait vers lui le long des cordes. Quand ils furent face à face, il se pencha vers elle et la souleva comme il l'avait fait quelques semaines plus tôt dans la forêt de Saint-Hilaire. Mais l'armure et l'assistance les protégeaient désormais contre toute folie. Fier, il revint saluer les princes dans le hourd de bois, puis les autres spectateurs qui lui firent un triomphe. Le vrai vainqueur se trouvait éclipsé.

Très agitée sur son banc de bois, Mahaut était jalouse. Tout aussi furieux, Odilon avait quitté les lieux. Intrigué, Rigaud le vit passer serrant contre lui la liasse de papiers où il avait dû tenir la chronique du tournoi. Et pourtant un autre combat commençait déjà. L'aubergiste, Alixette Boutone, rentrait aussi chez elle. Elle avait vécu avec une belle émotion les péripéties de la joute précédente et était soulagée que son client s'en soit sorti avec les honneurs.

— Vous économiserez vos cautères ! lança-t-elle à Damien Paulin, le chirurgien de l'hôpital Sainte-Madeleine, passionné de tournois qui avaient l'avantage de lui offrir parfois quelque belle clientèle.

Il venait justement de panser Guyot de Dienne, blessé lors de la première joute.

— J'aurais bien soigné la fille, répondit le chirurgien avec un clin d'œil à l'aubergiste. Sambieu, voilà une belle plante sauvage qui en guérirait plus d'un !

L'homme savait de quoi il parlait puisque c'était un spécialiste du quiproquo, c'est-à-dire des médecines de substitution ! Sa consultation regorgeait de clientèle.

Odilon qui passait juste à cet instant près d'eux haussa les épaules. La maudite le rendait plutôt malade ! Il en voulait surtout tellement à cet homme damné qui avait déjoué ses plans. Il lui en voulait aussi d'avoir exhibé sa fille pour un triomphe immérité. Lui, si froid, si réfléchi, se laissait aller à des sentiments dont il ne se serait guère cru capable !

10

Quand Georges-Lancelot rentra d'Aigueperse avec Mahaut et Aigline, ils trouvèrent le village en pleine effervescence. Une meute de loups avait fait régner la terreur pendant trois nuits. Des moutons avaient été égorgés dans les pâtures en bordure de la forêt, des chiens laissés sanguinolents près des vergers et jardins en bordure du village. La veille, à la vêprée, le pauvre Jaubert n'avait dû son salut qu'à Gaillarde qui avait entrouvert sa porte sur laquelle il tambourinait, une bête aux trousses, et l'avait fait rentrer.

« Et Mamet ? J'ai perdu Mamet, s'était lamenté le pauvre grand-père. Nous finissions nos fagots de la journée quand la bête noire et rousse s'est présentée devant nous, menaçante. Nous avons tout lâché et couru jusqu'ici mais Mamet, où est-il ? »

Une nuit d'angoisse avait suivi. Les hurlements sinistres des bêtes affamées résonnaient entre les murs de la petite maison. Dans l'écurie mitoyenne, le cheval de Georges-Lancelot répondait en tapant de ses sabots sur le sol, entraînant les hennissements des deux rosses énervées qui cohabitaient avec lui. Leur voisin, le porc que Gaillarde avait engraissé depuis le printemps, manifestait aussi son inquiétude avec des grognements sonores, tout en heurtant de son groin la porte de la soue qui battait contre la pierre.

« Il va me gâcher mes jambons », avait murmuré Gaillarde vaguement honteuse de pensées si terre à terre dans une situation peut-être dramatique.

Terrorisée, rarement les loups étaient venus jusque-là, mais aussi rassurée par sa présence et finalement pleine de pitié, elle avait tout fait pour réconforter Jaubert, lui offrant un bol de lait chaud aromatisé de miel, bu avec avidité, et une tranche épaisse de pain de froment, dévorée en un instant. Dans le silence enfin revenu sur la basse-cour, l'homme avait fini par s'endormir, épuisé, la tête entre les jambes près de la cheminée où l'économe Gaillarde avait sacrifié une bûche avant d'aller s'étendre sur son lit, vaguement troublée par cette présence masculine insolite dans sa maison. Réveillés par des glapissements jaillis de l'aube bleuâtre, ils avaient découvert au pied du donjon sinistre le Décousu, les yeux exorbités dans un visage d'une extrême pâleur, les jambes flageolantes, soutenu par Mamet.

« Vas-tu sortir de ton donjon et venir m'écouter, messire mon frère ? Si tu ne te montres pas, je te tuerai. Oui, je le tuerai... »

Armé d'un bâton, puéril et minable, il menaçait les pauvres murailles de la forteresse où il n'avait réveillé que les rats et les mulots.

Il avait soudain pris conscience de la présence de Gaillarde et de Jaubert qu'il voyait si souvent dans la forêt.

« Que va dire Esméralda ? » Aux cris avait succédé un ton plaintif.

« Mais que va dire Esméralda quand elle viendra ? Toutes ses chèvres sont mortes, tuées par ces immondes bêtes roux et noir. Mais que va dire Esméralda ? Elle aussi, elle te tuera, mais sors de ta tour !

— Le seigneur est absent.

— Je le lui ai dit… »

Mamet, trempé jusqu'aux os, frissonnait. Mais il était là, sain et sauf. Soulagé, son grand-père était heureux.

« Je le lui ai dit et redit, avait répété Mamet, mais il ne veut rien entendre. Je m'étais réfugié dans un arbre d'où je ne pouvais descendre parce qu'une des bêtes s'était installée au pied pour me guetter. Je n'ai jamais eu aussi peur tant ses yeux brillaient dans la nuit. J'étais tout près de la maison du Décousu… »

Mamet se mordit les lèvres. Il avait lâché le surnom de ce pauvre homme si désemparé qu'il n'aurait pas voulu ajouter à sa peine. Mais l'autre qui s'était laissé tomber sur le banc de pierre près de la porte de la grosse tour, retrouvant ainsi une habitude d'enfance, était prostré.

« Quand cet animal de Satan est enfin parti, j'ai bondi et je suis allé me réfugier chez lui. Il dormait profondément quand je suis entré. Je me suis allongé près du feu où une bûche se consumait lentement. J'avais tellement froid ! Et tout à coup, il ne faisait pas jour, j'ai été réveillé par des bêlements, puis des bruits de lutte… Par la lucarne, j'ai tenté de voir mais il faisait trop nuit, puis le silence est retombé. Le Décousu s'était aussi réveillé. Je l'entendais qui s'agitait sur sa couche de paille. Soudain, il s'est levé comme un fou, a crié : « Les chèvres ! », a ouvert la porte. Là quel carnage ! Elles étaient à ses pieds, pleines de sang, enchevêtrées les unes dans les autres, les gorges tranchées, leurs barbichettes maculées, leurs robes tachées. »

Mamet avait la gorge nouée par l'émotion. Il avait buté sur les derniers mots.

« Pleines de sang… avait-il répété.

— Que va dire Esméralda ? Au lieu d'aller je ne sais où, votre seigneur lâche, brûleur de cervelles innocentes, ferait bien de s'occuper de ces bêtes encore plus lâches que lui !

— Il va revenir, avait dit Mamet. Le chat-huant m'a annoncé cette nuit le retour d'Aigline. »

Gaillarde avait écarquillé ses gros yeux globuleux. Mamet était-il lui aussi devenu fou ? Mais il avait l'air si sérieux qu'elle ne releva pas la dernière phrase prononcée avec certitude. Le Décousu s'était endormi sur le banc.

« Il faut aller enterrer ses chèvres pendant qu'il dort ! avait dit encore Mamet.

— Oui, mais les loups ?

— Ils n'ont plus faim », avait répondu le garçon à Jaubert qui lui emboîtait le pas.

Gaillarde ne fut pas vraiment surprise quand elle vit arriver Aigline peu de temps après none. Mamet avait donc raison. Quelle était cette magie ? Georges-Lancelot eut juste le temps de laisser la charrette qui les avait conduits à Aigueperse devant l'atelier du charron afin qu'il répare une des roues dont le cercle de fer avait lâché. Comme si toutes le guettaient, les villageoises jaillirent de leurs maisons et l'assaillirent presque.

— Messire du Bourg est parti en battue avec nos hommes contre les loups qui ont tout dévasté depuis trois nuits.

Souvent entourée d'enfants pleurnicheurs, chacune énumérait ses dommages, dressant un tableau d'une rare noirceur, offrant au seigneur une belle occasion de se dépenser. Il y avait longtemps que les loups n'étaient venus aussi près du village et n'avaient été aussi ravageurs.

— J'ai prié saint Loup de nous débarrasser de ces bêtes maudites !

— S'il est aussi inspiré que votre saint Arthème le jour de l'incendie de mon château, plaisanta le seigneur de Saint-Hilaire, les loups nous auront tous dévorés dans la nuit. A moins qu'ils ne viennent se coucher à nos pieds dans l'instant.

— Une battue, il faut une battue ! répétaient les femmes. Faites sonner vivement les cloches par Pastenôtre pour ameuter le voisinage.

— Nous en avons tué deux !

Accompagné d'une troupe d'hommes au teint rouge fouetté par le vent froid qui s'était levé le matin, le beau-père de Georges-Lancelot venait de faire irruption dans la basse-cour du donjon.

— Pendez-les !

Les deux hommes, de robustes gaillards, qui avaient chargé sur leurs épaules les animaux dont le sang avait coulé sur la médiocre tiretaine [1] de leur bliaud furent vite entourés et débarrassés. En un instant les bêtes malfaisantes furent jetées à terre et chacun voulait les contempler. Mamet prétendit reconnaître la bête qui avait monté la garde au pied de l'arbre où il s'était réfugié une partie de la nuit et il en conçut une jouissance sadique pendant que son grand-père se moquait de lui.

— Regarde, ils se ressemblent tous, comment peux-tu en être sûr ?

— Pendez-les !

— Oui allons au Pends-Loup.

Empoignées par les pattes, les bêtes furent prestement traînées jusqu'à l'entrée du village où le forgeron requis au passage les cloua sur deux planches aussitôt fichées en terre.

C'était une coutume qui remontait à la nuit des temps et donnait à croire aux villageois que, dûment avertis par cette exposition qui n'était pas sans rapport avec le pilori utilisé pour les hommes condamnés, les loups

1. Toile de laine.

s'abstiendraient désormais d'attaquer leurs biens et leurs personnes.

Le propriétaire de la maison la plus proche du site où se trouvaient les dépouilles sanguinolentes s'appelait d'ailleurs Dupenloup et sa famille portait ce nom depuis des temps immémoriaux, ce qui prouvait sans doute un usage aussi immémorial.

Il fallut bien se rendre à l'évidence la nuit suivante ; les bêtes de Satan n'étaient guère impressionnées et les prières du curé n'avaient pas eu davantage d'effet.

Pastenôtre sonna ses cloches pour appeler tous les villageois. Les jours qui suivirent furent consacrés à des battues auxquelles tous participaient en ligne, allant et venant, croisant et recroisant leurs chemins pour ne laisser aucune chance aux loups dont les cadavres s'accumulaient chaque jour. Lentement les exactions des animaux diminuèrent, puis cessèrent enfin.

Un matin, le village se réveilla soulagé. Il ne s'était rien passé. C'est ce jour-là que choisit pour s'arrêter près de l'église un marchand dont le lourd chariot chargé de pièces de drap était traîné par trois chevaux puissants. Il avait évidemment repéré les carcasses de loups à l'entrée du village et en habile marchand avait entrepris les habitants sur le sujet afin de lier conversation avant de développer ses arguments de vente. Il regretta cependant très vite d'avoir fait l'intéressant en racontant que dans certaines villes, le Trésor royal offrait vingt sous parisis pour chaque dépouille de loup.

Pierre du Bourg et Georges-Lancelot eurent beaucoup de mal à endiguer l'émeute qui s'ensuivit. Georges-Lancelot ne dut son salut qu'à une vague promesse de transmettre une demande au bailli royal.

Désœuvrée, renonçant provisoirement à exiger de son père qu'il l'emmène dans le village de ses vrais parents,

Aigline avait participé à ces battues, faisant le plus souvent équipe avec Mamet. Beaucoup de ses amis de la forêt, comme il nommait les oiseaux, étaient partis vers ces terres dont le Décousu lui disait qu'il n'y faisait pas froid et qu'il ne parvenait pas à imaginer. Pour une fois du côté des chasseurs qu'il méprisait tant, il tenait son rôle parmi les villageois qui l'avaient maintenant tout à fait adopté dans leur communauté.

Pas un jour ne se passait sans qu'ils rendent tous les deux visite au pauvre Décousu qui se consumait dans le chagrin d'avoir perdu ses chèvres et enrageait de ces battues qui nuisaient à sa belle solitude. Sans cesse, il voyait surgir ces hommes à l'affût, il les entendait crier, s'interpeller, lancer les chiens, puis disparaître au détour des taillis qui entouraient sa masure.

Avec Pastenôtre qui venait aussi quand ses fonctions lui en laissaient le loisir, seuls Mamet et Aigline avaient grâce à ses yeux. La jeune fille lui racontait peu à peu le séjour à Aigueperse, ne négligeant aucun détail, notamment du fameux tournoi. Elle décrivait aussi les jardins de la comtesse dont les arrangements l'avaient surprise. C'était tellement différent de la forêt, des fourrés, des taillis sauvages qu'elle avait toujours connus.

— Quand tu entres, c'est un peu comme la forêt, un joli fouillis, mais ensuite tu vois des carrés avec des plantes toutes différentes et des noms magiques. C'est beau, mais je préfère peut-être la forêt, ces chemins qui ne mènent nulle part, ces buissons qui montent vers le ciel au lieu d'être taillés comme des boules.

— Esméralda n'aimerait pas non plus.

Ramenant toujours sa belle dans la conversation, l'oncle d'Aigline provoqua une question qui brûlait les lèvres de la jeune fille depuis longtemps :

— Dis, qu'est-ce que cela fait, l'amour ?

— Oui ? approuva Mamet.

— Ah, l'amour...

Michel-Tristan parlait d'une voix rauque. Ses yeux semblèrent briller d'un éclat particulier, comme l'étincelle qui avait jailli du bois trop mouillé qu'il tentait de brûler dans sa cheminée.

— Oui, l'amour... répéta Aigline pour le stimuler.

Mais son oncle était déjà reparti dans son rêve. Assis sur son inconfortable tabouret taillé à la hache dans une bille de bois, il restait là, les bras ballants, puis balbutia quelques mots qu'ils ne comprirent pas.

— Il vaut mieux partir, suggéra Mamet que sa pudeur naturelle mettait mal à l'aise devant le désarroi de cet homme.

— Partir, non, ne me laissez pas...

Revenu dans le monde des vivants, il se tourna vers Aigline, lui sourit, puis dit :

— L'amour, cela brûle mais c'est si bon, si grand comme le ciel, si doux comme la laine de mes biquettes, si lumineux comme les étoiles. Ma petite Aigline, tu vas te roussir les ailes mais tu oublieras et tu recommenceras... Moi, j'ai tant vécu avec Esméralda, je me suis brûlé si fort au brasier de ses prunelles de feu et je suis mort...

Aigline n'avait jamais pu savoir si cette Esméralda qui le hanterait jusqu'à son dernier souffle, il l'avait vraiment possédée ou si cela n'avait toujours été que du rêve.

— Oui, du feu... et si ce n'est pas du feu, ce n'est pas de l'amour ! Tu es belle, Aigline. Autour de toi, beaucoup vont venir se consumer et toi aussi, tu souffriras.

— Mais l'amour, c'est gai aussi... Mes oiseaux s'aiment gaiement !

L'optimisme de Mamet s'accommodait mal avec cette notion de l'amour souffrance que le Décousu semblait prendre plaisir à leur décrire.

— Comment savoir si tes oiseaux ne souffrent pas d'amour ?

Le Décousu s'était levé pour remettre une bûche sur le feu qui s'essoufflait et, comme elle tardait à s'embraser, il jeta un fagot de branchettes aussitôt dévoré par des flammes dont le crépitement emplissait la masure.

La tête remplie des roucoulades de ses colombes, Mamet ne pouvait imaginer que ses oiseaux soient malheureux. Quand on possède le ciel, quand on est libre comme le vent au-dessus de la cime des arbres, on ne peut être malheureux. Lui se sentait autrement prisonnier même s'il connaissait maintenant cette forêt comme un paysan connaît son champ. Il se sentait prisonnier de ce cœur qui battait dans sa poitrine et qui ne battait plus que pour Aigline.

Mais si la jeune fille lui avait paru si proche lors de l'épisode du chat-huant, s'il avait pu même oser l'embrasser ce jour-là, elle lui semblait plus lointaine aujourd'hui. Et ses récits sur son séjour à Aigueperse dont elle avait plein les yeux et la bouche avaient encore un peu creusé le fossé entre eux. Comme si ce matin où il l'avait découverte terrorisée à l'étage du donjon, ils n'étaient tous les deux encore que des enfants, comme si elle avait grandi soudain. Etait-ce cette rencontre avec son père qui avait failli mal tourner et dont il avait été le témoin bien involontairement ? Etaient-ce les révélations sur ses parents ? Ou bien, et là le cœur de Mamet battait à tout rompre quand cette pensée s'imposait à lui, était-elle amoureuse d'un autre ? Comment pouvait-il rivaliser avec ces garçons venus d'ailleurs, ce Rigaud ou cet Odilon ? Et même rivaliser avec son seigneur qui semblait maintenant entretenir avec sa fille des relations si bizarres. Mamet avait été très mal à l'aise quand elle avait raconté son tour de la lice à cheval avec son père au tournoi d'Aigueperse. Elle avait les yeux qui brillaient d'une lueur qu'il n'aimait pas.

Le problème des loups à peine réglé, Georges-Lancelot se retrouva face à sa fille un matin dans la basse-cour de son château. Il ne fut pas vraiment étonné qu'elle lui rappelât abruptement sa promesse. Il ramenait la charrette dont la roue avait été arrangée par le charron et passait devant la maison de Gaillarde d'où surgit la jeune fille.

— Quand irons-nous au village de mes parents ? demanda-t-elle, aussi farouche qu'agressive. Les battues dans la forêt avaient coloré ses joues, renforçant la clarté de son regard.

Georges-Lancelot l'observa un instant. En finirait-il un jour d'être ému face à Aigline ? Le trouble né dans la forêt quelques semaines plus tôt était toujours là.

— Alors ? insistait Aigline qui paraissait indifférente à ces yeux scrutateurs qu'elle sentait pourtant peser sur elle.

Georges-Lancelot, qui la connaissait bien, savait qu'elle ne lui laisserait aucun répit. L'épisode du cheval d'Odilon avait bien montré sa détermination.

— Dès que ce sera possible...

— Tu n'oublies pas, je raconte tout si tu ne tiens pas ta promesse.

Avant même qu'il n'ait protesté, il la vit courir à toutes jambes vers le colombier. La pensée qu'elle devait rejoindre Mamet ajouta encore à son trouble qui se mua en colère. Il ouvrit brutalement la porte de la grange, manœuvra la charrette en lançant des ordres bourrus à la jument qui se rebiffa en hennissant bruyamment, puis obéit, poussant enfin l'attelage vers l'arrière. Puis il la traîna sans ménagement jusqu'à l'écurie.

Gaillarde qui revenait du puits le croisa marchant à

grands pas et se demanda ce qu'Aigline lui avait encore dit pour qu'il soit dans cet état. La porte de la grange, qui n'avait pas été refermée, battait lamentablement contre le mur, ébranlant la maçonnerie.

Aigline revint chaque jour à la charge mais son père temporisait habilement, prétextant les nécessités de la chasse pour remplir le cellier de son beau-père qu'une mauvaise chute de cheval retenait au manoir, puis la fatigue de Mahaut dont la première grossesse ne se présentait pas bien et la nécessité de quérir une alerresse [1] à Riom. Il lui fallut avouer ensuite les inquiétudes qui succédaient à une fierté qu'il avait bien contenue devant sa fille. Celle-ci savait pourtant qu'il avait bu plus que de raison avec ses maudits amis pour fêter la venue d'un enfant « qui ne pouvait être qu'un gars », déjà nommé dans la tradition familiale Georges-Arthur. Pour se venger, Aigline lui lança le lendemain de la venue de l'alerresse qui avait avoué son pessimisme : « Le ciel te punit d'avoir volé l'enfant d'une autre, jamais tu n'auras de gars. »

Il y eut ensuite la neige précoce qui se mit à tomber un beau soir. L'hiver était déjà là. Le lendemain, la campagne était blanche. Les labours de novembre étaient à peine finis.

La lourde charrue au soc de fer, qui traçait des sillons depuis plus d'un siècle dans le village depuis qu'un lointain ancêtre de Georges-Lancelot en avait fait l'acquisition au temps de la prospérité, avait inlassablement labouré la terre grasse et sombre qui collait aux semelles de bois des paysans. Pendant quelques jours, les terres cultivées au-delà des jardins avaient résonné des cris du bouvier excitant les bêtes, des bœufs massifs, et du laboureur

---

1. Sage-femme.

tenant les mancherons et guidant les manœuvres délicates de l'attelage.

Hargneux et brutal comme toujours, abusant de boissons pour tromper ses soucis, avide surtout de recettes supplémentaires pour reconstruire son château, le seigneur avait exigé une augmentation des surfaces cultivables pour tenter d'inverser le cours des années précédentes où la baisse de la population avait entraîné l'augmentation des jachères et un développement sauvage des broussailles et des bois. A la peine dès les premières lueurs de l'aube jusqu'au crépuscule dont il fallait guetter la tombée de plus en plus tôt, les paysans de Georges-Lancelot avaient relevé le défi, sachant qu'ils bénéficieraient aussi de récoltes plus abondantes. En espérant qu'elles ne seraient pas détruites par les intempéries du ciel, ni par les crimes des hommes. Un montreur de singes n'avait-il pas conté, un soir qu'il s'était arrêté au village et y avait passé la soirée, des bruits de guerre dans le royaume ? Et ces hommes et ces femmes à la foi simple craignaient sans doute davantage la cruauté des hommes que celle du ciel dont ils savaient implorer la bienveillance par des prières naïves. Des supplications qui, ils le savaient, n'avaient aucune influence sur des troupes humaines déchaînées.

Avec un bel optimisme, ils avaient cependant semé inlassablement le grain tiré de besaces et jeté sur les mottes fraîchement remuées.

Quand la neige s'installa, les hommes passèrent à d'autres activités. Il n'était pas question de laisser finir le mois de novembre, dit « sanglant », sans sacrifier les porcs et les moutons. Les premiers étaient à point. Ils avaient terminé la glandée et avaient dévoré suffisamment de faines et de châtaignes pour donner à leur chair une saveur sauvage. Si le porc était précieux, offrant jambons, bacons, boudins, lard ou rillettes, les moutons l'étaient encore plus puisque tout en eux était utilisable. La toison des adultes, la fourrure des agneaux, le cuir, la chair qui serait salée et bien conservée, et même les cornes et les boyaux qui pouvaient être transformés en instruments de musique.

Comme chaque année, mais rongeant son frein dans l'impatience de partir avec son père, Aigline assista en spectatrice à ces activités ponctuant encore la vie d'un village qui s'enfoncerait bientôt dans une douce léthargie, et prétextes à fêtes ou plutôt à retrouvailles et entraide.

C'était toujours le même paysan qui venait sacrifier le cochon de Gaillarde, une épaisse brute aux cheveux noirs hirsutes dont les yeux s'écartaient comme ceux d'une bête autour d'un nez aplati avec des lèvres retroussées qu'Aigline comparait volontiers au groin du cochon.

Il venait de l'autre bout du village, tout près de chez Dupenloup, et se faisait aider par son bossu de frère dont il tâtait la bosse solennellement avant d'embrasser, dans un cérémonial très précis et impressionnant, le grand coutelas qui porterait le coup fatal à l'animal. Il ne chômait guère. La veille, il avait saigné le pourceau du curé dont la gloutonnerie était réputée et le lendemain, il était attendu chez le forgeron. Ainsi la vie du village était chaque jour ponctuée par les cris déchirants, presque pathétiques, des animaux sacrifiés.

Aigline redoutait toujours le moment où le cochon flairant sa fin prochaine se mettait à hurler comme l'avaient fait ses congénères les jours précédents. Elle se réfugiait d'habitude dans les salles les plus lointaines du donjon. La maison de Gaillarde avec ses murs de torchis légers ne pouvait aussi bien amortir le bruit insupportable et elle fut presque soulagée quand les cris cessèrent enfin dans la basse-cour, témoignant de la mort de l'animal.

Elle ne s'était jamais vraiment habituée aux différentes

opérations qui se succédaient et qu'elle suivait toujours à distance. Elle préférait en effet observer de loin le paysan arc-bouté, égorgeant le pourceau entre ses genoux. Mais comme chaque année, elle sortit de sa retraite et s'approcha pour entendre le discours du tueur dont elle avait annoncé en riant la teneur à Mamet quelques jours plus tôt : « Pleure pas ton cochon, il fera de bons jambons. »

L'épaisse lippe rouge de l'homme affairé avec son coutelas qu'il maniait avec des gestes précis se retroussa sur ses dents jaunes et inégales dans un rire bruyant qui sembla ébranler les murailles voisines. Gaillarde répéta comme chaque année que ce n'était pas son cochon mais celui du maître, avec qui elle partagerait largement la charcuterie.

Dans leur dos, Mamet et Aigline pouffaient de rire. Mamet eut une bouffée de joie. La jeune fille n'avait pas menti et il la sentait si proche de lui. Qu'avait-elle donc à vouloir partir pour retrouver son passé ?

Pendu la tête en bas, le cochon se vidait lentement au-dessus d'une large cuvette. Le sang servirait au boudin.

11

Ce fut au soir de cette journée que Mahaut perdit son enfant. Avec la neige, il n'était pas question d'aller chercher du secours en dehors d'une paysanne qui faisait office de ventrière dans le village et qui délivra la pauvre jeune femme de son fardeau. Georges-Lancelot qui avait beaucoup bu pour tromper son inquiétude ne put cacher sa déception. Venue aux nouvelles, Aigline le trouva affalé devant la cheminée dans le faudesteuil de Pierre du Bourg toujours alité.

— Tu m'as jeté un sort !

La voix pâteuse, la mine défaite, Georges-Lancelot avait l'œil mauvais.

— Nous allons pouvoir partir bientôt, dès que le temps le permettra.

Debout devant lui, Aigline défiait son père avec insolence.

— Il a encore beaucoup neigé, les chemins sont impraticables. Qu'est-ce que c'est que cette tenue ?

Aigline ne portait pas, en effet, la cotte bleu délavé qu'elle n'avait pas quittée depuis les premiers froids. C'était un cadeau de Mahaut qui lui avait ouvert les coffres du manoir pour remplacer les vêtements brûlés dans l'incendie. Elle y avait ajouté un pelisson doublé d'agneau blanc et porté comme un gilet sous la cotte. Georges-Lancelot avança la main vers elle et frôla la fourrure.

— Ne me touche pas !

Aigline avait brutalement reculé d'un pas.

— Tu es en braies et tu mets ton pelisson du mauvais côté. Prends garde de ne pas rencontrer notre curé ! Il te damnerait [1]...

— C'est pour fêter le cochon et faire la veillée ! J'ai pris les vêtements de Mamet en gardant mon pelisson, il faisait si froid, et lui s'empêtre dans ma cotte en demandant comment les femmes font pour marcher avec de tels accoutrements ! Evidemment, il est un peu plus petit que moi !

Aigline avait accompagné les derniers mots d'un bel éclat de rire qui résonna sous la voûte. L'unique torchère venait de s'éteindre et seul le feu de la cheminée dispensait une vague lueur. Sur les murs peints, les preux chevaliers n'étaient que des ombres. Georges-Lancelot regardait sa fille, bien vivante. Il la voyait de profil, qui tendait les mains vers la cheminée dont elle s'était rapprochée. Si le pelisson dissimulait son buste et ses formes, les braies retenues par une fine corde de chanvre dessinaient en douceur la taille et les hanches.

— Nous partirons bientôt, je te le promets, mais ce soir va-t'en ! Va-t'en avant que ma folie ne me reprenne !

Troublée aussi, Aigline rejoignit à grands pas la maison Dupenloup où se tenait la veillée du cochon. Elle frissonna en passant devant les carcasses des loups toujours en place comme un avertissement qui durerait tout l'hiver, puis entra dans la salle où, méconnaissable et burlesque dans sa cotte bleue, Mamet rééditait son numéro de

1. L'Eglise condamne le port des fourrures côté poils pour éviter à l'homme de ressembler à un animal.

grimaces. Aigline resta appuyée contre la porte, jouissant avec bonheur de la chaleur retrouvée, une chaleur qui ne tenait pas seulement aux bûches qui se consumaient dans la cheminée mais surtout à ces hommes et à ces femmes qui avaient travaillé ensemble tout le jour et se délassaient maintenant. Quelle différence avec la solitude de son père là-bas dans cette salle glacée !

Mamet acheva ses facéties, salué par des applaudissements chaleureux, et laissa la place au fils Dupenloup très doué pour le mime. En un instant, il ressuscita toute une galerie de personnages, du vieux Jaubert au curé et Pastenôtre en passant par dame Mahaut et Gaillarde. Une façon de se moquer de chacun en mettant le doigt sur de petits travers. Ce n'était pas méchant et si drôle !

Les rires et les commentaires se poursuivirent encore dehors quand chacun rentra dans sa maison. Mamet et Aigline remontèrent d'un bon pas vers la basse-cour du donjon. Généreuse, la pleine lune resplendissante dans un champ d'étoiles presque aussi brillantes baignait leur chemin d'un éclairage bienvenu. Le froid très vif leur fouettait le visage. Aigline se serrait dans son pelisson qu'elle avait retourné pour bénéficier davantage de la chaleur des poils d'agneau, Mamet se prenait les pieds dans la cotte dont il avait saisi un pan d'une main maladroite.

Sous la lumière vive de la lune, la grosse tour s'offrait dans tous ses détails, fragile avec ses murs de dentelle mais aussi menaçante pour un visiteur non averti de ses malheurs.

— Il est là !

Mamet avait décelé la présence du chat-huant posé sur le rebord d'une fenêtre. Son plumage roussâtre accrochait les rais de lune qui semblaient revenir vers eux. Battant doucement des ailes comme pour signifier sa présence avec un hululement à peine perceptible, l'oiseau prit son envol, desssinant une courbe identique à celle du premier jour, et disparut enfin, englouti par l'obscurité. Aveuglés par la lune, Aigline et Mamet le perdirent de vue.

— Nous le reverrons, notre oiseau de bonheur, murmura Mamet.

Il redoutait déjà de rompre ce nouvel instant magique.

— Et toi, tu reviendras ?

Mamet avait élevé la voix et les quatre mots avaient résonné dans la basse-cour.

— Il faudrait que je parte pour revenir !

— Tu m'as tellement manqué quand tu étais chez monseigneur le comte.

Aigline était maintenant tout près de lui. Le souvenir de leur étreinte le jour du mariage de son père lui revenait, net, tendre. Elle lui prit une main, puis l'autre, les posa sur ses épaules et lui dit à l'oreille :

— Je te fais la parade, c'est moi qui porte les vêtements de garçon ! Laisse-toi faire et donne-moi tes lèvres.

Aigline retrouvait ces sensations délicieuses, Mamet se laissait emporter par une vague qui le submergeait. Aigline eut une pensée pour le Décousu et son amour grand comme le ciel et murmura :

— A la vie, à la mort !

— Ne dis pas ces choses-là que tu ne pourras pas tenir...

Une pierre roula, un cri d'oiseau déchira la nuit, puis un aboiement et des pas sur le chemin.

Le charme était rompu. Mamet n'était plus que le garçon du colombier, et Aigline, la fille de son seigneur, sur laquelle il n'aurait jamais dû oser lever les yeux. Il savait combien les relations de la jeune fille avec son père étaient troubles depuis qu'il avait assisté à la scène près de l'étang.

— Nous échangerons nos vêtements demain ! dit

Mamet sèchement en abandonnant déjà Aigline devant la porte de Gaillarde.

Aigline s'endormit en proie à des sentiments contradictoires, en se promettant de demander au Décousu si on pouvait aimer deux personnes à la fois.

Le lendemain, Pastenôtre ne raconta pas pour une fois au curé ce qu'il avait surpris dans la basse-cour du donjon à la lueur de la lune. Il se confia plutôt au Décousu qui applaudit des deux mains.

— Aigline qui me demandait ce que faisait l'amour ! Elle sait maintenant.

— C'est grande laideur de le dire !

— Mais non, c'est beau au contraire. Et toi, que connais-tu à cela ?

Renfrogné, Pastenôtre ne répondit pas à cette question perverse du fou. Lui aussi, il avait eu son Esméralda mais il n'en parlait à personne.

Le lendemain, il faisait très beau. La nuit si claire avait tenu ses promesses. Radieux dans un ciel de rêve, le soleil s'installa pendant plusieurs jours, mais la neige qui s'était tant accumulée lui résistait. Elle avait cédé sur les versants et les talus méridionaux mais elle s'accrochait au septentrion et dans les ruines du donjon persistait à en masquer les décombres. Georges-Lancelot pestait contre cette « neige maudite ». Les travaux de déblaiement n'avançaient guère à un moment où il pouvait disposer d'une main-d'œuvre relativement nombreuse. Il restait encore tant de poutres calcinées et d'objets informes à évacuer avant de tenter de consolider les murs dont les parements avaient une allure de plus en plus lamentable, attaqués par le vent et l'humidité.

Tournant en rond dans le château de son beau-père, qui lui avait appris à jouer aux échecs, il ne se décidait toujours pas à satisfaire Aigline, de plus en plus impatiente. Un jour, c'était Mahaut qui se remettait mal et traînait sa langueur de faudesteuil en faudesteuil, en se plaignant de tout et de rien. Un autre, il fallait aller s'informer de la situation à Riom et il disparaissait, lançant sa chère jument dans une chevauchée bienfaisante. Il n'avait plus aucune nouvelle de Jacques d'Armagnac dont certains disaient qu'il s'était rallié définitivement au roi !

« Je me battrai pour le roi s'il le faut ! » proclamait Georges-Lancelot, impatient de chercher la gloire dans quelque engagement et de secouer cette médiocrité dans laquelle il était englué.

Il avait appris à Riom que le duc de Bourbon était parti pour Tours où les princes devaient rencontrer le roi. Des messagers du roi Louis parcouraient tout le royaume avec des lettres pour les bonnes villes afin de tenter d'endiguer le mécontentement et de prouver sa bonne foi.

Le seigneur de Saint-Hilaire était beaucoup moins impatient de partir avec Aigline. Une peur bleue le tenaillait. Peur de retrouver ces lieux qu'il avait rayés de sa mémoire, peur surtout de se retrouver seul avec sa fille. Il redoutait et espérait à la fois ce tête-à-tête.

Mais quand Noël fut passé et qu'un vrai redoux sembla s'installer, accélérant la fonte des neiges qui gonfla l'étang et la rivière au fond de la vallée, il n'était plus question de reculer tant Aigline se faisait de plus en plus menaçante. Georges-Lancelot crut tenir encore un bon prétexte pour différer l'échéance avec les chèvres du Décousu. La jeune fille avait en effet exigé qu'il remplaçât les animaux de son frère. Cela avait été une autre cause de discussions animées qui aboutirent enfin après Noël, quand Aigline put examiner les troupeaux des chevriers dans les alentours et découvrir deux chevreaux presque semblables à la fameuse Blanchette de son oncle.

Sa joie de faire plaisir à ce dernier fut cependant mitigée.

Depuis la nuit des loups, le Décousu s'enfermait dans un monde où il était de plus en plus difficile d'entrer et quand il vit arriver Aigline et Mamet avec les chevreaux, il s'obstina à prendre Aigline pour Esméralda sans regarder les animaux qui gambadaient et, indifférents aux états d'âme de leur nouveau maître, cherchaient à apprivoiser leur nouveau domaine. Aigline eut peur de l'éclat bizarre dans les yeux de son oncle et sut qu'elle ne lui demanderait sans doute jamais s'il était possible d'aimer deux personnes à la fois. A quoi bon d'ailleurs, Mamet était si distant depuis la nuit où elle l'avait embrassé. Quant à son père...

Le lendemain, les chevreaux livrés à eux-mêmes étaient revenus au village. Trop heureux, Mamet les ramena au Décousu, insensible à tout. Il tenta de lui expliquer qu'Aigline allait partir avec son père, mais l'autre, allongé sur sa couche de paille au fond de sa masure pitoyable, ne l'entendait pas. La détresse de l'homme poursuivit Mamet tout le jour, gâchant presque son plaisir d'écouter ses oiseaux qui reprenaient goût à la vie et de travailler avec son grand-père pour entasser des fagots dans la clairière. Il se demanda cependant s'il ne préférait pas encore cette folie quand il découvrit dans une sente voisine une cage et une tomberelle, deux engins destinés à prendre les faisans. Georges-Lancelot n'avait pas perdu de temps pour capturer les oiseaux que son grand-père et lui avaient nourris pendant les intempéries en bravant la neige pour déposer çà et là des réserves de grains. La tomberelle avait fonctionné, emprisonnant un bel oiseau brun-roux tacheté, dont le cou vert bordé de blanc rendait encore plus rouge l'œil qui semblait regarder Mamet dans une ultime supplication. Les larmes aux yeux, le garçon le ramassa. Il était encore chaud. Jaubert, venu le rejoindre, avait posé la main sur son épaule.

— A quoi bon les nourrir ? demanda Mamet malheureux.

— L'animal a toujours servi à faire vivre l'homme. Gaillarde avait du chagrin quand son cochon a été égorgé mais elle ne crachera pas sur ses jambons et son boudin ; toi, tu as du chagrin aujourd'hui... Si tu vas jusqu'au bout de ton idée, tu ne dois plus jamais manger de viande ! Toi qui es friand de volaille !

C'est à son retour de la forêt ce soir-là qu'Aigline annonça à Mamet qu'il les accompagnerait dans son pèlerinage. Furieux, nullement décidé à la suivre dans cette aventure qu'il avait toujours vue d'un mauvais œil, Mamet se rebiffa en jetant à ses pieds l'oiseau :

— Apporte-le à ton père et souhaite-lui bon appétit !

Aigline mit le refus de Mamet sur le compte de sa haine pour les chasseurs d'oiseaux mais cela ne devait pas entraver ses projets. Avec une froide détermination, elle avait, en effet, tout prévu. Mamet rechigna encore, puis plia comme Georges-Lancelot qui eut à essuyer la colère de Mahaut. Il fallut inventer le prétexte de conduire Aigline chez leur cousine de Riom, et Mahaut, « trop fragile », « trop lasse », ne pouvait être du voyage.

Abandonnée à sa broderie qui lui fatiguait les yeux et lui laissait le cou et les doigts endoloris, la jeune femme regarda partir les trois cavaliers. Pierre du Bourg s'était fait prier pour prêter des chevaux à Aigline et Mamet. Son gendre avait allégué les ornières et la boue des chemins dont la terre avait été amollie par la fonte des neiges, qui rendraient le trajet en charrette trop difficile. Georges-Lancelot avait choisi une douce jument grise pour Mamet, peu expérimenté, et un cheval plus nerveux pour Aigline dont il ne connaissait que trop la fougue.

Le voyage fut pénible. La tension entre le père et la fille rendait toute discussion délicate surtout quand

Georges-Lancelot arrêtait son cheval à la croisée de chemins, hésitant, parlant de renoncer, puis, devant le regard furibond d'Aigline, lançait sa monture au galop avant de faire demi-tour. Mamet assistait impuissant aux prises de bec violentes qui les opposaient sans cesse.

Implacable, Aigline menait le jeu et Mamet, qui n'en finissait pas de se demander si c'était de l'amour ou de la haine, ne rêvait plus que de retrouver ses colombes. Même Aigline ne l'amusait plus.

Les rencontres ne furent pourtant point banales au cours des trois jours de chevauchée. A part le Décousu, jamais Mamet n'avait rencontré d'homme aussi étrange que l'ermite de la forêt de Saint-Ours qui leur donna l'hospitalité le premier soir où ils étaient quelque peu égarés et avaient été attirés là par une odeur de viande grillée. Hirsute et dépenaillé, selon l'image habituelle de l'ermite, il offrait surtout la silhouette replète d'un homme bien nourri et pour qui l'ascétisme ne passait pas par la nourriture.

— Je ne m'attaque qu'aux lapins et aux lièvres ! annonça-t-il en montrant l'arc et les flèches dont il se servait. J'attends parfois des heures mais la bête se montre toujours... Parfois dodue, parfois maigre, elle me fait toujours un bon dîner. Et pendant l'attente, je prie, que peut demander le bon Dieu de plus ? Et pour la nuit, vous aurez des couvertures en peau de lièvre, il paraît que le bon roi Louis, qui est saint, en avait toujours une. Que peut demander le bon Dieu de plus ? Et en plus, je suis ami avec les cerfs et les chevreuils qui savent que je ne leur veux pas de mal, ils sont trop gros pour moi et me tiennent parfois compagnie.

Il leur offrit avec générosité la boule de pain que lui avait apportée, le matin même, une paysanne venue le consulter pour guérir sa fille d'une vilaine maladie de peau par l'imposition de ses mains. Ce pain de froment aurait dû durer plusieurs jours. Après avoir exigé des prières que chacun marmotta avant de s'endormir sur les couches de fougères, il veilla toute la nuit sur Aigline, « une fille perdue qui voyageait avec deux hommes et sans servante », ce qui obligea ses deux compagnons, méfiants devant tant de bonne volonté, à exercer aussi une surveillance. Et le lendemain, il fallut encore prier devant un autel de fortune avant de remonter à cheval.

— Je suis sanctifié pour longtemps, maugréa Georges-Lancelot en enfourchant sa monture au moment où un cerf débouchait dans la clairière.

— Laissez les cerfs venir à moi ! s'écria l'ermite en se jetant à genoux.

— Je le chasserais bien… proclama Georges-Lancelot. Quelle belle croupe, et ces fesses blanches et hautes, et ce cou bien en chair… Quelle belle réserve de viande !

— Partez vite, mon fils, et oubliez-le ! pria l'homme en se relevant. Je pourrais vous faire jurer de ne plus toucher à aucun de mes amis mais vous ne tiendriez pas votre promesse et seriez un parjure ! Allez, vous n'êtes plus loin du but.

L'ermite était optimiste. La chevauchée fut encore longue jusqu'à ce qu'à l'orée d'une forêt Georges-Lancelot, qui avait paru si brouillon et hésitant, pointât, cette fois sûr de lui, enfin le doigt vers un village au creux de la colline en face juste au-dessus de la nappe de brouillard posée sur la vallée :

— C'est là !

Aigline sentit son cœur battre un peu plus fort, plissa les yeux afin d'accommoder sa vue et d'enregistrer chaque détail. Des maisons serrées autour d'une église dont le clocher rappelait celui de Pastenôtre et puis, au-dessus comme à l'écart, une maison-forte avec des créneaux dont la noirceur témoignait bien d'un incendie. C'était donc là qu'elle était née. Immobile, elle s'abîma dans une longue méditation que ses compagnons respectèrent, puis donna un coup d'éperons un peu vif à sa monture qui se rebiffa, hennit puissamment avant d'obéir aux injonctions fermes de sa cavalière que plus rien ne pourrait arrêter.

Surpris d'abord, Georges-Lancelot lança son cheval à son tour dans le chemin raviné par la fonte de la neige. Aigline menait un train d'enfer. Les sabots de sa jument projetaient des cailloux qui dévalaient vers le ravin. Prudent, Mamet avait du mal à les suivre mais il était aussi presque soulagé. Le père et la fille voulaient en finir le plus vite possible avec cette aventure, et lui aussi.

Moins d'une heure après, émergeant du brouillard où ils avaient failli se perdre, ils pénétraient dans le village dont la première maison était une auberge. Georges-Lancelot y arrêta sa monture, la bouche écumante, près de la mare où s'ébrouaient trois canards, peut-être ceux qui avaient donné leur nom à l'établissement. Le tavernier, qui était justement en train de nourrir ses anatidés, les regarda sans comprendre sans doute vraiment la nature de leurs propos.

— Que fais-tu ? demanda Aigline.

— Je t'attendrai là, répondit le père.

La voix était ferme, la réponse sans appel.

— Tu es trop lâche.

— Je t'ai conduite où tu voulais...

Les cloches couvrirent les derniers mots. Indifférents aux cavaliers qui encombraient pourtant la rue étroite, des villageois se dirigeaient déjà à grands pas vers l'église enchâssée entre les maisons et dont seul le rocher de pierre grise dépassait les toits.

— C'est la messe de la Tiphaine[1] ! Je vais y aller, cela m'apaisera. Tiens, prends mon cheval !

Mamet, qui avait sauté à terre et s'était saisi des rênes jetées hargneusement, la regarda avancer parmi les paroissiens qui se hâtaient en rangs de plus en plus nombreux.

L'église était déjà presque pleine quand Aigline se glissa au bout d'un banc à hauteur de la deuxième travée de la nef étroite et obscure, bordée de bas-côtés assez larges dont les seules baies dispensaient une maigre lumière. Mais comme à Saint-Hilaire, les peintures jaunes et rouges des piliers et le blanc des murs où des traits pourpres suggéraient de fausses pierres accrochaient ces quelques rais lumineux et les amplifiaient.

La vraie lumière, celle des chandelles, en nombre modeste, était réservée au chœur. Un jeune curé à la tonsure bien nette y officiait, assisté d'un sacristain aux cheveux gris et rares, qui devait avoir le double de son âge. Il marmottait pour lui-même des prières dont les mots semblaient se bousculer dans sa bouche sans attendre les réponses des fidèles. Contrairement au prêtre de Saint-Hilaire, confit en componction et d'une lenteur à faire damner ses ouailles, c'était un rapide. L'Evangile fut lu d'un trait, donnant à rêver pourtant sur ces Mages étranges et cette étoile qui les guidait. Bien peu savaient ce qu'était la myrrhe mais tous imaginaient son odeur au-delà de celle des cierges.

Dans son sermon fait de mots simples et accessibles à tous, le prêtre attira le regard des fidèles sur les images qui avaient été peintes quelques décennies plus tôt sur les murs du chœur. Les Mages y étaient représentés en habits de cour offrant leurs cadeaux à l'Enfant assis sur les genoux d'une belle madone aux traits délicats. Quelle meilleure

1. Epiphanie.

illustration pour faire passer le message que cette image dominée par la figure formidable d'un Dieu trônant au-dessus dans le cul-de-four et couronnant cette Vierge que les paroissiens connaissaient comme leur mère tant leurs yeux l'avaient détaillée au cours des cérémonies.

Vaguement émue quand elle était entrée, Aigline se sentait maintenant prête à affronter ce pèlerinage qu'elle avait voulu et quand la dernière bénédiction fut donnée par le prêtre, elle se leva d'un bond. C'est à cet instant qu'une main se posa sur son bras et qu'elle entendit murmurer à son oreille :

— Mathilde...

Surprise, Aigline se retourna vers la personne qui maintenait sa main sur sa hanche.

— Vous êtes bien Mathilde, je suis Gillette.

— Je ne suis pas Mathilde...

— Faites excuse, ma vue a tellement baissé que je ne distingue plus un chien d'un chat mais vraiment, j'aurais bien cru...

— Ma pauvre Gillette, il n'y a pas que tes yeux qui sont fatigués... Comment veux-tu que cette belle jeune fille soit la Mathilde qui vivait chez toi il y a au moins quinze ans ?

Remplie de confusion, Gillette s'excusa encore mais cette fois ce fut Aigline qui la retint par le bras et lui dit en se dirigeant vers la porte qui ouvrait sur le midi et le cimetière dominé par une croix de pierre dressée sur un socle volumineux :

— Qui était cette Mathilde avec qui vous me confondez ?

Un voile passa dans les yeux de la paysanne. Aigline crut d'abord que c'était la lumière crue de l'extérieur qui l'aveuglait. Le soleil d'hiver, superbe et triomphant peut-être pour l'éternité, explosait dans un ciel d'azur ; la réverbération était forte sur les pierres claires de l'église et sur les tombes désordonnées du petit cimetière.

Au grand jour, Aigline découvrait près d'elle une femme âgée dont le visage fripé était encadré de la guimpe de veuve en toile blanche. Devant le silence qui semblait s'installer, et plus que jamais confrontée au besoin vital de savoir comme si elle touchait enfin au but, elle insista :

— Vous ne voulez pas me dire qui est cette Mathilde ?

— Damoiselle, Gillette a la cervelle qui flotte comme celle d'une linotte, dit l'autre paysanne. Alors les souvenirs du temps des Ecorcheurs, vous comprenez qu'ils sont loin ! Allons plutôt voir nos morts ! Viens, Gillette, le Gilles sera content de ta visite !

— Les Ecorcheurs sont venus ici ? interrogea alors Aigline, bien décidée à ne pas les laisser partir, à ne pas laisser échapper un fil ténu mais qui la conduirait peut-être à la vérité.

— Oui, et d'autres qui se conduisaient comme eux, mais à quoi bon remuer tout cela ?

— Et le château est toujours habité ?

Eperdue, Aigline se jetait à l'eau.

— Le château ?

La vieille avait pouffé de rire.

— Ce ne sont que des ruines et n'y logent que les rats et les chauves-souris qui s'accommodent des pierres calcinées.

— Il n'est plus habité depuis longtemps.

— Son dernier seigneur a fini au fond du lac dans un sac cousu par ses bourreaux. Et cette Mathilde dont parlait Gillette était sa femme. Est-elle encore de ce monde ? Et son petit ?

— Oui, son petit Louis... confirma Gillette qui n'en finissait pas de scruter Aigline en mettant les mains en visière pour se protéger du soleil.

— Perrinette, je t'assure qu'elle ressemble à Mathilde... Mais qu'est-ce qu'elle a ? Vite, elle défaille... A l'aide !

Le sacristain qui venait de paraître sur le pas de la porte eut juste le temps de se précipiter pour soutenir Aigline devenue très pâle. Quelques gouttes de suée perlaient à ses tempes.

— Faites-la asseoir ! dit Gillette en désignant une pierre tombale.

— Sûr que Gilles ne sera pas désolé de voisiner avec une aussi belle jeune fille ! plaisanta Perrinette qui avait bondi à l'intérieur de l'église et revenait avec une burette.

— Un peu d'eau vous fera du bien !

Aigline reprit ses esprits. Gillette s'était assise près d'elle avec cette familiarité que l'on pouvait avoir à l'époque avec les morts. N'avait-il pas fallu que l'Eglise décrétât l'interdiction de danser dans les cimetières tant il était naturel de s'y amuser comme ailleurs ?

— Cette Mathilde n'est donc pas morte avec son mari ? dit alors Aigline, bien décidée à aller jusqu'au bout maintenant que les deux femmes semblaient apprivoisées.

— Pour sûr que non ! Les brigands qui ont mis le château en feu l'ont laissée pour morte après l'avoir violée. Le petit s'est échappé par miracle et elle a cru devenir folle quand elle a vu le berceau de sa fille calciné.

Aigline serrait les poings, enrageant d'apprendre de nouveaux détails que son père s'était bien gardé de lui révéler.

— Le chien ! murmura-t-elle.

— L'odeur de brûlé a régné sur le village pendant des jours et des jours, ravivant la souffrance de cette pauvre femme au bord du désespoir... Mais allons plutôt à la maison, juste derrière l'église, la première aux pans de bois, vous boirez une tisane, pauvre damoiselle, vous êtes toute pâle, mais d'où venez-vous ?

En proie à la plus grande confusion, balayant les questions de Gillette, qui semblait désormais prête à donner tous les détails, Aigline s'était levée et demandait encore, le souffle court :

— Et cette Mathilde, qu'est-elle devenue ?

— Nul ne le sait, hélas. Un jour, elle a voulu quitter ces lieux qui ne lui rappelaient que de mauvais souvenirs. Elle est partie un matin, on ne l'a jamais revue !

Gillette avait des larmes dans les yeux. Aigline aussi. Gillette ruinait l'espoir fou né quelques instants plus tôt de retrouver sa mère.

— Merci ! murmura-t-elle en s'efforçant de dominer son émotion. Je vais aller voir ce château et ensuite, je viendrai vous voir dans votre maison derrière l'église.

12

Laissant les deux femmes médusées par ce comportement étrange, elle contourna les tombes pour se frayer un chemin, passa devant la grande croix dressée sur le mur du petit clos et disparut dans la ruelle qui lui semblait se diriger vers le château. Elle avait terriblement besoin d'être seule et sut gré aux deux femmes qui devaient la suivre des yeux mais, perplexes, n'osaient pas protester contre ce départ précipité.

Cheminant dans la ruelle assombrie par des encorbellements, elle parvint à la limite du village, là où les clos succèdent aux maisons avec leurs carrés de légumes ou de fleurs, là où commencent les vergers, là où les animaux retrouvent la liberté de paître et de s'ébattre sans clôture. Là, la vue s'ouvrait vers le donjon de ses ancêtres dont la ressemblance avec celui qu'elle avait habité toute son enfance lui sautait soudain aux yeux. Comme la grosse tour des Laforge, elle était là devant elle avec ses créneaux noircis et ses murs lézardés dont les pierres n'en finissaient pas de tomber depuis si longtemps.

Elle eut soudain le sentiment que la justice avait été exercée par un bras qu'elle ne savait identifier, rendant à Georges-Lancelot ce qu'il avait fait à ses parents. Immobile et calme, elle attendait au bord du chemin où les herbes folles jaunies par le gel et la neige s'offraient un bain de soleil, comme si elle espérait y voir surgir cette Mathilde à qui elle ressemblait. Lasse de ce pari fou, elle finit par avancer sous l'œil débonnaire d'un vieux pâtre dont les moutons s'égaillaient autour d'elle.

La basse-cour du château ressemblait beaucoup à celle de Saint-Hilaire. Il n'y manquait que le colombier. Sinistre, une porte claqua. C'était celle de l'écurie. Entre les stalles où subsistaient encore des litières poussiéreuses, elle ne vit qu'un réseau inextricable de toiles d'araignée dessiné à la perfection par les rais de soleil qui pénétraient par une lucarne donnant directement sur le vallon en contrebas. Une souris lui passa entre les jambes, puis une autre. Poussant un cri, elle se plaqua contre le mur. La lumière de la lucarne venait jusqu'à elle en rasant la paille. Le cœur battant, elle cherchait à déceler l'éventuelle présence d'autres animaux.

C'est là qu'elle perçut soudain un objet qui brillait. Elle s'accroupit, s'en saisit vivement et ressortit soulagée. Dans ses doigts, l'objet scintillait au soleil. C'était une chaîne avec des pierres précieuses. Aigline la confronta au bracelet qui ne la quittait plus depuis qu'elle l'avait exhumé la veille du mariage de son père du coffre où Gaillarde avait conservé pieusement quelques effets de dame Marguerite. Ils étaient identiques. Sans le savoir, elle portait donc un bijou de sa vraie mère et elle imagina aussitôt que le collier avait été perdu lorsqu'elle avait été violée sur la paille de l'écurie.

— Les chiens ! cria Aigline.

Personne ne pouvait l'entendre !

Toute l'histoire se mettait en place maintenant dans sa tête. Elle traversa la basse-cour jonchée de pierres, de tuiles et de détritus et s'approcha de l'entrée de la tour dont le linteau s'était effondré. Elle y distingua un blason sculpté d'un lion et de trois étoiles. Par le vide béant, elle vit l'herbe qui avait envahi le sol aux tomettes éclatées, des meubles calcinés, le manteau d'une cheminée qui semblait encore protéger une crémaillère et des liandiers devenus dérisoires. Tout était noir, lugubre.

— N'approchez pas, il y a du danger.

C'était le pâtre dont les moutons avaient gravi la pente douce et se répandaient dans la basse-cour où il n'y avait pourtant pas grand-chose à brouter.

— N'approchez pas, il y a du danger, répéta l'homme croyant qu'Aigline n'avait pas entendu.

— C'est sinistre, ceux qui ont fait cela devraient être pendus !

En pleurs, Aigline courait déjà vers le chemin qui la ramènerait au village et à la vie pour laquelle elle semblait davantage faite. Etonné, le vieux pâtre à la barbe blanche la regarda, persuadé qu'il l'avait déjà vue mais il ne savait plus où.

Il restait encore un pèlerinage pour Aigline, le lac, dont elle avait deviné la présence au pied du vallon. Attirée comme par un aimant, elle en voyait la surface scintillant comme du vif-argent, volant à l'azur du ciel une couleur devenue plus profonde. Dévalant le sentier rocailleux et sablonneux, elle fut en un instant sur sa rive. Côté village, elle formait une falaise et il fallait sans doute contourner le bois qui venait planter ses arbres presque à l'aplomb de l'eau pour parvenir à une rive plus accessible. Aigline resta encore un long moment, imaginant comment ces « chiens » avaient jeté son père après l'avoir cousu dans un sac. Le soleil hivernal avait déjà commencé son lent déclin. Bientôt il serait derrière la colline où les arbres dénudés dessinés par une lumière sans pitié jouaient aux fantômes.

— Que fais-tu ?

Mamet lui apparut soudain bien vivant. Inquiet de ne pas la voir revenir, abandonnant Georges-Lancelot qui avait trompé l'attente en buvant plus que de raison et tenait des propos débridés à l'aubergiste incrédule, il était monté au château d'où le pâtre l'avait renvoyé vers le lac. Il avait découvert quelques instants plus tôt Aigline figée dans une immobilité impressionnante. Entre deux arbres dont les racines en partie dénudées criaient famine.

— Des chiens, c'étaient des chiens.

Mamet lui prit la main et elle le suivit sans résistance.

— Ma mère n'est pas morte en même temps que mon père ! Et j'ai un frère qui n'était pas mort non plus ! Mais où sont-ils ?

Abasourdi, Mamet la regardait, plus farouche que jamais, le regard clair et déterminé.

— Et voilà ce que j'ai trouvé, ce que ces chiens n'ont pas pris à ma mère à l'endroit où ils l'ont violée !

Ce n'était plus le garçon qui emmenait Aigline, mais elle qui marchait d'un bon pas vers le village.

— Je dois aller là ! dit-elle en frappant à la porte de la maison à pans de bois désignée par Gillette.

— Entrez !

— Accompagne-moi !

Aigline avait déjà franchi le seuil. Mamet la suivit, ayant encore une fois le sentiment d'être à la traîne de cette fille qui le conduirait peut-être un jour en enfer.

— Je suis la fille de Mathilde !

Assise sur un banc devant la cheminée, où ronronnait une grosse marmite d'eau posée sur un trépied, Gillette réagit à cette affirmation péremptoire en gardant le silence. Au contraire, Perrinette se récria :

— Comment est-ce possible ? Une fille qu'elle a eue après nous avoir quittés ?

— Non, je suis le bébé qui aurait brûlé dans le château. J'ai été sauvée et emmenée par les bourreaux mêmes de mes parents. L'un d'eux m'a recueillie et m'a tout révélé, ou presque, il y a quelques semaines !

— Mère de Dieu qui nous voyez, faites que je sois réveillée et que je ne rêve pas !

Gillette s'était mise debout. Elle ne sentait plus ses « vieilles douleurs ».

— Et Mathilde qui n'est pas là pour voir cela ! Vous êtes la petite Isabelle...

Mamet éclata de rire brutalement. Aigline, Lancelotte, Isabelle, trois noms pour une seule personne, c'en était trop !

— Où peut-elle être ? demanda Aigline en le fusillant du regard.

— Elle est partie demander justice à la duchesse de Bourbon, nous ne l'avons jamais revue !

— Il faut la retrouver...

— Et nous la ramener, dirent en chœur Gillette et Perrinette.

Mamet savait qu'Aigline était capable de soulever des montagnes.

Une fois dehors, une vive discussion les opposa. Aigline ne voulait plus voir son père, ce « chien qui avait violé sa mère ». Mamet rétorquait qu'il lui avait au moins laissé la vie sauve.

— S'il avait su, il l'aurait achevée, soutenait Aigline.

— Il va faire nuit maintenant, il faut bien aller le retrouver à l'auberge, plaidait Mamet qui l'avait abandonné depuis longtemps et ne savait trop dans quel état il serait.

Lui avait préféré musarder à écouter les oiseaux qui reprenaient lentement goût à la vie avec le redoux. Il avait aussi bavardé avec un imagier qu'il avait surpris en train de capturer une colombe aussitôt mise en cage.

« Ne lui faites pas de mal... avait aussitôt supplié Mamet.

— Du mal, moi ? Je ne ferais pas de mal à une mouche... Je veux seulement la représenter là sur cette pierre et rien de mieux que traiter le modèle à vif. Ensuite, je lui rendrai sa liberté. »

Rassuré, Mamet l'avait regardé esquisser sur un morceau de parchemin l'oiseau, puis attaquer la pierre avec son ciseau adroitement percuté par un marteau.

« Tu t'intéresses à la pierre ou aux oiseaux ? avait interrogé l'artiste.

— Aux oiseaux d'abord...

— Viens ! »

L'homme l'avait entraîné dans l'église où le froid et l'humidité les auraient saisis s'il n'avait su captiver l'attention de Mamet en lui montrant les deux couples d'aigles sculptés sur deux chapiteaux à l'entrée du chœur.

« Tu les croirais vivants avec leur bec crochu, leurs serres et ce plumage, quel art ! »

Mamet écarquillait les yeux. Il n'avait jamais en effet imaginé que l'homme puisse presque aussi bien faire que Dieu. Les oiseaux étaient aussi vrais que nature.

« On dit qu'ils sont les gardiens de l'espace sacré... continuait l'artiste devenu très bavard et dont le discours dépassait les compétences simples du garçon. On peut bien dire ce que l'on veut, les imagiers ne sont plus là pour nous contredire ! Mais quels artistes !

— Et saurais-tu faire un chat-huant ? demanda Mamet.

— Un chat-huant ? Avec des grands yeux ? Il me faudrait un modèle...

— J'en connais un, répondit laconiquement le garçon avec un grand sourire qui laissait apparaître des dents un peu jaunes mais qui était si franc qu'il incitait à la sympathie.

— Présente-le-moi !

— Il ne doit pas être loin ! » dit alors Mamet.

Aubin n'avait pas relevé la réponse énigmatique, trop heureux d'entraîner son interlocuteur, visiblement intéressé, à l'extérieur pour découvrir le chevet de l'église et lui montrer que ces sculpteurs savaient aussi traiter la figure humaine.

Mamet voulait à présent montrer ce qu'il avait vu à Aigline qui avait l'esprit pourtant ailleurs. Elle daigna cependant sourire devant les masques étranges qui dévidaient toutes les expressions possibles, de la colère au rire en passant par la tristesse, l'indifférence, la compassion ou la béatitude. Les mêmes traits du visage étaient modifiés sans fin pour un résultat toujours différent qui s'échelonnait sur les modillons de la corniche de pierre claire.

— J'ai des progrès à faire pour le prochain concours de grimaces, déclara Mamet avec modestie.

La nuit tombait. Un léger chuintement attira l'attention de Mamet qui leva la tête. Là, sur la corniche de l'abside, le chat-huant posait fièrement. C'en était trop ! Bouleversée par cette journée, Aigline fut submergée pour ce compagnon magique d'une vague de tendresse qu'elle lui manifesta maladroitement par deux baisers sonores sur les joues. Il la serra alors contre lui et l'embrassa vraiment sur ces lèvres qui avaient perdu leur couleur de cerise du premier jour mais conservaient toute leur saveur. S'il avait pu se dire un peu plus tôt qu'elle le conduirait peut-être en enfer, il savait qu'elle pouvait aussi l'emmener au paradis.

— C'est vraiment un oiseau de bonheur ! murmura-t-il, éperdu.

La grande explication qu'Aigline souhaitait ardemment avoir avec son père n'eut pas lieu quand ils rentrèrent enfin à l'auberge. Georges-Lancelot avait été transporté ivre mort dans l'écurie par le tavernier excédé par ses discours où il était beaucoup question d'une fille belle, si belle qu'il n'en pouvait plus de l'aimer, et qu'il n'avait pas le droit de l'aimer, et l'ermite l'avait bien dit, et le Décousu le tuerait et aussi Mahaut...

— C'est vous, la belle fille qu'il aime ? demanda l'homme rustre mais choqué. N'avez-vous pas honte, avec ce sac à vin ?

— Mêlez-vous de vos tonneaux ! répondit Aigline sur un ton qui ne souffrait pas de réplique.

L'homme maugréa que la petite avait du tempérament puisqu'elle avait aussi dans sa manche ce jeune qui la regardait avec tant d'adoration.

— Depuis qu'il y a eu cette guerre et puis cette peste, les gens ont perdu la tête, ma pauvre Apolline !

— Sers donc tes clients et ne te mêle pas de leur vie ! répliqua sa femme. Soucie-toi plutôt de leurs deniers. Et le vieux, à voir ses houseaux à bout de souffle, ne doit pas en avoir beaucoup !

— Il a déjà bu pour une bourse bien pleine ! Mais la fille a des bijoux. Elle a au cou un collier avec des pierres mauves. Qu'est-ce que c'est que ça ?

Une voix d'homme venait de la petite place et des cris d'animaux que Mamet avait du mal à identifier. Un coup bref fut donné à la porte que l'aubergiste alla ouvrir précipitamment. Un homme s'y encadra en enlevant le chaperon de laine qui lui couvrait la tête et les épaules.

— Avez-vous de la place pour un pauvre jongleur et son ours ? demanda-t-il.

— Pour l'homme oui, mais la bête...

— Balthazar est la crème des ours. Viens, Bal, et salue ces messires et dames.

Le maître avait posé sur la tête de l'animal son chaperon

que celui-ci enleva prestement en esquissant une révérence. Le geste lourdaud fit rire l'assistance qui se réduisait à Aigline, Mamet, un marchand drapier et un messager du duc de Bourbon reconnaissable à l'écu qu'il affichait sur sa poitrine.

Vaincu, le tavernier accepta le client de la dernière heure en demandant cependant ce qu'il ferait de l'ours pendant la nuit et s'il était possible de le mettre avec les chevaux. Le maître se récria aussitôt en affirmant qu'ils dormaient tous deux dans la même litière.

Exhortée à la modération par Mamet, Aigline sut conserver son sang-froid quand elle se retrouva face à son père le lendemain. Dégrisé, il retrouvait la mémoire ou plutôt elle se chargeait de la lui rafraîchir. Il jura ses grands dieux qu'il n'avait pas touché à cette Mathilde, puisque maintenant il connaissait son nom.

— Tes amis l'ont violée, c'est comme si c'était toi ! Maintenant tu dois m'aider à la retrouver.

Georges-Lancelot promit. Cela ne l'engageait pas beaucoup. Il irait voir la duchesse et l'interrogerait à propos de cette Mathilde. Cette femme prenait soudain dans sa vie une place qu'il jugeait démesurée. Aigline disait lui ressembler, ce qui le troublait. Mais si toutes celles qu'il avait persécutées un jour ressurgissaient de la sorte, il n'aurait plus un instant de paix. Il soupira en se demandant s'il ne s'était pas engagé par sa faute dans une voie périlleuse. Il en revenait à espérer cette guerre qui l'emporterait loin de ce qu'il appelait dans sa tête des petites affaires et de sa vie étriquée mais aussi loin de cette fille qui le traînerait toujours près de la porte de l'enfer. Plus farouche, plus déterminée encore, jamais il ne l'avait trouvée aussi belle.

Interrogé, le messager du duc de Bourbon, qui avait

aussi passé la nuit à l'auberge, fut dubitatif sur les projets de son maître qu'il avait accompagné à Tours au mois de décembre. Tous les princes y avaient juré fidélité au roi mais, en privé, tous le critiquaient ouvertement.

— Monseigneur le duc est rentré à Moulins... Tous disent que la crise se dénouera au printemps quand il fera beau et que les chevauchées seront plus faciles.

— Et à combien de journées sommes-nous ici de Moulins ? demanda Aigline.

— Damoiselle, tout dépend de votre cheval... Par ces charrières, puis le grand chemin royal, je mets au moins trois journées [1] !

Le soleil accompagna encore le retour des trois cavaliers. Aigline ne desserra pas les dents jusqu'à ce que l'ermite, qui les avait à nouveau accueillis, les pressât de questions sur leur voyage.

— J'ai trouvé ce que je cherchais mais la vérité fait mal, très mal ! répondit sobrement Aigline avant de s'enfoncer dans un mutisme dont le vieil homme ne put plus la sortir.

Son père restait silencieux, ne sachant trop quelle attitude avoir et dans quel piège elle l'attirerait encore. Entre les deux, Mamet occupait une position inconfortable dont son tempérament pacifique s'accommodait, ce qui ne l'empêchait pas de rêver à des retrouvailles proches avec ses colombes que ces prémices de printemps devaient réjouir.

---

1. Au Moyen Age on distingue le sentier (1,20 mètre de large), la charrière (2,40 mètres), la voie (5 mètres), le chemin (10 mètres) et enfin le grand chemin royal (près de 20 mètres) qui n'existe que dans les plaines. Le chemin des Français conduisant de l'Auvergne vers le Nord et Paris relevait de ce dernier type. Le royaume de France est réputé être long de vingt-deux journées et large de seize.

Pourtant encore une fois, tout sembla basculer quand Mamet, sorti de la masure de l'ermite pour satisfaire un besoin naturel, se trouva face à un sanglier qui portait une grande plaie au poitrail. Il avait surgi en un instant, ne laissant au garçon d'autre choix que de se jeter dans un taillis où l'autre s'apprêtait déjà à le charger quand Georges-Lancelot aperçut la situation par la porte laissée entrouverte. D'un bond, il franchit le seuil, s'empara du long bâton que l'ermite conservait toujours à proximité pour se défendre et menaça l'animal qui, surpris, parut hésiter entre les deux hommes, instant dont Georges-Lancelot profita pour l'embrocher, visant avec précision la blessure déjà béante. Sauvé, Mamet réagit à son tour en se saisissant d'une bûche dont il asséna un coup brutal au groin de l'animal qui s'effondra.

Attirée par le bruit, Aigline regardait, interloquée, la scène quand un groupe de chasseurs entouré de chiens furieux fit irruption dans la clairière et réclama haut et fort l'animal qui gisait aux pieds de ses tueurs.

— Ce sanglier est à nous !

— A vous ? Vous l'avez échauffé, puis laissé fuir blessé. Il nous a attaqués et nous l'avons tué, il est donc à nous !

— Messire, vous êtes dans ma forêt... ici c'est moi qui commande.

Au milieu de ses chiens bruyants, l'homme avait sauté de sa monture et, solidement bâti, se tenait les jambes écartées face à Georges-Lancelot. Il avait toujours dans la main l'épieu ensanglanté qui lui avait sans doute servi à blesser l'animal. Derrière lui, tout aussi menaçants, se tenaient ses quatre compagnons également armés. Mamet qui s'était rangé aux côtés de son maître avait encore la bûche mortelle dans la main. La clairière constituait un clos où, indifférents à la scène qui se jouait sur la terre, les oiseaux volaient d'un arbre à l'autre, s'appelaient ou s'interpellaient avec cette insouciance qui fascinait tant Mamet mais qu'il n'entendait plus, tant la tension était extrême.

— Arrêtez !

Frêle et petit, l'ermite interposait sa silhouette fragile entre les protagonistes.

— Ne dit-on pas que les chasseurs échappent aux péchés mortels avec leurs bonnes coutumes et leurs bonnes mœurs ? Plutôt que d'avoir grand plaisir et grande joie de voir à vos pieds un bel animal que vous avez tué tous ensemble, vous voilà prêts à vous entretuer ! Pour le service de Dieu de qui tout bien vient, faisons trois parts, une pour chacun de vous et une pour moi !

— Et la fille sera pour qui ? demanda l'un des chasseurs.

— Bonnes coutumes et bonnes mœurs... répéta l'ermite.

— D'où tenez-vous cette puissance ? répondit le chasseur, prêt à capituler.

Et comme un symbole, deux chiens s'étaient tus et couchés aux pieds de l'homme si fragile.

— De là-haut... Et vous, demoiselle qui en voulez si fort à votre père, il a sauvé la vie de votre ami. Nul n'est tout bon ni tout mauvais.

Haletants, soudain calmés, les autres chiens rejoignirent leurs congénères.

— Vous m'avez sauvé la vie ! répéta Mamet.

— Il m'arrive de sauver la vie parfois. Allons, attaquons l'animal.

Il n'avait pas regardé Aigline et avait déjà dégainé le coutelas qu'il portait à sa ceinture. Son adversaire en fit autant, d'un geste aussi vif. La tension n'était pas tout à fait retombée et pourtant tous deux éclatèrent de rire en découvrant au même instant qu'ils portaient le morceau de soie blanche distribué à Aigueperse.

— Il aurait été dommage de s'entretuer, plaisanta l'autre. Monseigneur le duc aurait perdu deux combattants !

— Certes, en convint Georges-Lancelot.

— Je suis Bertrand de Valfleury... Et nous ferions mieux de nous réjouir de cette partie de chasse que le roi souhaite nous interdire. N'a-t-il pas ordonné que soient remis à ses baillis tous engins de chasse, filets, épieux ? En voilà un qu'ils n'auront pas, croyez-moi !

Pliant sa haute stature, il se saisit de l'épieu qui gisait à ses pieds et le jeta d'un geste précis entre les hêtres qui clôturaient la clairière, dressant leurs troncs frêles et presque dérisoires sans leurs feuilles jusqu'au ciel devenu soudain si bleu. L'objet sanglant atterrit dans les fougères jaunies par le gel. Victimes innocentes, elles inclinèrent la tête vers le sol glacé. La queue agitée d'un mouvement régulier de droite à gauche, deux chiens vinrent les renifler et puis, déçus, s'en retournèrent vers le sanglier.

Le lendemain, dès qu'ils furent en vue de Saint-Hilaire, Georges-Lancelot leur faussa compagnie, les saluant d'un simple signe de la main pour rejoindre le manoir de son beau-père. Arrêtant sa monture aux naseaux fumants car la chevauchée avait été rapide, la jeune fille le regarda dévaler le sentier jusqu'au creux du vallon, puis le suivit entre les arbres dont les branches dénudées ne faisaient guère écran. La croupe de Broiefort semblait faire corps avec son cavalier massif, aux épaules légèrement voûtées. Aigline lui trouvait l'air pitoyable et, comme toujours, elle balançait entre le rejet pur et simple de cet homme si maléfique pour sa famille, qui s'était peut-être racheté la veille, et une attirance malsaine. Une fois de plus, des sentiments contradictoires se bousculaient dans son esprit.

— Pastenôtre est tombé du clocher ! lança Gaillarde dès qu'ils arrivèrent dans la basse-cour du donjon. Il avait pourtant presque fini sa réparation. Les cloches ont sonné presque comme avant pour la Tiphaine mais il a voulu monter une fois encore et une poutre pourrie a cédé. Il est tombé lourdement sur le plancher de la chambre des cloches. Il a appelé au secours pendant des heures. Monsieur le curé ne l'a pas entendu ni personne dans le village car nous étions tous dans les jardins, vous pensez, avec ce temps, il faut planter ! Cela a été toute une histoire pour le descendre par la petite échelle. Et depuis qu'on l'a étendu dans sa masure, il a réclamé ton oncle et maintenant toi, ma pauvre Aigline. Qu'est-ce qu'il te veut ? Je n'en sais rien, mais la vieille Méline qui veille sur lui dit qu'il peut passer d'un moment à l'autre. Il veut voir aussi ton père.

13

Mathilde marchait de long en large dans les allées enneigées du petit clos attenant à la maison. Sans fin depuis le matin, elle parcourait ces allées rectilignes qui divisaient en carrés, si réguliers et si dérisoires en plein hiver, l'espace étroit descendant en pente douce jusqu'à la palissade de bois sur les rives mêmes de la Loire. Elle, si attentive à tout, aux enfants ou à tout ce qui concernait la maison, s'était laissé submerger par une vague angoisse. Et ce glas qui n'en finissait pas de sonner, lugubre. On disait que c'était pour monseigneur d'Orléans.

— Le glas le jour, les loups la nuit… maugréa Mathilde qui avait mal dormi la nuit précédente à cause d'une meute de loups qui tournaient autour de la ville depuis plusieurs jours.

Occupés à bien d'autres affaires, les princes ne chassaient plus !

Son angoisse avait commencé quand des chanoines de Saint-Florentin, venus la veille pour commander des aumusses, avaient laissé entendre que les choses ne s'arrangeaient guère entre le roi et les princes. Le jeune frère du roi, Charles de Berry, qui n'avait pas vingt ans mais comptait dans le royaume puisqu'il était l'héritier de la couronne, le roi n'ayant pas encore de garçon, ne cessait de manifester son mécontentement, influencé par une poignée de seigneurs soucieux de leurs seuls intérêts.

« Ils parlent de bien public, avait dit un chanoine en levant les yeux au ciel, c'est surtout de leur propre bien qu'il s'agit !

— Ce royaume est sens dessus dessous. Il n'y est question que d'armes, les gens ne savent de quel côté se tourner. Ces princes sont de vraies girouettes.

— Dieu veuille que le roi remédie promptement à la situation ! Nous prions pour cela », avait lancé le chanoine le plus âgé, aux cheveux blancs comme neige, en passant la porte.

En quelques phrases, les clercs avaient distillé un message qui était tombé sur les épaules de Mathilde comme une chape de plomb. Elle savait trop que des bruits de guerre couraient, insistants, troublants, dans le royaume. Que le roi était confronté à la rébellion des princes qui lui reprochaient d'aller trop vite, de tout bousculer, de gaspiller, et songeaient à lever une armée. Pierre Dumoutier, son mari, marchand « suivant la cour », avait assez souvent relayé ces bruits alarmistes depuis quelques semaines...

Oh, ce n'était pas lui qui l'inquiétait. Certes, il était censé suivre le roi dans ses déplacements afin d'être toujours prêt à lui présenter les marchandises dont il aurait besoin mais enfin, en cas de guerre, le roi aurait d'autres soucis que ses chapeaux de feutre ou ses cottes doublées de martre zibeline.

Mais Louis, son fils aîné, chevaucheur du roi, allait-il être entraîné dans cette nouvelle tourmente ? Louis qu'elle n'avait pas vu depuis plusieurs semaines. Jamais depuis qu'il avait été recruté par la maison du roi, il n'était resté absent aussi longtemps. Jamais il n'avait autant battu la campagne pour apporter les multiples messages que le roi

Louis avait la réputation d'envoyer aux quatre coins du royaume. Il écrivait sans cesse, lui contait son mari lorsqu'il rentrait du château. Toujours entouré de notaires et de secrétaires, il leur dictait moult lettres qui partaient dans les plus brefs délais, emportées par ces messagers dont faisait partie Louis. On racontait même qu'en voyage, il s'arrêtait dans les villages et recrutait sur place un notaire pour faire écrire de façon souvent expéditive quelque missive qui ne portait même pas le sceau royal.

Marchant toujours à grands pas, Mathilde avait presque chaud avec son surcot de brunette[1] sombre doublée de létice blanche[2]. Le halo de vapeur qui sortait de sa bouche indiquait pourtant un froid vif.

Elle se réfugia quelques instants dans la tonnelle construite en bois de noisetier justement par Louis, il y avait plusieurs années. Il était si adroit et si doué ! Et si joyeux ! Sans doute aurait-elle dû bien davantage prendre ombrage de ses combats improvisés avec ses amis d'enfance qui rivalisaient en se menaçant de leurs épées de bois taillées maladroitement ! Elle voulait tellement croire que ce n'était qu'un jeu, elle qui haïssait la violence sous toutes ses formes. Elle voulait tellement croire que ses enfants seraient épargnés. Elle appartenait comme beaucoup d'hommes et de femmes à cette génération qui avait connu les dernières atrocités de la guerre avec les Anglais. Les Ecorcheurs, ces bandes armées plus ou moins désœuvrées qui ravageaient le pays et semaient la terreur parmi les populations, étaient l'un de ses premiers souvenirs d'enfant. Champs et granges dévastés, maisons incendiées, paysans égorgés ou pendus à la croisée des chemins...

---

1. Etoffe de laine de belle qualité.
2. Fourrure de belette.

La neige qui s'était accumulée sous l'étroit banc de bois de la tonnelle fondait lentement. Le gel cédait enfin à la veille de la Tiphaine. C'était heureux, il avait fait si froid ! Mais on était seulement au début du mois de janvier... Dieu seul savait ce que l'hiver réservait ! Savait-il aussi ce que les hommes tramaient sur cette terre, dans ce royaume ?

Mathilde appuya son front contre la vannerie de la tonnelle où s'était développée ces dernières années une treille aux tiges exubérantes dont les grappes abondantes avaient fait la joie des enfants à l'automne. Elle avait encore dans la bouche le goût de ces raisins mousseux et frais. Aujourd'hui les sarments semblaient inutiles. Mathilde songea qu'il faudrait bientôt les tailler pour de nouvelles promesses de fruits. Si les hommes n'en décidaient pas autrement, les grappes seraient au rendez-vous de l'automne.

Distraite un instant, elle aurait presque oublié son angoisse si un galop de cheval sur la charrière le long du fleuve ne l'avait ramenée à son fils. Elle se souvenait comme aujourd'hui du jour où Louis était rentré du château avec son père et où, surexcité, il avait lancé : « Le roi va me prendre dans son écurie ! »

Louis avait fait irruption dans la maison dont la première salle servait d'entrepôt pour les marchandises de son père, où corbeilles et ballots voisinaient dans un joyeux désordre organisé avec méthode par le marchand méticuleux. Il l'avait traversée à grands pas, avait repoussé à son habitude négligemment du pied une balle de tissu qui avait roulé dans le passage, puis avait pénétré dans la deuxième salle, à usage familial. Elle se souvenait que, comme toujours quand le marchand et Louis rentraient de la cour, les enfants les avaient assaillis, en tirant leur cotte ou en empruntant leur chaperon.

Et la question avait immédiatement fusé sur les lèvres d'Antoine :

« Alors tu vas faire la guerre ?

— Mais non, avait répondu en riant le grand frère, je serai chevaucheur pour apporter les messages du roi aux princes ou aux villes.

— Alors tu n'auras pas d'armure ? Et tu ne feras pas marcher les bouches à feu ? »

Très comédien, Antoine avait mimé la scène en s'armant d'une broche pendue dans la cheminée pour figurer la tige de métal censée mettre le feu.

Il avait fallu que Mathilde haussât le ton pour calmer le questionneur, bien marri de constater que sa mère ne semblait guère apprécier ses pitreries.

Ses traits tendus, sa bouche pincée montraient assez qu'elle était furieuse. Mais comment leur dire qu'elle regrettait d'avoir fait de son fils aîné un cavalier accompli ? Et qu'elle avait bien eu tort de le laisser apprendre à écrire et à lire ? Surtout quand Pierre Dumoutier avait à son tour fait irruption dans la salle au milieu de ce joyeux tohu-bohu familial et qu'il avait raconté que le maître de l'écurie du roi, chargé des grosses et menues mesageries, avait jugé excellente la façon de monter de Louis et qu'il était prêt à l'embaucher pour le service du roi.

Désarmée, elle avait dû s'incliner non sans avoir perfidement lancé à la figure de son pauvre époux : « Tu ne crains pas d'envoyer mon fils à l'aventure et peut-être à la guerre. Si c'était le tien, tu ne raisonnerais pas de la sorte ! »

Louis avait pâli. Il n'aimait pas que sa mère rappelât que Pierre Dumoutier n'était pas son vrai père et fît allusion à un passé qu'elle prétendait lui cacher.

Des hurlements d'enfant sortirent Mathilde de la rêverie qui l'avait ramenée plus de deux années en arrière. Stridents, ils venaient de la salle où ils résonnaient sous les poutres. Mathilde se précipita. Ce devait être encore le pauvre Florentin, son petit dernier, qui s'essayait à la marche depuis quelques jours au moyen du vieux trotteur de bois utilisé avant lui par chacun de ses frères et sœurs. Mais l'apprentissage ne se faisait pas sans difficulté et il avait fallu lui confectionner à la hâte un gros bourrelet de tissu pour lui protéger la tête. Sur le seuil, elle buta justement dans l'objet abandonné une fois de plus car l'enfant ne supportait guère ce chaperon destiné à amortir les chocs et les chutes, qui lui tenait chaud et tirait sur ses longues boucles blondes. Sa mère ou Pétronille, la jeune servante, passaient leurs journées à le ramasser dans la maison ou au jardin.

Déjà recueilli et consolé par cette dernière, l'enfant se remit à hurler de plus belle quand il vit entrer sa mère, exigeant qu'elle le prenne immédiatement dans les bras. Il avait une belle bosse au front qu'il enfouit dans son giron. Il était chaud et si affectueux.

— Ne pleure plus, mon enfanchonné, quand n'ont pas fait assez dodo, ils portent sous leurs bonnets des visages pleins de bobos...

Mathilde s'était mise à chanter doucement une berceuse composée par le duc d'Orléans pour son fils et que chantaient depuis toutes les mamans. En tenant contre elle l'enfant enfin apaisé, elle balayait presque son angoisse. Et lui au moins ne rêvait pas de guerre ni de cheval ! Attentionnée, Pétronille vint lui bassiner le front avec un linge humide. Florentin lui repoussa la main avec cette brutalité franche, voire cette cruauté, dont pouvaient parfois faire preuve les très jeunes enfants.

— Laisse-toi faire, mon trésor, mon enfanchonné ! supplia Mathilde. Voilà Antoine !

Antoine rentrait juste. Comme tous les matins, il avait suivi les cours de l'école des chanoines de Saint-Florentin afin d'y acquérir les rudiments nécessaires au métier de marchand auquel le destinait son père : du calcul, de l'écriture rapide et nette, des notions de géographie. L'air préoccupé, il ne semblait pas décidé à répondre aux sollicitations de ses sœurs qui attendaient toujours avec impatience son retour pour reprendre les jeux abandonnés depuis la veille. Il s'était saisi d'une pomme dans un panier suspendu dans l'angle de la salle et y mordait avec appétit quand sa mère posa devant lui Florentin tout en maugréant :

— On ne mange pas avant le dîner !

— Louis va-t-il faire la guerre ? demanda Antoine, la bouche pleine.

— Je déteste qu'on parle de guerre, répliqua sa mère en récupérant le bébé qui s'était mis à quatre pattes et se dirigeait vers la cheminée où les flammes dansantes et lumineuses, si fascinantes, l'attiraient comme un aimant.

— Messires les chanoines en parlent, insista Antoine, peu soucieux des états d'âme de sa mère à qui il n'oserait tout de même pas raconter qu'avec ses camarades d'école, il était allé examiner chez un canonnier des couleuvrines et des bombardes dont le fabricant, d'origine germanique comme la plupart de ses confrères, leur avait vanté les mérites avec un accent qui avait beaucoup amusé les garçons.

Ils avaient même pu soupeser les boulets de pierre et de fer dont l'artisan avait expliqué l'efficacité redoutable contre un homme « même en armure » ou un cheval !

— Viens plutôt promener Florentin !

Interrompant la rêverie d'Antoine, qui se voyait déjà à la tête de quelque bombarde, Mathilde avait posé à terre le petit garçon dont il saisit la main en le motivant :

— Allez, marche !

Pataud, maladroit, avec les jambes écartées pour garder

l'équilibre mais les pieds légèrement en dedans, le bébé se décida à faire un pas, puis un autre, se sentant en sécurité entre sa mère et son frère. Derrière, Justine et Coline battaient des mains pour l'encourager.

Au moment où ils franchirent le seuil de la salle, un oiseau vint se poser à quelques pieds de Florentin qui éclata de rire et voulut avancer plus vite pour le toucher, effarouchant le moineau qui s'envola aussitôt, déclenchant les pleurs du bébé.

— Tu es trop capricieux, dit sa mère en riant.

— Quand marchera-t-il ? interrogea Justine.

— Quand papa rentrera-t-il ? demanda à son tour Coline.

— Et Louis ?

— Et moi, j'ai marché à quel âge ?

— Tard, tu étais très grosse et lourde, tes jambes ne pouvaient te porter, il ne fallait pas te forcer sinon tu aurais été contrefaite...

— Et moi ?

— Beaucoup plus tôt, mais je ne sais plus...

— Et Louis ?

— Il y a si longtemps...

Comme chaque fois qu'on abordait l'enfance de Louis, Mathilde sembla se fermer, être ailleurs. Coupant court à cette curiosité dont les enfants ne pouvaient s'empêcher parfois de faire preuve, elle ajouta :

— Vous me donnez le tournis avec vos questions. Et je ne supporte pas ce glas.

— C'est pour monseigneur d'Orléans, dit Antoine. Nous avons appris un de ses poèmes à l'école : « Le temps a laissé son manteau / de vent, de froidure et de pluye / et s'est vêtu de bourderie / le soleil luisant clair et beau... »

Surprise, Mathilde regarda le garçon dont les yeux aux longs cils sombres avaient soudain pris une nouvelle profondeur. Comment pouvait-il passer de la guerre à cette tendresse ? Chacun portait-il en soi cette ambiguïté qui faisait que nul n'était tout à fait mauvais ni tout à fait bon ?

Pierre Dumoutier avait été retenu au château beaucoup plus longtemps que prévu. La veille, la mort du vieux duc d'Orléans dans la nuit [1] avait perturbé la vie de la cour et les occupations du roi. Il avait fallu attendre qu'il assistât à un premier service funéraire pour ce cousin dont il ne savait trop d'ailleurs s'il s'apprêtait à rejoindre la rébellion des princes. Son attitude avait pour le moins manqué de clarté quelques jours plus tôt à Tours quand le roi avait tenté de s'expliquer avec ces hommes qui devaient être les piliers du royaume et qui en sapaient les fondements.

Pierre Dumoutier était présent lors de cette séance houleuse. Comme les autres, Charles d'Orléans avait protesté de sa fidélité mais Louis XI était trop fin pour se laisser abuser. Cela ne l'avait pas empêché d'assurer de son affection la jeune veuve du vieux poète et son fils âgé seulement de trois ans [2].

Le roi avait ensuite vaqué à diverses occupations et rencontres parmi lesquelles le rang du marchand ne venait que très loin. Pierre Dumoutier en avait profité pour obtenir quelques nouvelles de Louis. Mathilde serait si heureuse d'en avoir ! Le maître des messageries avait parlé de chevauchées en Bourgogne, puis sans doute en Auvergne. Le roi sollicitait tant ses messagers et avait tant à dire à ses sujets que le jeune homme n'avait guère de repos, et maintenant avec les princes…

---

1. Nuit du 4 au 5 janvier 1465 à Amboise.
2. Cet enfant deviendra le roi Louis XII en 1498.

Balançant sur ce qu'il transmettrait à Mathilde, car il savait que ces nouvelles ne la réjouiraient guère, Pierre Dumoutier alla attendre comme d'autres obligés dans la grande salle dite des gardes, près de la cheminée. Il y régnait un grand feu savamment entretenu par des serviteurs qui y déposaient d'énormes bûches toutes les heures. Cela ne contrecarrait pas vraiment les courants d'air car le vent du nord pénétrait par les vantaux dont les verres transparents semblaient trembler sous ses assauts.

La vue vers la Loire y était plaisante. Si paresseuse et nonchalante depuis que la canicule de l'été lui avait ravi une partie de ses eaux, elle avait repris vie depuis que neige et pluie s'étaient abattues sans répit sur tout le pays. Les bancs de sable avaient disparu et les barques qui s'y étaient enlisées et avaient été abandonnées par leurs propriétaires, attendant sagement le retour de flots plus abondants, étaient toutes sorties de ce mauvais pas. Cela durerait-il ? On disait que la Seine et l'Oise étaient couvertes de glace. Des chevaucheurs transis, arrivés de Paris et de Beauvais, avaient décrit une situation apocalyptique. Leur récit avait trompé un peu l'attente qui se faisait longue. Deux ambassadeurs ne se privaient pas d'ailleurs de raconter combien le roi aimait les faire lanterner et qu'il fallait presque faire semblant de ne pas être là pour qu'il se soucie enfin de vous !

— Vous autres marchands, vous êtes plus chanceux, il a un bel appétit de dépenses ! avait dit l'un d'eux à Pierre Dumoutier qui avait dodeliné de la tête, montrant que lui aussi attendait souvent plus qu'il ne l'aurait voulu.

Il avait encore engagé la conversation avec deux notaires bien reconnaissables à leur robe sombre, qui avaient d'abord semblé vouloir être très discrets sur leurs affaires, puis avaient fini au fil d'un dialogue qui s'éternisait par raconter que le roi achetait un nouveau château, un manoir près d'Orléans que l'on nommait Bel Ebat. Il viendrait s'ajouter aux demeures royales semées le long de ce fleuve devenu depuis le début du siècle le site privilégié de la cour. Pas plus que les notaires, Pierre Dumoutier n'aurait voulu critiquer à haute voix cette nouvelle acquisition mais il imaginait que l'on allait encore crier au gaspillage. Après tout, lui qui poussait si souvent le roi à la dépense se trouvait mal placé pour désapprouver. Le notaire le plus âgé avait expliqué que Chinon et Amboise, où ils se trouvaient justement, étaient certes de vastes résidences mais héritées de ses prédécesseurs et le roi souhaitait, lui aussi, imprimer sa marque. Certes, ajoutait-il, en baissant le ton, il avait acheté déjà à son chambellan, Hardouin de Maillé, la terre et les bâtiments du Plessis où il comptait faire bientôt des travaux.

— Comme son père, en tout cas, il délaisse Paris et lui préfère des « maisons des champs » comme il dit, où il peut s'adonner à ses passions favorites, les oiseaux dans des volières, les chevaux et la chasse.

On entendait justement le cri aigu de paons qui faisaient la gloire des cages d'Amboise. Les trois hommes qui s'étaient sagement assis sur les banquettes de pierre dans l'ébrasement d'une fenêtre se levèrent et s'appuyèrent à l'allège pour observer les beaux oiseaux dont la livrée bleue chatoyait dans la lumière crue du matin. Un cygne noir faisait aussi le beau au milieu de ses congénères blancs et de pintades dorées.

— Un émissaire du duc de Sforza avait dit que les pintades s'appelaient en Italie *faraone*. Ce mot amusant a fait fureur à la cour pendant quelque temps. Il désignait un homme vantard et peu fiable ! dit Pierre Dumoutier, heureux de montrer qu'il avait ses habitudes à la cour.

— Voilà qui conviendrait bien à nos princes agités !

répondait en riant l'un des notaires quand un serviteur vint s'incliner devant eux.

— Messires, le roi vous attend.

Pierre Dumoutier vit partir à regret ses interlocuteurs dont la conversation l'avait beaucoup intéressé, mais cela serait bientôt à lui. En effet, les notaires furent expéditifs car, très vite, ce fut au tour du marchand qui fit signe à ses aides de prendre les grandes corbeilles d'osier dans lesquelles il avait réuni tout ce qu'il espérait devoir plaire au roi. Epoussetant sa longue cotte à épaulettes rembourrées, ajustant son chaperon, il suivit le serviteur à la livrée bleue fleurdelisée.

Le marchand était parfaitement familiarisé avec le rite d'admission. Le roi observait ses visiteurs avant même qu'ils ne le voient à l'aide d'un miroir subtilement installé, et justement nommé « sorcière », à droite de la cheminée. Il lui permettait de surveiller la porte et ceux qui s'y profilaient. Comme chaque fois, il fléchirait légèrement les genoux dans l'embrasure de la porte et le roi lui dirait : « Gare, messire, votre haute taille n'est guère faite pour ces huis. Les trop grands s'y fracassent volontiers la tête s'ils n'y prennent garde et beaucoup y accrochent leur chapeau. Ils ne risquent pas d'oublier de l'enlever. C'est bon pour la modestie… »

Quelques instants plus tard, Pierre Dumoutier souriait poliment aux mots du roi dont il connaissait bien maintenant l'esprit sarcastique. Il l'avait tant pratiqué depuis qu'il était dauphin et continuait maintenant qu'il était marchand « suivant la cour » allant de Chinon à Amboise ou ailleurs si nécessaire.

Il remarqua tout de suite que le décor avait changé. Aux tentures couvertes de fleurs et de plantes qu'il aimait regarder quand il venait s'étaient substituées des tapisseries guerrières offrant des scènes de bataille où des cavaliers s'affrontaient avec ardeur.

— La bataille de Formigny[1], commenta le roi en souriant, celle qui valut à mon père le surnom de « Victorieux » et qui bouta enfin hors de Normandie les Anglais. On compta quatre mille morts de leur côté, seulement douze pour nous !

En observateur averti qu'il était, le marchand nota que le roi vantait les mérites d'un père qu'il avait pourtant combattu.

— Mon peintre, Jean Fouquet, a donné du souffle à ces images dont il faudra peut-être se souvenir dans nos assauts futurs !

L'allusion à la guerre était précise mais Pierre Dumoutier se contenta d'un hochement de tête diplomatique. Il n'était pas là pour commenter la politique du roi ou des princes. Il n'aurait pas souhaité davantage être interrogé sur le portrait posé sur un chevalet devant la tapisserie et qui ne semblait pas achevé. Etait-ce aussi le travail de ce Jean Fouquet, si réputé qu'il avait déjà été le peintre de deux rois ? Le profil était, en tout cas, saisissant d'exactitude. L'artiste n'avait ni flatté ni enlaidi son modèle à l'œil perçant sous une fine arcade sourcilière et dont le nez brillant formait une extraordinaire protubérance dans des chairs un peu flasques parfaitement rendues, comme les lèvres qui semblaient distiller quelque vérité pas forcément bonne à dire. Avec satisfaction, Pierre Dumoutier reconnut l'un de ses chapeaux de feutre coiffant la tête royale et un de ses pourpoints pourfilés de fine belette ! Il en conçut une réelle bouffée d'orgueil. Installé dans sa cathèdre de bois sombre, le souverain observait son

1. Victoire décisive le 15 avril 1450 sur les Anglais de Charles VII qui s'ouvrit ainsi les portes de la Normandie.

visiteur du coin de l'œil. Comme tous ceux qui venaient depuis quelques jours, il faisait discrètement la comparaison avec la peinture. Cela amusait beaucoup le souverain qui ramena cependant enfin l'homme au sujet qui lui tenait surtout à cœur :

— Mais que m'apportez-vous ce matin, messire le marchand ?

Les trois serviteurs, qui étaient entrés à la suite de messire Dumoutier, déposèrent leurs grandes corbeilles d'osier devant le roi dont les pieds reposaient sur un confortable tabouret à coussin. Pierre Dumoutier remarqua qu'il portait des chaussures de cuir bien modestes à côté des poulaines de certains courtisans qui allaient jusqu'à mesurer deux pieds [1] de long !

— Beaucoup de choses pour votre plaisir, répondit Dumoutier en désignant le contenu des corbeilles et en y plongeant les mains. Voici tout d'abord les manteaux d'agneau blanc que vous m'avez commandés pour les jaquettes de vos trompettes...

Le roi tâta celle que lui tendait le marchand.

— Beau travail, belle fourrure, mais encore ?

— Des aulnes de beau velours noir ou cramoisi, des boutons garnis de fils d'or et d'argent à mettre sur une manteline, des soies rouges, vertes et blanches.

— Et des chapeaux de feutre ?

Dumoutier retint à peine un « encore » tant il en avait fourni peu de temps auparavant.

— J'en ai, et aussi des chapeaux de laine et de bièvre [2]. Et voici encore des zibelines pour fourrer vos robes.

— Bonne idée, il fait si froid !

En comédien accompli, le roi simula un frisson.

1. Un pied vaut 32,4 centimètres.
2. Castor.

— L'hiver est bien rude, en effet ! Et les princes n'y peuvent rien...

Messire Dumoutier avait réponse à tout. Le roi le trouvait plaisant. Il le distrayait de ses soucis. Par jeu, comme il le faisait toujours avec ses interlocuteurs, il cherchait les forces et les faiblesses de cet homme. Il en connaissait depuis longtemps la vanité mais aussi l'honnêteté et la fidélité. Deux vertus qui étaient rares et qu'il fallait récompenser. Il n'aurait jamais un meilleur moyen pour s'attacher les hommes que quelques bonnes bourses. Et si les princes pouvaient peut-être se passer du roi, il pouvait au contraire rendre dépendants ces gens de classe moyenne.

— J'achète tout, voyez mon maître de la dépense !

Rouge de plaisir, le marchand plongea dans une grande révérence.

— N'en dites rien autour de vous, nos princes me reprochent assez mon gaspillage ! Ils parlent de la misère des pauvres, de la lourdeur insupportable des impôts et de se battre pour ce qu'ils appellent le bien public !

Le roi avait prononcé ces derniers mots en levant les yeux au ciel. Trop habile, messire Dumoutier se gardait du moindre commentaire. Il ne fallait pas risquer de ruiner son crédit.

Quelques instants plus tard, quand le maître de la dépense de l'hôtel du roi poussa les hauts cris devant ces « folies » que les princes avaient bien raison de condamner, il abonda dans son sens avec beaucoup d'hypocrisie mais n'en accepta pas moins une bourse toute gonflée de pièces. Mission accomplie, il pouvait prendre le chemin du retour et le chariot allégé circulerait plus facilement sur la neige.

Le retour du marchand fut salué par toute sa famille avec joie. Très excité, il expliqua que le roi avait acheté toute sa marchandise.

— C'est une bonne nouvelle mais comment peut-il acquérir ces étoffes luxueuses quand certains ont le pain qui gèle sur leur table !

— Tu ne vas tout de même pas te plaindre que le roi fasse grand cas de ma marchandise, me voilà riche avec de quoi m'en procurer d'autres.

Abasourdi, il s'était laissé tomber à côté de Mathilde sur le banc devant la cheminée. Il avait quitté sa manteline doublée de vair, remis sa toque de fourrure à la petite Coline qui s'en était coiffée et jouait, en se tortillant, les grandes dames en traversant de long en large la salle.

— Dis-moi plutôt si tu as eu des nouvelles de Louis. Et la guerre avec les princes ? Est-ce que le roi en parle ?

La réponse de Pierre fut habile. Il ne dit mot des allusions pourtant claires du roi, expliqua que Louis était allé en Bourgogne et sans doute en Auvergne et qu'il rentrerait bientôt !

— En Auvergne ? (La bouche pincée de Mathilde était mauvais signe.) Et bientôt, c'est quand ?

— Alors le roi va faire la guerre aux princes ? Il paraît que je pourrais être page, Martin le sera bientôt !

Martin était le grand ami d'Antoine à l'école des chanoines.

— C'est quoi, un page ?

Justine tirait son père par la manche de sa cotte.

Antoine devança son père pour expliquer qu'un page assistait un homme d'armes, qu'il n'était pas un vrai combattant et que tout homme d'armes armé de pied en cap était accompagné d'un page et d'un coutilier, plus deux archers qui avaient encore des valets.

— D'où tiens-tu tout cela ? demanda Pierre, admiratif car lui n'en savait pas tant.

— Cela n'a aucune importance ! Arrêtez vos histoires

de guerre ! Et ce glas qui n'en finit pas ! Il ne manque plus que les crécelles et les clochettes des enterreurs !

Délaissant leur dînette qui jonchait le sol avec deux poupées de terre cuite, les filles avaient entamé dehors une partie de marelle. Elles n'allaient pas tarder à se disputer. Mathilde soupira. Le nez dans sa collerette en toile fine de Hollande qui contrastait avec sa cotte de laine rouge, Florentin s'était endormi dans son lit-balancelle près de la cheminée et du petit escabeau à trois pieds où étaient posés son biberon d'étain et son poêlon à bouillie. Mathilde le regarda tendrement, en chantonnant :

— Enfant malin, enfant de miel, dors mon petit garçon !

Mais elle s'arrêta soudain. Elle superposait une image qu'elle fuyait pourtant depuis tant d'années mais qui revenait parfois, obsédante. Celle d'un autre lit d'enfant qui avait brûlé et qu'elle n'oublierait jamais.

— Il faudra que je parle à Louis, murmura-t-elle en déposant un baiser sur le front du bébé qui sourit aux anges et ramena à la vie sa mère.

Elle avait perdu pied un instant mais la vie c'était ici, c'étaient ses enfants qui se disputaient, qui criaient, qui avaient des projets, c'était son mari qui rentrait heureux. C'était aussi ce glas que ces maudits chanoines n'en finissaient pas de faire tinter.

— C'est le cousin du roi, le duc d'Orléans, qui a passé cette nuit, expliqua Pierre Dumoutier. Certains disent qu'il aurait été empoisonné et que cela durait depuis des années, ce qui ne l'avait pas empêché de faire un enfant à sa jeune femme.

Pierre Dumoutier n'hésitait pas à colporter les bruits entendus à la cour. Mathilde le lui reprochait souvent. Ce jour-là, elle ne broncha pas. Son mari la regardait. Il était habitué à ces moments d'absence dont il connaissait trop les lointaines raisons. Et il les respectait. Quand il la vit s'affairer avec Pétronille et parler de faux grenon, un plat consistant bien adapté aux grandes froidures, il sut que l'alerte était passée. Pétronille mettait déjà à rôtir les foies et les gésiers de volaille que compléterait la blanquette de veau.

— J'aurais besoin d'un peu de vin… cria Mathilde.

Tout heureux, Pierre descendit à la cave. Le précieux liquide chuinta doucement à son oreille quand il remplit le cruchon de terre.

— N'oublie pas la cannelle, disait encore Mathilde quand il le posa près d'elle.

Avec une belle énergie, elle battait les œufs qu'elle incorporerait bientôt au plat. Florentin s'accrochait à sa cotte qu'elle avait protégée avec le beau devantier de toile que son mari lui avait rapporté quelques jours plus tôt de Tours.

« N'est-ce pas cela le bonheur ? » s'interrogea le marchand.

14

Toujours sans nouvelles de Louis, Mathilde cultiva encore pendant quelques semaines ses angoisses. Sans cesse, elle dépêchait son mari auprès du maître de l'écurie royale, maugréant que ce pauvre chevaucheur de Louis pourrait bien à son tour leur adresser quelque message.

Pierre Dumoutier n'obtenait rien de l'homme, qui aimait jouer les importants et faire croire au secret face aux bruits de guerre qui se faisaient de plus en plus persistants.

« Le roi a grand besoin de ses chevaucheurs qui doivent le suivre aussi, répétait-il. Les affaires sont graves, les princes de plus en plus agités avec leur bien public. Ils font courir les bruits les plus insensés, il faut leur adresser des messages et aussi aux bonnes villes, aujourd'hui les meilleures alliées du roi. Les ambassadeurs se succèdent à une cadence surprenante… »

Pierre Dumoutier rentrait penaud, tentant de glaner des bribes de nouvelles auprès de ses interlocuteurs les plus habituels, les marchands. Les discussions d'affaires dérivaient, en effet, le plus souvent sur les événements. Car si les marchands florentins apportaient des marchandises aussi pacifiques que des soies ou ceux des hanses germaniques des fourrures, d'autres flairaient les événements à venir. Un important atelier d'armes s'était installé à Tours et il se murmurait que le roi avait fait acheter trois cents brigandines garnies de garde-bras à un marchand milanais. Sans oublier les cinq mille piques, les deux mille hallebardes ou les milliers de dagues commandées à divers fabricants. Pierre rencontrait de plus en plus d'hommes à l'affût des bonnes affaires que pourrait apporter une guerre.

Peu sensible aux arguments des uns ou des autres, Mathilde ne retenait que les mots « guerre » ou « violence ». Et il lui sembla que même les réjouissances du carnaval n'avaient pas la saveur habituelle. Antoine l'avait mobilisée afin de fabriquer des masques pour fêter les jours gras qui précédaient le mercredi des Cendres. Mais elle n'avait pas eu d'entrain et avait refusé net de lui confectionner le costume qu'il réclamait pour danser la morisque, sorte de lutte de spectacle symbolisant les combats entre les chrétiens et les Maures. Et Pétronille, sollicitée, fut priée de ne pas accéder aux désirs du garçon. Elle n'osa pas désobéir et Antoine dut chercher en cachette du secours auprès de son père. Pourtant alors que, comme partout dans le royaume, la cité d'Amboise s'apprêtait à fêter l'entrée dans le Carême, au mois de février, tout semblait s'arranger, quand on prétendit que le roi et le duc François de Bretagne étaient réconciliés alors que le duc de Bourgogne envoyait un ambassadeur pour l'assurer de sa fidélité.

Cela décida Mathilde à assister en famille au défilé du Mardi gras qui se répandit dans les rues de la petite cité, manifestant une certaine insouciance. Toutes les échoppes étaient fermées mais beaucoup de têtes aux fenêtres témoignaient comme les grappes humaines agglutinées devant les colombages, souvent à l'abri des encorbellements, d'un véritable mouvement de foule que quelques sergents d'armes, requis par les édiles, tenteraient d'endiguer. Si les clercs avaient certes incité à la décence et à la sobriété dans leurs sermons du dimanche, les incidents étaient toujours à craindre.

— Je veux voir les hommes sauvages, criait Justine au comble de l'excitation tout près de la collégiale Saint-Florentin.

Antoine avait décrit les préparatifs qu'il voyait en ville en allant à l'école. Le fripier voisin de l'auberge de La Fée Mélusine avait raconté au marchand qu'il n'avait plus une pelisse de fourrure. Tout avait été loué ou acheté : « Le vair, la martre, l'agneau... Et pour mettre dessus ! »

Antoine arborait un masque de chèvre dont les traits avaient été dessinés par un marchand vénitien, ami de Pierre Dumoutier, qui s'était vanté de son expérience en la matière. Le résultat était assez grossier mais bien dans le ton de la fête où l'atmosphère était au défoulement et au grotesque. Antoine avait emprunté à Pétronille deux poêlons qu'il taperait l'un contre l'autre, cymbales dérisoires mais bruyantes et burlesques, tout aussi typiques.

Bien que prévenue, quand Justine vit déboucher de la rue voisine ces sortes de géants vêtus de peaux et de fourrures avec leurs énormes masques à perruques grossières et grandes barbes noires, elle se mit à hurler, entraînant sa sœur Coline dans un concert vite surclassé par les battements d'instruments de cuisine. Florentin avait heureusement été recueilli par une vieille voisine affectueuse. Pétronille se bouchait la vue avec ses mains épaisses et Mathilde se serrait contre son mari, presque aussi effarouchée que ses filles par ces visages à gros traits, ces cheveux ébouriffés que l'on avait fait tenir avec de la maroufle et ces vêtements dont les couleurs si criardes aveuglaient presque le spectateur. Ils les assourdissaient avec les ustensiles de cuisine qu'ils brandissaient en les entrechoquant.

— Arlequin !

Le nom était sur toutes les lèvres et chacun s'interrogeait

pour savoir qui se cachait sous cet habit moins laid que les autres. Armé d'une massue monumentale, il était impressionnant, dominant la troupe disparate qui tenait respectueusement les distances autour de lui pour le mettre en valeur, et précédait le roi Carnaval, mannequin géant installé sur un char aux couleurs de la cité.

Tout ce mauvais goût, tout ce bruit choquait Mathilde qui ne fut guère moins critique quand passa enfin la dernière attraction selon Antoine, le Maure avec son masque noir, ses grosses lèvres et ses cheveux de laine bouclée, couleur d'ébène.

— Très réussi, commentait près d'elle le Vénitien.

— Vous trouvez ?

C'est en disant ces mots dubitatifs qu'elle découvrit près d'elle, crotté, botté et épuisé, Louis. Avec son visage maigre mais aux traits fins, il lui apparaissait comme un archange dans cet univers rustre et vulgaire.

— Maman, dit-il en se laissant serrer par Mathilde comme un petit garçon.

— Louis, Louis !

Trop heureuses de la diversion, les filles abandonnaient déjà le défilé qui leur faisait trop peur et s'accrochaient à la manteline du jeune homme. Elle était boueuse et humide.

Louis arrivait de Poitiers avec de bonnes nouvelles. Le duc de Bretagne souhaitait faire sa soumission ; c'était lui qui avait apporté son dernier message au roi qui, rassuré, partait en pèlerinage à Notre-Dame-du-Pont, près de Saint-Julien dans le Limousin. Il bénéficierait ainsi de quelques jours de repos.

Il fallut vraiment lutter pour remonter le flot de la foule qui maintenant déferlait à la suite du défilé. Ils avaient perdu Antoine qui avait dû être submergé par cette vague humaine. Pierre Dumoutier serrait avec force les mains de ses filles, Mathilde avait pris le bras de Louis. Ils progressèrent lentement à travers les rues étroites, croisèrent des masques égarés et des filles qui cherchaient aventure, contournèrent l'enceinte du château où tout semblait calme, en l'absence du roi parti à Poitiers. Heureuse, indifférente à tout ce qu'ils pouvaient rencontrer, Mathilde n'en finissait pas de regarder ce fils qui lui avait tant manqué et qu'elle avait cru mille fois mort. Comment avait-elle pu avoir tant d'idées morbides ? Il était là si vivant.

Les jours qui suivirent, Louis n'en finit pas de raconter ses chevauchées qui l'avaient conduit depuis l'automne d'un bout à l'autre du royaume. Tout à ses récits, il ne voyait pas que sa mère frémissait chaque fois qu'il parlait de l'Auvergne où il s'était rendu à plusieurs reprises. Le petit Florentin, qu'il ne connaissait guère et qui venait de faire ses premiers pas tout seul, le regardait aussi avec ses grands yeux admiratifs. Louis était le roi.

Mais le plus avide d'histoires était Antoine, qui avait abandonné sans regret son masque de chèvre. Il était rentré un peu gris après avoir dansé la morisque tard dans la nuit autour du grand Maure et s'être tant bourré d'oublies que, pendant deux jours, il garda le lit. Une bonne occasion pour réclamer sans cesse la présence de Louis pour un nouveau récit, une nouvelle anecdote. Il voulait tout savoir. Patiemment, avec la curieuse impression d'être traité en héros par son frère, Louis fouillait dans sa mémoire jour après jour pour retrouver un détail, puis un autre.

Il se gardait bien de raconter, à lui comme aux autres et surtout à sa mère, que certains jours il faisait si froid et si humide que les mains crispées sur les rênes souffraient d'une onglée douloureuse et persistante. Il ne parlait pas non plus de ces chevauchées où, tout ensommeillé, à bout de fatigue, il était ballotté sur sa selle comme un pantin désarticulé. Il ne racontait pas non plus que les officiers royaux avec leurs effets fleurdelisés n'étaient pas forcément les bienvenus partout, excitant une défiance parfois insupportable. Il ne disait mot sur cette méfiance de beaucoup et sur les chemins qui pouvaient se révéler de terribles coupe-gorge. Sans oublier ces forêts qu'il fallait traverser, encombrées de taillis, devenues souvent d'immenses friches et peuplées d'animaux qui n'étaient pas moins offensifs que les hommes. Car se déplacer pour suivre la cour, comme il l'avait fait en famille si souvent depuis des années, et s'installer dans des maisons plus ou moins douillettes avec sa mère et ses frères et sœurs n'avait rien à voir avec ces chevauchées harassantes auxquelles il était soumis.

A quoi bon inquiéter sa mère qui le voyait avec bonheur reprendre ses habitudes dans la maison, même si, fataliste, elle savait que cela n'allait pas durer ? Elle espérait toujours confusément qu'il se résignerait un jour à vendre des étoffes et des chapeaux de feutre comme Pierre Dumoutier et à bénéficier d'un certain bien-être.

Mathilde dut cependant vite déchanter. Les nouvelles les plus alarmantes parvenaient à Amboise. Sous prétexte d'aller chasser, le frère du roi, Charles, duc de Berry, avait disparu. Tout l'entourage du roi criait à la supercherie. Il avait sans doute rejoint les princes et c'était le signe de leur soulèvement imminent. Le roi avait abandonné son projet de pèlerinage et était rentré à Poitiers à bride abattue. Le mois de mars commençait mal et le ciel accompagnait de ses tourments ceux des hommes. Les journées se succédaient, maussades, ponctuées de pluies soudaines où se mêlaient neige et grésil. Louis reprit ses missions, porta des messages au comte du Maine et au roi qui se terrait dans sa forteresse de Thouars où il avait sa trésorerie.

Louis revenait crotté, trempé et épuisé de ces chevauchées dans un rayon relativement proche. Un soir, alors que Pierre Dumoutier était à Tours pour y prendre livraison des aumusses commandées par les chanoines de Saint-Florentin et d'autres marchandises destinées à la cour où la reine l'avait fait venir au moment du carnaval, Mathilde se décida à parler.

— Vous avez beau me rassurer, ce sera bientôt la guerre, on dit qu'il y a déjà un millier d'hommes autour du roi à Poitiers... Il faut que je te dise pourquoi la guerre me fait horreur comme à beaucoup sans doute dans ce royaume trop souvent sens dessus dessous...

Louis était assis près d'elle sur le banc à deux places devant la cheminée. Peu frileux, il avait ouvert largement son vieux pourpoint sur la chainse de toile écrue. Avec bonheur, il avait enlevé ses grands houseaux de cuir et enfilé des chaussons de laine beaucoup plus confortables. Les enfants étaient couchés avec Pétronille à l'étage dans la petite salle qui leur était réservée où ils s'entassaient sous des édredons de plume. Seul Florentin dormait près de ses parents au fond de la salle où leur lit, encadré de courtines bleues et adossé au mur, formait une importante masse sombre. Un bougeoir posé à côté sur la crédence apportait un filet de lumière sur la belle et douillette couverture à carreaux achetée l'hiver précédent à un marchand de San Gimignano. Mathilde en chantait la légèreté à côté des lourdes couettes de plume. La reine avait les mêmes, se vantait Pierre non sans vanité.

— A quoi bon remuer un passé qui semble si douloureux ?

Louis avait posé sa main sur la manche de Mathilde qui s'était tue. Cherchait-elle ses mots ou n'était-elle pas encore tout à fait décidée à parler ? Il la sentait si tendue. Florentin s'agita dans son berceau, grogna en se retournant. Presque heureuse de cette diversion, Mathilde se leva, réajusta la couverture qu'il avait repoussée avec ses pieds et l'embrassa sur le front. Il devait souffrir des dents car il avait les joues rouges et brûlantes. Mathilde lui avait massé les gencives avec de la graisse de poule et fait mordiller dans la journée un bâton de récalisse [1]. Attendrie, elle l'embrassa de nouveau. Ses lèvres bougèrent comme s'il tétait, puis s'arrêtèrent, figées dans un sourire.

Mathilde se sentit alors plus forte. Ses hésitations étaient balayées. A peine assise sur le banc, les yeux fixés sur le brasier qui ronronnait doucement dans la cheminée, elle commença un long monologue.

— Personne ne peut savoir, ni même imaginer la torture qui m'est infligée chaque fois que le mot guerre est prononcé devant moi. Je ne t'ai jamais vraiment raconté ce jour qui a fait basculer ma vie pour toujours. Il est temps aujourd'hui...

— Si tu le veux...

Reprenant régulièrement sa respiration, le souffle court, elle entama d'un trait un récit qui semblait devoir être long.

— C'était après les Ecorcheurs, du temps où le roi et son fils, notre roi d'aujourd'hui, ne s'entendaient pas, beaucoup poursuivaient sans pitié leurs méfaits et terreurs. Les récoltes brûlaient, des femmes violées se pendaient ou se jetaient dans les étangs. Des enfants sans père ni mère couraient par les chemins sans but, sans maison, croisant des cavaliers avides seulement de quelques pièces d'or ou même de simples fûts de vin pour étancher leur soif... Rien ne les faisait reculer. C'est ainsi qu'un jour de printemps,

1. Réglisse.

alors que la nature recouvrait lentement sa splendeur, prometteuse de tant de biens, des cavaliers sont arrivés dans la basse-cour du château. Oh, ne t'imagine pas que nous étions riches ! Quand je parle de château, à Saint-Ours, c'était ainsi que les gens des alentours nommaient par habitude ce qui était devenu une masure depuis que ton grand-père était mort à Azincourt. Mais pauvres, seuls, il y avait beau temps que nous n'avions plus de serviteurs, ni de servantes, à l'exception d'un pauvre homme, beaucoup de nos parents étaient morts de la peste ou de la guerre, nous y étions heureux, vivant chichement de nos terres avec ton père et ta petite sœur.

Louis écarquilla les yeux. C'était la première fois qu'il entendait parler de cette petite sœur. Mathilde avait le visage chaviré. De grosses larmes coulaient sur ses joues.

— Il ne faut pas, si cela te fait si mal, supplia Louis, très mal à l'aise.

— J'ai commencé, je dois aller au bout.

Le dos très droit, Mathilde s'était raidie. Les bras croisés, les doigts crispés sur les manches de sa cotte, elle respira profondément, puis reprit :

— Oui, ta petite sœur... Ces cavaliers qui avaient sans doute déjà beaucoup bu interpellèrent bruyamment ton père. Leurs voix résonnaient entre les murs de la basse-cour. Tu t'es mis à pleurer. Ils m'ont injuriée, m'ordonnant de te faire taire. Ton père a voulu s'interposer, notre unique serviteur, un pauvre bossu, aussi. Ils l'ont rossé et deux d'entre eux ont encadré et plaqué ton père contre le mur tandis qu'un autre se saisissait de moi, m'arrachant à toi qui pleurais toujours. Ce ne fut ensuite que cauchemar. Ils hurlaient, couraient, réclamant un trésor. « Quel trésor ? » répétait ton père abasourdi, giflé, battu. Ils le traînaient partout, de la grange à l'écurie, du cellier au grenier, mettant tout à feu et à sang pour trouver ce trésor qui ne devait exister que dans leur imagination. La dernière vision que j'ai de ton père vivant, c'est le visage sanguinolent, les jambes flageolantes entre deux de ces pourceaux. Je ne l'ai revu que plus tard quand il fut retrouvé cousu dans un sac. Il avait été jeté dans le lac voisin et repêché par des voisins. Jamais je n'oublierai ces chairs gonflées...

— Arrête !

Louis avait presque crié. Il ne supportait plus ces horreurs et pourtant, il voulait maintenant en savoir plus.

— Et toi ? Que firent-ils de toi, ces monstres ?

— Comment une mère peut-elle raconter à son fils qu'elle fut violée, battue et sans doute laissée pour morte au fond de la grange ? Ce sont les crépitements de l'incendie qui m'ont fait revenir à moi quelques heures plus tard. Le tocsin sonnait à l'église du village d'où les habitants montaient pour tenter d'éteindre les flammes. Et dans ce cauchemar que je vivais maintenant réveillée, au moment où tout me revenait, souillée, désespérée, il y eut un miracle. Une femme me tendit mon petit garçon... toi. Malgré tes petites jambes, fuyant l'horreur, tu étais descendu jusqu'au village où cette femme t'avait recueilli errant dans les ruelles. Tu étais là, bien vivant, chaud contre ma poitrine. Je te serrai tellement contre moi que la femme eut peur que je t'étouffe. « Avez-vous vu mon mari ? demandai-je alors aux uns et aux autres. Et Adalbert, notre serviteur ? » Mais nul ne les avait vus. « Et ma fille ? Elle dormait là-haut. Mon mari l'a peut-être emmenée. » La femme qui t'avait ramené hochait la tête d'un air dubitatif. C'est elle qui m'administra des plantes pour calmer mes cris lorsque enfin je réalisai que ta sœur devait se trouver encore dans le brasier. Il fallut plusieurs hommes pour me retenir d'aller m'y jeter aussi. Quelques jours plus tard, parmi les décombres, fut découvert un petit lit à bascule calciné. Réduite à l'état de somnambule, je voulus le voir, jamais je ne l'oublierai. De la petite, on me dit qu'on ne trouva rien. Désormais, dès que je fermais les yeux, ce berceau se dessinait. Cette femme du village qui t'avait réconforté nous recueillit alors. Quelque temps plus tard, je dus me rendre à l'évidence que j'étais enceinte. « C'est peut-être un enfant de votre mari », disait cette brave Gillette, pour tenter de m'apaiser. Mais moi, je savais que c'était le fruit de ces monstres. J'ai cru alors devenir folle, errant au bord de ce lac, prête à m'y jeter. Si tu n'avais pas été là, j'y reposerais, au fond avec les ombles chevaliers que ton père aimait tant pêcher. Et puis il y eut un autre miracle, je perdis cet enfant que je haïssais déjà et que je n'aurais jamais pu aimer. Patiemment les bons soins de Gillette et ta tendresse me ramenèrent à la vie. Un jour, j'ai voulu quitter ces lieux qui me rappelaient tant de malheurs, seulement du malheur, effaçant à jamais la vie d'avant. La bonne duchesse de Bourbon me recueillit à sa cour à Riom, puis à Moulins et c'est là que je rencontrai Pierre. Le printemps refleurissait après tant d'années...

Mathilde sourit, libérée. Ses larmes avaient séché, ses yeux restaient brillants de cette flamme attendrie que Louis découvrait, comme s'il redécouvrait sa mère après cette longue confession. Il la voyait si fragile et si forte. Il comprenait maintenant la signification des rides dont elle se plaignait amèrement certains jours en décelant à regret devant son miroir les morsures du temps. Elle semblait enfin détendue et lui sourit encore, accentuant l'éventail des petits traits qui marquaient la peau vers les tempes. La chandelle s'était éteinte sur la crédence et le feu devenait languissant. Louis y rajouta une bûche comme s'il savait qu'il ne pourrait pas se coucher avant longtemps.

— Voilà je t'ai tout dit. La voix de Mathilde se brisa à nouveau. Et tu comprends pourquoi vos histoires de guerre me font mourir.

— Mais maman, protestait déjà Louis, moi, je ne suis que chevaucheur et mon arme, c'est le parchemin roulé et scellé que me confie le roi...

— Antoine ne parle que de bouches à feu et la guerre est toujours la guerre... Des hommes qui tuent, qui s'entre-tuent mais qui tuent aussi de pauvres innocents, même s'ils ne le font pas avec cette cruauté que je viens de te conter. Pourquoi ne voudriez-vous pas être marchands comme votre père ?

Mathilde avait insisté sur les trois derniers mots comme si elle voulait oublier les accusations qu'elle avait fait peser sur Pierre et rappeler combien il avait été un bon père pour Louis. Le récit qu'elle venait de lui faire ne remettait nullement en cause cette paternité. Louis comprenait mieux pourquoi elle lui semblait parfois cruelle pour son mari avec ses reproches injustifiés.

— Maman, je suis chevaucheur et je suis heureux même si c'est parfois dur ! Quant à Antoine, il fera bien ce qu'il voudra. Mais, dis-moi, et ce serviteur, qu'est-il devenu ?

— Nul ne l'a jamais revu ! Ils avaient tué ou fait s'envoler les hiboux et les chouettes qu'il avait mis en cage... C'était son seul plaisir.

— Et comment s'appelait ma petite sœur ? murmura Louis pour qui la nouvelle la plus surprenante était peut-être l'existence de cette petite sœur qui lui était donnée et déjà enlevée.

— Isabelle, répondit Mathilde dans un souffle.

Il s'était levé. Devant la cheminée, les jambes écartées, il resta silencieux un instant, puis soudain fit face à sa mère.

— Si mes chevauchées me ramènent en Auvergne, j'irai me recueillir devant ce château de mon enfance. Et comme j'aimerais te venger...

Mathilde se dressa alors devant lui. A l'émotion

succédait la colère. Une colère froide mais terrible... et des mots durs.

— Sache que je ne t'ai pas raconté cela pour crier vengeance et te jeter dans de nouvelles violences... Si c'est le cas, je préfère me jeter tout de suite dans la Loire !

Elle se mit à lui marteler le torse comme si cela pouvait faire davantage entrer le message.

— Toi, mon fils, tu ne vas pas devenir un de ces hommes violents et sans cervelle.

— Alors j'irai seulement pour me recueillir, mais j'irai, répéta Louis buté.

Florentin se mit à pleurer doucement. Sa mère s'approcha de lui, le prit dans ses bras et le berça tendrement. Louis la regardait, si dure et si tendre à la fois. Leurs yeux se croisèrent. Mathilde était pourtant ailleurs, serrant contre elle un autre bébé, une petite fille, qu'elle n'en finissait pas d'imaginer dans ce berceau calciné. Impressionné, Louis frissonna. Il avait soudain sommeil mais savait que ses rêves ne seraient pas paisibles.

15

Quand il se réveilla le lendemain dans l'appentis où il partageait un lit avec son frère, Louis était bien déterminé à retourner en Auvergne en cachette de sa mère. Evidemment, il avait retenu seulement le nom de Saint-Ours, mais ce n'était pas un chevaucheur toujours en quête de son chemin qui se laisserait rebuter par la difficulté.

Dehors, les cloches sonnaient gaiement, annonçant la messe du dimanche. Antoine remua près de lui.

— Tu ne vas pas chez les chanoines ? demanda Louis.

— Si, mais j'ai sommeil. Tu t'es tellement agité cette nuit et merci pour les coups de pied.

Au moment où les cloches s'apaisèrent enfin, à l'instant où sans doute, il n'y avait plus un habitant d'Amboise qui dormait, le heurtoir de la porte résonna en bas, dans la salle où Pierre Dumoutier entassait ses marchandises.

Dévalant le petit escalier de bois, Louis se précipita pour ouvrir l'huis de bois sombre. Sur le seuil se tenait un sergent du château.

— Messire Aubert vous mande d'urgence !

L'autre tournait déjà les talons pour enfourcher le cheval qu'il avait attaché à l'anneau prévu à cet effet près de la porte.

Louis savait ce que signifiaient ces mots sibyllins.

Messire Aubert était maître des grosses et menues messageries du roi. Il remonta quatre à quatre le petit escalier qui trembla sous ses pas, se saisit de son pourpoint, l'ajusta puis le ferma grâce à l'aiguillette de cuir dont les ferrets s'entrechoquèrent avec un bruit métallique. Le pourpoint de brunette offert par Pierre Dumoutier avait été étrenné la veille avec des chausses de toile épaisse également retenues sur les hanches par des aiguillettes. Par-dessus, Louis enfila le tabard bleu fleurdelisé qui signait en quelque sorte sa tenue en proclamant son appartenance à la maison du roi.

— Tu t'en vas ? demanda Antoine qui s'était assis au milieu du lit pendant que Louis chaussait ses houseaux.

Les bottes de cuir sombre répandaient sans pitié sur le plancher la boue séchée de leur promenade de la veille.

— Peut-être... il faut que j'aille voir Aubert, répondit Louis en se mettant debout et en prenant sur le coffre voisin le chaperon en laine bleue qu'il garda à la main pour descendre.

Il avait passé négligemment les doigts dans ses cheveux coupés à l'écuelle la veille par le barbier de la rue Notre-Dame.

— Je dois aller au château, lança-t-il à la cantonade en passant dans la grande salle où Mathilde et Pétronille s'affairaient autour de la cheminée.

Mathilde fronça les sourcils. Elle avait déjà compris. Elle non plus n'avait pas bien dormi après ses révélations de la veille, pensant et repensant à ces moments douloureux qui la poursuivraient toute sa vie et dont elle avait ravivé le souvenir.

— Mange avant de partir... Et quand reviens-tu ?

— Peut-être tout à l'heure.

— Ou jamais !

Pieds nus, Antoine se tenait à côté de Louis. La gifle de

Mathilde tomba sèchement. Les joues en feu, elle revint vers la huche où était conservé le pain dont elle trancha un morceau. Louis ajustait son chaperon dont la visagière s'adapta autour de l'ovale à pommettes hautes, soulignant curieusement la forme particulière de ses yeux étirés vers les tempes. Tendrement, Mathilde arrangea sur ses épaules le capuchon et drapa autour de son cou la longue cornette dont le pan revint sur l'épaule.

— J'ai chaud ! souffla Louis en lui posant sur les joues deux baisers sonores.

— Prends garde à toi ! Que Dieu te garde !

Mathilde le serra contre elle. D'un côté il portait en bandoulière l'escarcelle de chevaucheur, de l'autre son aumônière. Il avait soigneusement caché à sa mère la dague qui ne le quittait jamais.

— Dieu vous garde aussi ! lança-t-il à la cantonade avec un sourire qui dégageait des dents bien blanches.

Dans l'écurie voisine, on entendait Antoine qui, pour se racheter, préparait déjà la jument à la robe sombre, en installant la selle de cuir que Pierre Dumoutier avait offerte à Louis lors de sa première chevauchée de messager.

Louis n'eut plus qu'à l'enfourcher. Coline et Justine coururent quelques instants près de lui, puis l'abandonnèrent au premier détour de chemin en lui envoyant des baisers. Quelques minutes plus tard, il en sautait dans la basse-cour du château, l'attachait à un anneau au milieu d'autres montures, et entrait à grands pas dans la salle où se tenait habituellement messire Aubert. Beaucoup d'autres chevaucheurs écoutaient déjà les consignes du maître des messageries. C'était un homme important qui régnait sur près de deux cents « coureurs », sans compter les commis qui étaient essaimés dans le royaume et qui servaient de relais. Le roi exigeait que ses agents prennent connaissance de toutes les correspondances qu'ils devraient acheminer afin de s'assurer particulièrement qu'elles ne contenaient rien qui soit contraire à son service.

Patiemment, messire Aubert résuma d'abord la situation. Le roi était arrivé la veille et s'apprêtait à repartir avec les lances de la grande ordonnance[1] vers le Bourbonnais. Il répondait, une fois de plus, à la propagande séditieuse en provenance de Bretagne et du Bourbonnais grâce à des messages notamment à destination des bonnes villes du royaume. Il avait aussi disposé des compagnies de lances sur les frontières de la Bretagne, neuf cents hommes pour surveiller les confins de l'Anjou et de la Normandie.

Quand Aubert commença à distribuer la pile de parchemins que des scribes avaient rédigés en toute hâte au cours des heures précédentes, Louis, d'habitude réservé et conciliant, bouscula les autres pour accéder jusqu'à la table dressée sur des tréteaux et recouverte d'une toile grossière où avait coulé la cire d'un grand chandelier de fer.

— Je veux bien aller en Auvergne… dit-il à Aubert en le regardant droit dans les yeux.

Le maître des messageries aimait bien Louis qui s'était toujours acquitté de ses missions le mieux possible.

— Tu risques de te trouver en pleine tourmente, mon garçon… C'est là que le roi ira si le duc Jean poursuit sa révolte…

— Cela ne fait rien… je ferai la guerre et je suis déjà allé à Aigueperse à l'automne, le pays est beau…

— Et les femmes ?

Louis rougit en triturant le chaperon de laine bleue qu'il avait enlevé en entrant.

— J'espère que tu ne veux pas y retourner pour une damoiselle que tu aurais charmée de tes beaux yeux.

1. Armée régulière créée par Charles VII.

Autour d'eux, jaillirent des sifflets et des huées. Les autres chevaucheurs se moquaient déjà du pauvre Louis, plus rouge que jamais.

— Après tout, si tu tiens au pays d'Auvergne... voilà le message à lire aux bonnes villes de Clermont, de Riom, d'Issoire et d'Aigueperse [1].

Un grand sourire éclaira le visage du jeune homme qui prit aussitôt congé. Il avait réussi la part la plus facile de son projet.

— Salue la damoiselle pour nous ! cria Henri, un chevaucheur un peu plus âgé, qui avait accompagné Louis lors de ses premières missions.

Dehors, il y avait une bourrasque. Louis croisa un homme d'armes qui luttait contre le vent en écartant les jambes bizarrement et en ramenant vers lui son arc ballotté par l'air déchaîné. Deux autres poussaient devant eux une couleuvrine et encore un autre manœuvrait une bombarde. Rarement, Louis avait vu une telle animation et quand il déboucha du pont-levis, il put prendre la mesure des préparatifs et pria pour que sa mère ne vînt pas jusque-là pour les découvrir.

Il traversa ce camp improvisé au trot, puis sans se retourner lança sa fidèle monture au galop. Il sentait peser sur son épaule la bride de l'escarcelle où il avait serré les lettres qu'il devait remettre à plusieurs destinataires en pays d'Auvergne. Et pourtant il se sentait presque libre au moment où il entrait dans la première forêt qu'il devait traverser et dont les arbres formaient tout à coup un écran au soleil. Il n'avait peur de rien dans cette demi-pénombre, porté par l'idée qu'il allait retrouver aussi le

1. Les élus des « bonnes villes » participent aux Etats provinciaux et sont donc les principaux interlocuteurs du roi.

pays de ses ancêtres et de ce père dont il ne conservait aucun souvenir. Les lieux lui en remémoreraient-ils ?

Tendu vers ce but, Louis mena sa chevauchée à bride abattue, faisant avaler les lieues à sa jument avec une telle fougue qu'un observateur peu averti aurait eu bien du mal à distinguer vraiment le tabard fleurdelisé et son appartenance à la maison royale. Hésitant à peine aux croisées des chemins, louvoyant entre les charrettes ou les carrioles qui encombraient parfois les voies, hurlant là contre un pauvre berger laissant divaguer son troupeau, menaçant ailleurs un vacher imprudent ou un enfant distrait, trop rapide pour que les brigands aient le temps de s'intéresser à lui, il fonçait, s'arrêtait à la première auberge à la nuit presque tombée et repartait le matin dès l'aube.

Aux portes de Bourges, le tavernier qui l'accueillit dans son établissement, bâti juste au-dessous du chevet de la cathédrale dont la situation en surplomb et à l'extrémité du rempart était impressionnante, lui sauva peut-être la vie. En effet, la ville était tombée aux mains du bâtard de Bourbon, que son demi-frère, le duc, avait envoyé en éclaireur.

— La cité qui a vu naître le roi ! commentait le pauvre homme en levant les yeux au ciel. Surtout ne vous montrez pas en ville !

C'est là que Louis comprit que le royaume était vraiment au bord de la guerre, encore plus que face aux préparatifs du camp d'Amboise. Il eut une pensée pour sa mère, tout en jurant de poursuivre son entreprise sur la petite image de saint Christophe que l'hôtelier avait disposée près de la porte. Ursin savait, en effet, que voir le saint éloignait de la mort subite. Une façon donc de protéger ces voyageurs qui passaient chez lui quelques heures et pouvaient rencontrer leur destin à quelques lieues de là.

— Gare, si vous allez vers le duché de Bourbonnais, les

princes y sont tout à fait révoltés contre le roi, ils ont garni de leurs troupes plusieurs cités, dit encore l'homme quand Louis lui fit un signe en lançant sa jument au grand galop sur la charrière où il le vit remonter à vive allure un convoi très lent de charrettes avant de disparaître au premier tournant.

Dubitatif, l'homme imaginait déjà voir surgir dans la poussière du chemin Blanchelaine ou Lanchefort, des Ecorcheurs dont les seuls noms évoquaient la terreur. Ces bruits de guerre ravivaient tant de mauvais souvenirs !

Ce chevaucheur était trop jeune pour en avoir !

S'il avait su que Louis en avait, au contraire, plein la tête, de ces souvenirs ou plutôt des souvenirs de sa mère qu'il s'était appropriés, il aurait sans doute été étonné et aurait compris sa hâte de lancer sa jument à l'assaut de l'inconnu et de foncer vers le but qu'il s'était fixé.

Son tabard fleurdelisé parut bien encore une bonne introduction pour le sergent vêtu en rouge et blanc, les couleurs de la ville, qui montait la garde à la porte des Oulles, au nord d'Aigueperse, et lui indiqua son chemin avec complaisance. Il faisait presque nuit. Un marchand d'écuelles et de chaudrons en train de ranger son étal bavardait avec ses voisins, un cordonnier et un drapier. Certaines échoppes étaient déjà fermées, closes par un épais volet de bois.

Louis remonta la Grande Rue dont les pavés récents faisaient résonner les sabots de sa monture qu'il fit virer pour s'engager dans une venelle à hauteur de l'église dont le porche empiétait sur la rue. Il s'arrêta enfin devant une lourde porte de bois marquée aux armes de la cité dont il actionna le heurtoir de fer orné d'une tête de lion. Un homme s'encadra aussitôt entre les montants de pierre claire.

— Louis Dumoutier, chevaucheur du roi.

Méfiant, l'autre hésita un instant, puis lui fit signe d'entrer. La salle de la maison commune, où les élus débattaient des affaires ordinaires de la cité, était maigrement éclairée par des torches murales et quelques flammes vacillantes dans la cheminée dont le manteau était peint lui aussi aux armes d'Aigueperse. Louis, longeant des bancs bien alignés où étaient assis les élus, passa près d'un coffre d'où débordaient des liasses de parchemin, et d'une bannière aux couleurs de la ville posée contre le mur au-dessus des balances qui servaient à échantillonner celles des particuliers. Arrivé près de l'estrade où se tenait le consul qui présidait la séance avec ses trois confrères face aux conseillers, il remit son message.

Son contenu fut accueilli avec le plus vif intérêt. En effet, si le duc de Bourbon entendait mener une rébellion contre le roi, les habitants d'Aigueperse avaient, au contraire, été toujours fidèles à leur souverain. Curieusement d'ailleurs, la situation était renversée puisque, vingt ans plus tôt, ils avaient résisté au nom du roi Charles VII aux tentatives de soulèvement fomentées par le duc de Bourbon et le dauphin qui, aujourd'hui, était devenu roi lui-même. Et ils souhaitaient poursuivre dans cette attitude loyaliste.

Mission accomplie, le chevaucheur n'eut plus qu'à rejoindre l'auberge du Coucou qui chante où la patronne, Alixette Boutone, le reçut à bras ouverts. Elle se souvenait vaguement l'avoir déjà reçu quelques mois plus tôt, mais elle voyait tant de monde et ce soir-là, les clients ne manquaient pas. Il faisait bon dans la salle de l'auberge où Alixette Boutone avait fait changer le matin même les joncs qui, posés sur la terre battue, absorbaient l'humidité d'un printemps frais et pluvieux. Ce tapis improvisé dégageait une odeur suave légèrement entêtante qui, ajoutée au ronronnement de la cheminée et à la mélopée d'un ménestrel grattant négligemment son rebec, plongea Louis dans une douce torpeur.

— « Jamais homme ne vit des êtres aussi parfaits... / Et une dame qu'on appelait Liesse / S'entendait à merveille à chanter / Et elle n'était pas vilaine / Mais savait ployer son corps gracieusement... / Deux demoiselles très jolies / Qui étaient en simples cottes / Et avaient mis les cheveux en une tresse / Faisaient danser[1]... »

— Beau chevaucheur, viens danser la carole...

Surpris, Louis leva la tête. Une jeune fille se tenait devant lui avec des longs cheveux mis en une tresse qu'elle ramenait sur le devant de sa cotte avec une ostentation sensuelle. Une sorte d'apparition doucement éclairée par les flammes de la cheminée.

— Oui, beau chevaucheur, c'est à toi que ce discours s'adresse... Viens !

Elle lui avait déjà saisi la main. Il enjamba le banc et la suivit en protestant qu'il ne savait pas danser.

— Tu danses bien sur ton cheval, cria un homme attablé dans un recoin sombre de la salle.

— Avec les femmes c'est encore mieux ! répliqua un autre en levant son gobelet rempli d'un vin rouge qui scintilla à l'intérieur du verre quand la lumière des flammes s'y accrocha.

— « Avec quelle grâce ils faisaient leur ballet... / Et quand ils étaient tout près / Ils approchaient brusquement leurs bouches / Et vous auriez cru qu'ils s'embrassaient... »

Le musicien, qui avait quitté le petit tabouret lui servant de siège près de la cheminée, s'était approché d'eux et semblait ne plus chanter que pour eux. Regardant ses

1. Guillaume de Lorris, *Le Roman de la Rose*.

pieds, Louis cherchait maladroitement à imiter sa partenaire évoluant avec légèreté sur le tapis de joncs qui crissait légèrement sous la pression des estivaux et des houseaux.

— « Vous auriez cru qu'ils s'embrassaient… » répétait le chanteur avec insistance.

— Baisez-vous donc, les tourtereaux ! Qu'attendez-vous ?

— Ils attendent qu'ici ce n'est pas un bordelage ! Allez chez la Robine de la porte des Chèvres, elle a une maison pour cela à deux pas d'ici !

Les mains sur les hanches, Alixette Boutone s'était plantée, furieuse, devant l'homme qui venait d'interpeller les danseurs.

— Et toi, laisse mes clients tranquilles avec ta tresse de fille malhonnête !

— Je ne permets pas, c'est ma sœur, protesta le musicien qui s'était arrêté de jouer.

— Alors, surveille-la, ta sœur !

La jeune fille tenait toujours la main de Louis, gêné d'être la cause de cette dispute. Il avait chaud et son tabard fleurdelisé lui pesait sur les épaules. Le maître des messageries du roi recommandait de ne pas se faire remarquer et là, il avait failli, mais cette main qui lui pressait les doigts était si douce et s'il avait l'impression que sa tête allait exploser, les sensations étaient si agréables.

— Viens, murmura la fille en l'emmenant vers la porte.

Les pentures grincèrent derrière eux, le battant de bois claqua bruyamment sur le montant de pierre, apeuré, un chat miaula et détala sous leurs pieds. Un rai de lumière traversait le parchemin usé de la petite lucarne de l'auberge où le musicien avait recommencé à jouer et à chanter :

— « Les caroles déjà finissaient / Car la plupart des danseurs s'en allaient / Prendre le frais sous les ombrages / Avec leurs amies, pour leur faire la cour… »

— Fais-moi la cour, murmura la fille qui s'était adossée au mur de l'écurie voisine et attirait déjà Louis contre elle.

Quand Louis se réveilla au petit matin, transi de froid, ses souvenirs étaient très embrumés. Il avait sombré dans un sommeil lourd après des moments de félicité qui lui revenaient tout à coup au creux de cette paille où la fille l'avait finalement entraîné. Son beau tabard bleu gisait près de lui avec son escarcelle dans laquelle se trouvaient ses messages. Il tâta son pourpoint déboutonné qu'il chercha à réajuster pour se réchauffer et réalisa alors que sa ceinture avait aussi été dégrafée et que sa bourse avait disparu comme la dague qu'il portait toujours au côté. Soudain vraiment réveillé, il se dressa sur ses jambes qui avaient du mal à prendre appui sur l'épaisse litière de paille où il avait passé la nuit et se précipita dehors. Il pleuvait. Un crachin qui semblait installé pour la journée et qui avait déjà imbibé le sol boueux et détrempé les murs des maisons. Un crachin qui rendait encore plus oppressante l'aube bleuâtre. Il avait aussi imbibé la toile qui protégeait le chargement d'un marchand normand logé en face aux Trois Mulets, des harengs dont l'odeur, exaltée par l'eau suintant dans la bâche, prenait à la gorge.

Eclaboussant jusqu'à la rigole centrale de la venelle, une gouttière déversait abondamment le contenu du toit de l'écurie à sa jonction avec l'auberge, et l'enseigne du Coucou qui chante dégoulinait lamentablement. Juste à l'instant où il poussait la porte, une grosse goutte tomba dans le cou de Louis qui en ressentit un frisson terrible. Pourquoi tout s'acharnait-il contre lui ? Il se tortilla jusqu'à ce que la goutte soit parvenue à la taille serrée par la ceinture à laquelle ne pendait plus sa bourse de cuir fauve. Alixette Boutone, qui descendait juste à cet instant de sa chambre sous les toits, le regarda se contorsionner et lui dit :

— Je ne te demanderai que de payer ton souper car tu n'as pas beaucoup fatigué l'oreiller que je te destinais ! Ton voisin a pu ronfler en toute tranquillité ! Moi qui t'avais réservé la chambre peinte !

— Où est la fille ?

— Quelle fille ?

— Celle d'hier qui m'a fait danser la carole...

— Et pas que la carole, je crois ? répliqua Alixette Boutone.

Louis rougit, augmentant encore l'hilarité de son interlocutrice.

— Je n'aurai même pas un sou pour mon souper, avoua alors Louis, de plus en plus désemparé.

— Elle t'a plumé ?

— Eh oui. Je n'ai plus que mon cheval et mon escarcelle.

C'était la première fois qu'il rencontrait telle mésaventure qui n'était pas rare dans ce métier où les mauvaises rencontres abondaient.

— On raconte que le duc de Bourbon a fait détrousser la femme d'un ami du roi en route pour le Languedoc... Les brigands l'ont laissée en petite cotte sur le bord du chemin, poursuivait Alixette en levant les yeux au ciel et en maugréant sur l'époque qu'ils vivaient.

Louis était à deux doigts de la prendre pour confidente mais il se retint. Il était temps de continuer jusqu'à Riom, son étape suivante.

Georges-Lancelot ne tenait plus en place. Depuis son retour de Saint-Ours, l'hiver avait semblé s'éterniser avec, après le redoux de janvier, des gelées terribles qui avaient persisté longtemps. Les paysans avaient dû attendre que le mois de mars soit bien avancé pour entamer autour des ceps de vigne des labours profonds et aérer les mottes de terre collante, très agglomérées par le froid et l'eau. Le vieux Jaubert et Mamet n'avaient guère cessé de couper du bois pour alimenter la grande cheminée de Pierre du Bourg qui avait accepté l'offre de son gendre de participer aux frais d'entretien du château. Il avait aussi choisi avec Jaubert les arbres qui fourniraient les poutres pour refaire la charpente de son donjon. Le vieux Jaubert était de bon conseil et il avait révisé son jugement à l'égard de son seigneur depuis qu'il avait sauvé la vie de son petit-fils. Mamet d'ailleurs était de plus en plus souvent emmené par Georges-Lancelot dans ses chevauchées, au grand dam d'Aigline qui dénonçait leur complicité.

« Quand nous nous battrons avec le duc, j'aurai besoin d'un valet… »

Il ne savait trop s'il s'agissait d'éloigner le garçon d'Aigline ou s'il désirait vraiment la compagnie de Mamet. Celui-ci n'était pas toujours très enthousiaste, alléguant ses colombes qu'il ne pouvait abandonner et l'aide qu'il devait à son grand-père, et quand, au début du mois d'avril, Georges-Lancelot reprit la chasse, il déclara forfait. Il ne pourrait en aucun cas suivre son seigneur dans la traque de ces oiseaux qu'il aimait tant et que le printemps ramenait par escadrilles dans les forêts alentour.

« J'aime les entendre chanter et se répondre d'un arbre à l'autre ; je déteste les entendre crier quand ils se savent perdus. »

Mamet s'était même querellé avec des paysans qui plaçaient des épouvantails dans leurs vignes fraîchement taillées afin d'en éloigner les oiseaux avides des premières pousses.

« Cela ne les tue pas ! avait répondu un paysan venu se plaindre auprès du seigneur.

— Ils doivent se nourrir ! » avait rétorqué un Mamet buté auquel le seigneur avait donné tort.

Aigline s'était lancée à son tour dans un plaidoyer pour son ami mais avait été rabrouée rudement par son père :

« Tais-toi, Lancelotte, les femmes n'entendent rien à cela. Et le raisin a plus d'importance que le chant des oiseaux.

— Voire ! »

Aigline avait entraîné Mamet sous l'œil sévère de son père. Il aurait bien aimé être, lui aussi, convié à ces promenades dans la forêt dont elle revenait les joues rouges et les yeux brillants. Etait-ce le seul chant des oiseaux que le garçon lui faisait découvrir patiemment qui l'exaltait ainsi ? Leur complicité l'exaspérait comme leurs visites à son frère. Alternant phases de prostration et d'excitation, le Décousu avait traversé l'hiver terrorisé en guettant les loups qui heureusement n'étaient pas revenus. Il avait lentement apprivoisé ses nouvelles chèvres et attendait comme un vrai père le chevreau qui naîtrait avec le mois de mai, espérant qu'Esméralda serait enfin là. Son seul rayon de soleil restait Lancelotte, devenue « presque aussi belle qu'Esméralda ».

Le froid avait aussi contraint Aigline à retarder la visite qu'elle comptait faire à la duchesse pour tenter de retrouver la trace de sa mère. Elle avait accompagné un jour son père à Riom mais Jeanne de France n'y était pas et, avec ces rumeurs de guerre, il faudrait prendre patience pour aller jusqu'à Moulins.

Et pour elle, l'hiver avait aussi été très long. La broderie avec Mahaut l'avait vite lassée et d'ailleurs, depuis le carnaval, elle était en froid avec sa belle-mère qui lui reprochait d'avoir utilisé les truffeaux de son mariage pour se déguiser et parader dans le village avec les bacheliers, c'est-à-dire les jeunes gens non mariés du voisinage. Trop conscient de la beauté de sa fille et surtout jaloux, Georges-Lancelot avait dénoncé la familiarité de sa fille avec ces garçons, « tous des manants », ce qui avait déclenché une vraie scène de ménage avec Mahaut, lui reprochant son impécuniosité et son insouciance : « Comme si cette équipée avec les ducs allait changer quelque chose ! Ton château est toujours en ruine... Et ta fille qui n'aura pas de dot, crois-tu pouvoir la marier ? Rigaud, mon cousin, qui la regardait avec tant d'amour, n'est pas revenu et pas plus Odilon, le héraut de monseigneur d'Armagnac. D'ailleurs, elle préfère son Mamet... »

Georges-Lancelot avait accusé le coup quand sa femme avait fait allusion à ces garçons dont il ne pouvait imaginer qu'ils lui prendraient un jour sa fille.

« En tout cas, ce n'est pas une raison pour qu'elle me ridiculise avec les truffeaux que je portais le jour de mes noces ! avait poursuivi Mahaut, furieuse. Les voilà maintenant tout abîmés.

— Ce serait grave si tu voulais te marier à nouveau ! »

Rigolard et hypocrite, Georges-Lancelot se moquait de sa femme devant Aigline qui avait laissé passer l'orage et constatait avec satisfaction que son père était toujours prêt à lui donner raison.

Pourtant leurs relations restaient tendues et ce n'était pas la confession du pauvre Pastenôtre qui avait arrangé les choses. Après sa chute du clocher, il avait déliré pendant des jours et des jours. Sans cesse, Méline, la servante du curé, qui veillait sur lui, avait cru qu'il allait passer et le clerc lui avait donné l'extrême-onction à moult reprises. Georges-Lancelot et Aigline étaient venus plusieurs fois dans le petit retrait contigu à la maison du prêtre, sans succès.

« Il parle, il parle, mais je ne comprends rien... il est pire que le Décousu ! Mais il parle de vous et de château et aussi d'une Mathilde... C'est peut-être son Esméralda à lui ? »

Et puis un jour où il avait semblé mieux, Méline était accourue pour chercher le seigneur de Saint-Hilaire et Aigline et les ramener à son chevet. Il les avait regardés avec des yeux vagues qui rappelaient, en effet, ceux du pauvre Décousu, puis s'était redressé et presque assis sur les coussins crasseux que Méline avait entassés sur la paillasse.

« C'est moi qui ai mis le feu à votre tour... »

La voix était faible. Georges-Lancelot avait écarquillé les yeux et, lui si prompt à se mettre en colère et à croire le premier venu, avait murmuré, incrédule :

« Il délire toujours !

— C'est moi qui ai mis le feu à votre tour... je le jure devant Dieu !

— Il insiste, le bougre ! Le répéteras-tu une troisième fois ? »

Georges-Lancelot avait saisi le col de la chainse du malade et le secouait vigoureusement.

« Doucement ! avait crié Aigline en retenant son père.

— Oui, c'est vrai, j'ai voulu venger dame Mathilde...

— Que dis-tu ? »

Aigline se penchait à son tour au-dessus de la couche.

« J'ai voulu venger dame Mathilde... c'est grande laideur de le dire !

— Mais qui es-tu à la fin ? »

La voix de Georges-Lancelot emplissait la petite pièce dont les poutres noircies supportaient très bas un plancher irrégulier.

« Adalbert, le serviteur de dame Mathilde et de messire Philippe de Saint-Ours, avait commencé la voix affaiblie. J'ai fui après que vous m'avez laissé sans doute pour mort avec cette balafre qui me fait encore plus laid que j'étais avant, ce qui n'est pas peu dire. Un ermite m'a soigné pendant longtemps, puis une fois guéri, j'ai retrouvé votre trace après bien des recherches, c'est le Décousu qui m'a mis sur la voie, mais jamais je n'aurais cru que la petite pouvait être vivante. Je voyais tout le monde mort... J'ai découvert Aigline, la petite Isabelle qui ressemblait à sa mère à s'y méprendre, et je suis entré au service du curé pour rester là auprès d'elle.

— Et pourquoi révèles-tu cela seulement aujourd'hui ? avait demandé Aigline, intriguée.

— Dame Marguerite était si bonne avec toi que je ne pouvais lui faire du mal et, tout seul, comment aurais-je pu vous tuer, vous si grand, si fort ? »

Les yeux de Pastenôtre observaient alors ses interlocuteurs que ses révélations laissaient perplexes.

« Quand dame Marguerite est morte et que vous avez décidé de vous remarier, j'ai pensé que c'était le moment, poursuivit-il d'une voix de plus en plus faible. Un chat-huant a tourné autour de la tour le jour de votre mariage, c'était un signe, et quand tout le monde était chez messire Pierre du Bourg, j'ai jeté des fagots dans la grande salle et les ai allumés.

— Tu mens, tu n'as pas fait cela tout seul !

— Si, tout seul !

— Et ce chat-huant ? » avait demandé Aigline, le souffle court.

L'homme avait l'air sincère et pourtant Georges-Lancelot n'était pas convaincu.

« Et les flammes ont commencé à lécher les murs, c'était beau, ces flammes, on aurait dit l'enfer comme sur le mur de notre église... »

Les yeux exorbités, la bouche ouverte, la tête de Pastenôtre épuisé avait roulé sur son épaule.

« Méline, vite, il passe... »

Aigline s'était déjà précipitée dans la maison voisine où Méline épluchait des légumes pour la potée. Vivement, elle avait abandonné le cholier et, frottant ses mains terreuses sur son devantier, en un instant avait été auprès de Pastenôtre qui semblait inerte. Elle lui avait tâté le visage, mis la main devant la bouche.

« Il vit bien toujours ! Mais vous n'en tirerez plus rien aujourd'hui... »

La cloche de l'église avait sonné les vêpres. Mamet qui, comme d'autres dans le village, remplaçait de temps en temps Pastenôtre était déjà parti retrouver ses colombes.

Chaque jour, Aigline avait visité l'homme retourné à son délire, toujours à toute extrémité mais toujours en vie, tandis que son père remâchait cette confession. Lui qui jurait de faire sauter la cervelle à ceux qui avaient mis le feu à son château était étrangement calme. A quoi bon s'acharner sur ce pauvre bougre qui avait fait lui-même justice et qui avait un pied dans la tombe ! Il était cependant hanté par l'idée qu'il n'avait pas agi tout seul et ses soupçons se reportaient souvent sur le Décousu. Mais avec ce fou comment savoir ?

16

Et plus que jamais il cherchait un dérivatif ailleurs, dans cette guerre qu'il espérait de plus en plus. Craignant de rester à l'écart des événements, le seigneur de Saint-Hilaire avait à plusieurs reprises entraîné ses amis jusqu'à Riom pour y quérir des nouvelles. Elles y étaient souvent contradictoires. Les hommes du duc affirmaient que leur maître dénonçait les vexations et les oppressions du roi et ne songeait qu'à « quérir noise » selon l'expression à la mode dans le palais construit quelques décennies plus tôt par le terrible Jean de Berry. Mais dans la cité, c'était un autre son de cloche que Georges-Lancelot entendait chez son cousin, Pierre Mandonier, receveur pour le roi en Auvergne depuis vingt ans :

— Les princes ne sont que blâme et reproche... Ce sont des séducteurs et des discoureurs qui racontent de fausses nouvelles et ne sont que déshonneur. S'ils continuent, ils seront des traîtres et des rebelles, et ceux qui sont de leur parti aussi !

Pierre Mandonier, dont la vue avait beaucoup baissé au cours des mois précédents, fronçait les sourcils, au-dessus des lunettes qui ne quittaient plus son nez, en regardant ce cousin remuant qu'il ne fréquentait guère. Il n'était même pas allé à son mariage l'été précédent, et cet agité, à qui on prêtait des actions peu flatteuses, avait ressurgi régulièrement au cours des derniers mois. Georges-Lancelot lui avait raconté sa visite chez le comte de Montpensier à l'automne et confié ses espoirs. En homme d'expérience qui avait vécu vingt ans plus tôt la Praguerie opposant le roi Charles VII à son fils, justement, le futur Louis XI, et déchirant les cités et les hommes, Pierre Mandonier avait levé les bras au ciel.

— La traîtrise ne mène nulle part... Le peuple est résolu à vivre et à mourir pour le roi, pas pour ces princes rebelles ! Méfiez-vous !

Pierre Mandonier savait que ses conseils n'impressionnaient guère ce cousin mal famé, toujours prêt au tumulte et à l'esclandre, sans doute prêt à se jeter dans une aventure sans lendemain.

Aussi c'est très agacé qu'il le vit encore arriver, de surcroît avec sa fille, qu'il appelait Lancelotte et qui disait s'appeler autrement ! On rapportait que ce n'était pas sa vraie fille, cette belle plante aguicheuse que l'homme ne regardait pas toujours comme un père, et lui, Pierre Mandonier, voyait cela en dépit de ses lunettes. D'ailleurs, il n'amenait jamais sa femme, pourtant fraîchement épousée, prétextant encore cette fois une grossesse qui devait enfin lui donner un héritier. Comme si cette Lancelotte ne lui suffisait pas !

Le receveur du roi entendit bien lui couper l'herbe sous le pied tout de suite :

— Le duc de Bourbon ne pourra pas réunir plus de cent à cent vingt lances et ses troupes ne seront ni solides ni homogènes... Regardez-vous avec vos amis turbulents, quelle armée vous faites ! lança-t-il à Georges-Lancelot. Et en face, l'armée du roi est composée de soldats disciplinés, exercés et bien armés… Le roi y met le prix.

— Evidemment avec tout l'argent qu'il a soutiré à son royaume.

Pierre Mandonier sourit devant cette réponse convenue. Les princes avaient bien semé mais il n'était peut-être pas encore trop tard pour lui ouvrir les yeux. Entraîner son hôte à la réunion des élus riomois était peut-être l'occasion.

— Et nous, nous allons au marché et dans les échoppes, dit son épouse dont les enfants étaient tous éparpillés loin et qui goûtait la présence de cette petite-cousine devenue plus jolie à chacune de ses visites.

— Messire, un chevaucheur du roi…

Un valet s'était encadré dans la porte du retrait où les deux hommes s'étaient entretenus.

— Fais-le entrer, Eustache !

Crotté, trempé, l'homme laissait derrière lui des empreintes que le valet maniaque considérait avec mépris. Il ouvrit son escarcelle et tendit la lettre destinée au receveur royal.

— J'en ai une autre pour les consuls !

— Nous allions justement à une réunion où ils doivent se trouver.

La maison de Pierre Mandonier était un havre de paix à côté de l'animation tapageuse qui régnait en ce jour de marché. Dès que l'on avait dépassé l'encorbellement qui semblait atténuer les bruits, odeurs et clameurs attiraient irrésistiblement le passant. Et ce n'était pas la cloche de la vieille horloge installée sur l'ordre du duc de Berry près d'un siècle plus tôt qui troublait les transactions entre marchands et acheteurs car il fallait vraiment tendre l'oreille pour en distinguer le tintement au-dessus de tout ce brouhaha.

— Place, place, voici la torche devant Dieu !

Un homme, petit et contrefait, qui ressemblait à Pastenôtre, précédait un prêtre, au contraire grand et gros, qui apportait à un malade l'eucharistie et se frayait difficilement un passage entre les badauds.

La grande boucherie dans le quartier du Poux, où étaient regroupés les habitants les plus aisés, était l'animatrice principale de la ville avec les tanneurs et les merciers. Le samedi, depuis au moins deux siècles, se tenait un des deux marchés hebdomadaires, l'autre étant le mercredi, drainant chalands de la cité et des environs.

Aigline était grisée par la ville et ces étals de marchandises qui constituaient autant de tentations, mais impossibles à satisfaire en raison de la situation financière de son père. Elle savait qu'il évitait toujours soigneusement la rue où donnait l'échoppe du fripier qui lui avait vendu son pourpoint de mariage et qu'il n'avait toujours pas payé. Aigline suivit avec joie dame Baranne dans ses emplettes alors que Pierre Mandonier entraînait Georges-Lancelot et Louis, le chevaucheur trempé et crotté, vers le quartier Naigueperse et la maison du Saint-Esprit où se tenaient les réunions communales. Une grande bâtisse à pans de bois dont le rez-de-chaussée était occupé par une vaste salle de trois travées rythmées par des colonnes et plafonnées. Il y régnait une odeur de laine mouillée car les participants de la réunion avaient dû arriver quand il pleuvait encore beaucoup et le feu, très vif pourtant dans la cheminée tout au fond, n'avait sans doute pas encore réussi à les sécher.

— Des lions automates ?

— Oui, automates et qui rehausseraient notre vieille horloge !

— Toujours déréglée... Ne vaudrait-il pas mieux remplacer la cloche que l'on entend à peine les jours de marché ? Il faudra faire venir un faiseur de jacquemarts ?

— Encore des dépenses !

— Qui paiera ?

— Tous ceux qui entendent la cloche !

— Les habitants de Riom et aussi des alentours ?

— Cela dépend du vent ! Comment avaient fait nos prédécesseurs ? Les habitants de Mozat avaient-ils payé ?

— Non, parce que le vent vient souvent de l'ouest et emporte plutôt le son vers Ennezat.

Le receveur du roi, qui était resté sur le seuil avec ses deux compagnons, sourit. Cette discussion lui rappelait celle qu'on rapportait, presque légendaire, à propos de l'horloge d'Aigueperse que les gens de Chaptuzat tout à côté prétendaient ne pas financer, car après tout ils n'étaient pas obligés de l'écouter !

— N'y a-t-il pas d'autres sujets plus importants, comme cette guerre que les princes s'obstinent à vouloir faire au roi ? Quel parti adoptons-nous ?

— Vous faites réparer les remparts... pour quoi faire ? Pour nous défendre contre qui ?

Pressé de questions, le premier consul allait prendre la parole quand il aperçut Pierre Mandonier et le chevaucheur du roi à qui il fit signe de se rapprocher. Louis monta sur l'estrade et tendit sa lettre. Le consul fit sauter d'un geste brusque le sceau dont la cire rouge en éclatant se répandit sur sa cotte noire de juriste. Il chaussa ses lunettes dont la monture métallique scintilla à la lumière de la chandelle vers laquelle il tendit le parchemin, se gratta la gorge pour s'éclaircir la voix et commença à lire :

— « Chers et bien-aimés bourgeois, manants et habitants de Riom, nous avons su votre bon vouloir et que vous vous montrez toujours loyaux envers nous et nous vous en remercions. Nous avons espérance que pour ces dits services nous réunirons la ville de Riom à la Couronne de

France. Nous chargeons notre receveur Pierre Mandonier de vous le dire. A Tours, le vingt-quatrième jour d'avril. »

— A la Couronne de France...

— Oui, mais les princes nous déchargent de tailles et d'aides... alors que le roi nous accable d'impôts.

— Voire !

Pierre Mandonier avait gravi les marches de l'estrade et cherchait à prendre la parole. Impatient et agacé, le consul faisait signe à l'assistance de se taire mais chacun avait un mot à dire et il fallut un long moment avant que le silence ne s'installe enfin.

— Le roi a plus grand intérêt que nul autre à la grandeur du royaume, commença le receveur. (C'était une des phrases de la lettre que le roi lui avait adressée personnellement. Elle lui semblait majeure.) Le roi a eu besoin d'argent pour racheter des villes de Picardie et pour la conquête du Roussillon.

Les princes n'étaient-ils pas en train d'abuser le peuple qu'ils ne tarderaient pas à décevoir ? Voulaient-ils vraiment le bonheur du peuple et du royaume ? Eux aussi étaient avides de pouvoir et d'argent et leurs complices avaient souvent bien besoin de redorer leur blason...

Pierre Mandonier chercha des yeux Georges-Lancelot. Il était en grande discussion avec un homme que le receveur cherchait à identifier dans la pénombre du fond de la salle. Gênés, quelques-uns se retournaient déjà quand la voix de l'homme gronda soudain :

— Voilà, j'ai près de moi ce genre de complice, qui me doit un pourpoint depuis presque un an et qui n'a pas un denier vaillant.

C'était le fripier de la rue des Taules, un grand homme aux solides épaules qui montrait l'étoffe blanche à la ceinture du seigneur de Saint-Hilaire et qui s'apprêtait à le saisir au col dudit pourpoint quand celui-ci, plus rapide, brandit son épée et la pointa contre la poitrine de son agresseur.

— Arrêtez !

A l'unisson, aussi courroucé l'un que l'autre, le consul et le receveur avaient crié d'une seule voix.

— Séparez ces querelleurs !

Toute l'assistance tournait maintenant le dos à l'estrade. Deux sergents avaient surgi de la rue et s'interposaient déjà.

— Félon !

— Sale pourceau, je te mangerai la cervelle.

Pierre Mandonier vit partir, sans protester, son cousin pour la tour Bonan, la vieille tour de monseigneur de Poitiers, qui servait de prison. Il serait bien temps de le faire sortir quand il le jugerait bon. Il n'était pas mécontent de cet incident et quand, après la fin de la réunion, le chevaucheur du roi lui demanda s'il n'allait pas intervenir pour cet homme qu'il avait l'air de bien connaître, il haussa les épaules en disant :

— C'est un homme de très petit gouvernement et qui veut se battre contre le roi. Il n'est pas urgent de le remettre sur son cheval. Si monseigneur le duc n'a que ce genre d'hommes dans ses troupes, le roi n'a pas grand-chose à craindre.

La pluie avait repris, compromettant le marché. Les étals des échoppes dégoulinaient et les chalands se faisaient rares. Dépités, commerçants et artisans, qui n'avaient plus le cœur à appâter le client de leurs boniments, avaient reflué au fond de leurs boutiques, espérant encore une amélioration avant la fin de la journée. Un marchand de poêlons et autres chaudrons, occupé à vider consciencieusement l'eau accumulée dans ses ustensiles, arrêta Pierre Mandonier :

— Que va-t-on faire ? Les hommes du duc nous harcèlent, allons-nous vraiment nous rebeller contre le roi ? Mon père a assez pâti d'avoir pris le parti du dauphin, aujourd'hui notre roi !

— Chacun fera bien comme il voudra mais encore faut-il connaître le meilleur intérêt.

L'homme était un bon exemple du désarroi de beaucoup pris entre le fer et l'enclume, les gens du duc et ceux du roi. Combien de temps allait encore durer cette mascarade qui détournait chacun de ses activités ? Le royaume allait encore en souffrir. L'horloge sonna trois heures.

— Serai-je à Montferrand ce soir ? demanda le chevaucheur.

— Tu as encore le temps avant la nuit, mais je dois écrire ma réponse au roi. Tu pourras toujours coucher à la maison, il y a la place de ce maudit Georges !

Trouvant ridicule cet assemblage de noms, il ne disait jamais « Georges-Lancelot ».

— Merci, il faut aussi que je vous raconte mes aventures, commença Louis, un peu timide, que le receveur impressionnait vaguement.

— Quelles aventures ?

Tout en louvoyant entre les étals, Pierre Mandonier écouta le récit du garçon, qui prit fin au moment où ils franchissaient le seuil de la maison. Baranne, son épouse, et Aigline étaient rentrées depuis longtemps.

— Voilà la fille de Georges ! Ton père dormira en prison ce soir !

— Quoi ?

— Tu connais ton père, toujours prêt au scandale. Il s'est presque battu avec le fripier qui réclamait son argent, les sergents l'ont emmené à la tour Bonan. Et voilà Louis, chevaucheur du roi.

Aigline le regarda à peine. Le visage fermé, elle remâchait déjà sa rancœur contre son père qui s'était encore mis dans une situation impossible. Qu'il soit maudit ! Il lui gâchait la joie qu'elle s'était faite de lui montrer la cotte offerte par Baranne. Pourquoi ramenait-elle toujours tout à son père et à Mamet qu'elle espérait aussi surprendre par sa nouvelle tenue ? Il y avait bien longtemps qu'elle n'avait porté un vêtement neuf sans reprises ni accrocs, d'une belle couleur uniforme, ni délavée ni tachée.

Baranne avait ouvert ses coffres pour qu'elle choisisse du linge et des estivaux. Depuis midi, elle paradait devant un miroir, encouragée par la jeune servante de la maison qui l'avait lavée et lui avait tressé les cheveux. A son bras brillait le bracelet de sa mère, relique précieuse où était réunie la mémoire de ses deux mères, la vraie et l'adoptive. La servante l'avait complimentée sur ces bijoux en lui attachant autour du cou le collier retrouvé dans l'écurie de Saint-Ours et qu'elle avait fait briller avec une douce toile. Baranne avait aussi louché dessus mais n'avait obtenu que des explications évasives. Discrète, elle n'avait pas insisté et seulement apprécié : « Ainsi tu n'es plus une petite sauvageonne... » Baranne était amusée par l'enthousiasme un peu boudeur d'enfant gâtée qui lui rappelait de vieux souvenirs mais surtout interloquée par la beauté de cette fille.

Furieuse de la nouvelle de l'emprisonnement de son père, traversant à grands pas la longue salle où Eustache, le valet, venait de déposer une énorme bûche dans la cheminée pour la vêprée, Aigline quitta la maison sans dire un mot.

— Elle va revenir crottée et trempée... maugréa sa cousine un peu déçue en regardant le ciel qui pourtant s'éclaircissait du côté des montagnes.

C'était plutôt bon signe après cette journée détestable.

Désœuvrée, de mauvaise humeur, Aigline erra dans les rues où les chalands revenaient peu à peu. Si les toits s'égouttaient doucement et les façades commençaient à sécher, les rues transformées en bourbier conserveraient longtemps la trace de ces pluies diluviennes. Pour préserver ses estivaux, Aigline visait les cailloux qui dépassaient çà et là et relevait sa cotte pour éviter qu'elle ne soit crottée. En se réfugiant derrière un poteau cornier, elle se protégea d'un troupeau de pourceaux que le porcher fit rentrer dans une cour en lui lançant des œillades insistantes. Puis une charrette embourbée fut dégagée par trois hommes aux carrures impressionnantes et envoya un jet de boue dans sa direction. Elle l'esquiva comme elle put, s'attirant des quolibets des trois gaillards aux mines rougeaudes. C'était la première fois qu'elle se promenait ainsi seule en ville et elle en mesurait tout à coup les dangers, bien différents de ceux de la forêt. Elle pensa soudain à Mamet qui n'était pas là pour la secourir en cas de besoin. Que penserait-il de sa nouvelle tenue ? Puis elle revint à son père et décida de porter ses pas vers le palais ducal. Une grosse femme la renseigna obligeamment mais ses explications n'étaient pas très claires :

— Prends donc là par la venelle, puis à droite, devant la maison du Cerf, puis à gauche, chez l'apothicaire à droite, pas le marchand d'herbes sinon il faudrait aller à gauche…

Hésitant, sans voir jamais ni l'apothicaire ni le marchand d'herbes, elle se retrouva près du rempart où s'activaient des maçons et, à l'instant où elle allait se décider à demander encore son chemin, elle aperçut une grosse bâtisse en pierres sombres et une chapelle.

— Que fais-tu là ?

Aigline sursauta. Une main s'était posée sur son épaule.

— Odilon… Et toi ?

— Monseigneur est là. Nous partons demain à Moulins. Le roi marche sur Bourges… C'est bientôt la guerre et ce maudit temps m'a empêché de finir mon dessin de Riom.

Il tenait sous son bras sa liasse de parchemins.

— Et ton père et ses amis viennent-ils avec nous ?

Aigline serra les poings. Pour rien au monde et surtout pas à ce prétentieux, elle n'aurait avoué que son père venait d'être emprisonné.

— Oui, ils se préparent, répondit-elle, évasive. Tu me montres ton dessin…

De bonne grâce, Odilon défit sa liasse et plaça sur le dessus le feuillet où il avait calligraphié « la ville et le palais de Riom ».

— Voilà…

— C'est le palais ici ?

Aigline montrait un grand ensemble de bâtiments sur la gauche.

— Oui, mais je ne l'ai pas achevé. Ensuite, c'est Saint-Amable, puis le Marthuret là et tout autour le rempart. Je l'ai fait en bon état car les maçons travaillent à le réparer et il sera bientôt comme neuf pour que la ville soit bien défendue en cas d'attaque du roi.

— Et la prison ?

— La prison ? Tu t'intéresses à la prison ?

— Juste pour savoir…

— C'est là !

Odilon ne regardait plus son dessin mais désignait une grosse tour bâtie en pierres grises juste devant eux. Aigline observa en silence cette masse impressionnante et sinistre à l'intérieur de laquelle elle imaginait son père tournant comme un oiseau en cage. Lui qui ne supportait aucune contrainte, aucune loi. Des sergents allaient et venaient, s'interpellant calmement ou hurlant des ordres d'une voix péremptoire. Indifférent à ces bruits, Odilon l'observait aussi. L'air buté et farouche, elle lui semblait un peu irréelle là, presque incongrue, loin de ses terres sauvages qui lui convenaient mieux.

— Et Rigaud ? finit-elle par dire en détournant enfin les yeux de la prison.

Odilon fronça les sourcils. Il n'aimait guère qu'elle lui parlât de son rival.

— Il doit être à Moulins à cette heure si son cheval n'a pas crevé sous lui car il a dû le mener grand train. Et pourquoi n'irions-nous pas faire le tour du jardin de monseigneur ? Cette éclaircie du soir est si belle.

— Et monseigneur d'Armagnac ?

— Mon maître ne compte sur moi que demain à l'aube.

Déconcertée par l'amabilité d'Odilon qui semblait avoir oublié le fameux emprunt de son cheval, Aigline accepta l'invitation. Sa mauvaise humeur s'était envolée avec les nuages et c'est assez flattée qu'elle passa devant les sergents du château avec ce garçon que tous semblaient connaître et respecter.

— Nous allons dans le verger. Les arbres y sont encore en fleurs... J'en ai dessiné quelques-uns.

Très calme, Odilon guidait sa compagne qui n'aurait jamais pu imaginer la tempête et le combat qu'il se livrait dans sa tête. A la veille de cette guerre dont il ne savait trop ce qu'elle serait, il se demandait si ce n'était pas le moment de se déclarer à cette fille qui hantait ses nuits depuis plusieurs mois. Quand il l'avait aperçue quelques instants plus tôt, postée devant le rempart, il l'avait trouvée encore plus belle que dans son souvenir. Son cœur avait sauté dans sa poitrine. Lui si raisonnable, comment pouvait-il être dans un tel état ? Et en même temps, il ne pouvait se résoudre à sauter le pas avec l'image de ce père détestable dont il ne fallait pas songer à faire un beau-père. Seules les circonstances expliquaient que monseigneur ait pu s'intéresser à cet homme...

Ils contournèrent le petit lac où évoluaient des cygnes comme au temps de monseigneur de Berry qui avait tant aimé ces oiseaux dont il avait fait un de ses emblèmes, présents d'ailleurs dans beaucoup de maçonneries du château. Ils traversèrent ensuite des planches régulières aux bordures nettes où fleurs, plantes potagères et herbes aromatiques se mélangeaient avec bonheur. Au-delà, une roseraie déployait ses arceaux mais les branches qui s'y entrelaçaient, taillées quelques semaines plus tôt, n'y offraient que des tiges d'un vert tendre avec des boutons à peine formés. Aigline se remémorait sa visite du jardin de la comtesse de Montpensier.

— J'ai vu ici des gerbes de fleurs à perte de vue, commenta Odilon, mais je suis ignorant en la matière et ne te les nommerai pas.

Aigline l'observait, étonnée qu'il se souciât soudain de ces choses qui lui semblaient pourtant si étrangères. Elle ne le reconnaissait pas et en était là de ses pensées quand soudain il lui fit face. Ils avaient atteint une tonnelle que la duchesse Jeanne avait fait réaliser dès son arrivée à Riom quelques années plus tôt. Il avait repoussé sur son dos les pans de la manteline qui l'avait protégé de la pluie, dégageant ainsi le chaperon posé sur l'épaule, et mis la main dans son pourpoint de velours vert sombre. L'étoffe chatoyait maintenant au soleil presque horizontal, énorme boule rougeâtre, qui s'était enfin décidé à paraître avant de sombrer sans doute très vite derrière les monts.

— Regarde !

Il lui tendait un dessin.

— Qu'est-ce que c'est ?

— Tu ne vois pas ?

Devant la mine dubitative de la jeune fille, Odilon enchaîna :

— Ces yeux posés en biais dans ces tempes hautes, ces pommettes saillantes, ce nez un peu court, ces lèvres appétissantes bien dessinées, ce menton volontaire... cela ne te rappelle rien ?

Aigline secoua la tête pour dire non.

— Tu ne te regardes jamais dans un miroir ?

— Moi ? Celui qui appartenait à ma mère a été détruit dans l'incendie, il n'y a pas de miroir chez Gaillarde pour qu'elle y regarde sa moustache... (Elle pouffa, entraînant Odilon dans un fou rire communicatif.) Et ce n'est pas Mahaut qui me prêterait le sien, elle s'en sert beaucoup elle-même.

— Alors tu ne te reconnais pas ?

— Moi, avec cette tête ?

— Mais oui.

Odilon était éperdu. Comment résister à ce charme ? Il la préférait certes avec ses cheveux dénoués comme il l'avait vue surgir le jour du mariage de son père dans cette sente où il jouait les importants.

— Et sais-tu que je porte ce visage-là sur mon cœur ?

Il avait mis la main sur sa poitrine. Les yeux d'Aigline s'attachèrent un instant aux siens si sombres. Il portait toujours les cheveux très courts coupés à l'écuelle qui renforçaient la forme assez carrée du visage, la frange réduisant le front. La ligne des sourcils abondants très horizontale accentuait encore la géométrie des traits que seul déparait un nez long et osseux.

Un oiseau chanta, un doux chant qu'Aigline aurait voulu identifier. Un autre lui répondit, puis il n'y eut plus que le gazouillis de la fontaine qui dressait fièrement sa grosse cuve ronde sur un socle épanoui au milieu d'un bassin où tombaient dru les jets crachés par des têtes léonines. Téméraire, une hirondelle vint boire en s'arrêtant en plein vol sur l'eau comme en lévitation, puis une autre. Le premier oiseau siffla à nouveau. Mamet surgit soudain entre eux.

— A quoi penses-tu ? demanda Odilon qui avait rangé soigneusement son dessin.

— A mon ami Mamet qui saurait me dire, lui, quel est cet oiseau.

Aigline suggérait une comparaison qui ne flattait pas Odilon. En réponse il questionna :

— Celui qui fait les grimaces ?

Brusquement tendu, il regrettait déjà sa question. Pourquoi être jaloux d'un absent ? Comment ce petit paysan pouvait-il être un rival ?

— Peut-être un rossignol qui chante l'amour, murmura-t-il en s'approchant d'Aigline.

Quel sentiment aurait-il eu s'il avait su qu'Aigline songeait à la parade des pigeons ! Cette initiation à l'amour faite par Mamet la hanterait-elle toute sa vie ?

Les yeux perdus dans leur rêverie inaccessible ne rebutaient pourtant pas Odilon qui murmura :

— Peut-être as-tu compris que je t'aime comme un fou. Et n'est-ce pas au début du mois de mai que les garçons se déclarent ?

Il l'enlaçait déjà. Elle sentait bon le savon. Raide et droite, elle se détendit enfin. La grosse boule rouge avait définitivement sombré derrière les montagnes. La pénombre gagnait tout doucement et les oiseaux soudain silencieux avaient rejoint leurs nids, emportant Mamet avec eux. Malgré elle, Aigline perdait pied. Odilon était si tendre.

— A la vie, à la mort ! murmura Aigline mais le visage de Mamet se superposa soudain à celui d'Odilon et résonna la phrase qui avait un soir rompu le charme entre eux : « Ne dis pas des choses que tu ne peux pas tenir… »

Au comble de l'anxiété, Baranne était aux aguets quand elle rentra à la maison. Il faisait presque nuit.

— J'ai prié Notre-Dame du Marthuret qu'il ne t'arrive rien ! Est-ce pas Dieu possible que tu disparaisses et ta cotte est dans quel état ? Te voilà redevenue une sauvageonne avec tes cheveux défaits. Comme tu as les yeux brillants, tu n'as pas de fièvre au moins ? Ton cousin a faim !

— Ne fais pas cette tête, je m'occuperai de ton père demain et bois plutôt un peu d'hypocras, cela te fera chaud au cœur et au ventre !

— C'est le grand remède de Pierre. Il ne croit pas aux apothicaires mais uniquement à son hypocras !

— J'espère que ce chevaucheur n'aura pas d'ennui avec ma jument ! Il a dû arriver à Montferrand maintenant. Et après Clermont, il doit aller régler des affaires de famille à Saint-Ours. Je lui ai expliqué le chemin et il repassera par là pour reprendre son cheval qu'Eustache aura conduit chez le maréchal-ferrant. Il boitait vraiment trop pour partir !

Le gobelet d'hypocras bu d'un trait mit aussitôt Aigline dans une douce torpeur. Odilon l'avait quittée au bout de la rue après l'avoir embrassée et serrée si fort contre lui qu'elle en avait encore les jambes flageolantes. Elle aurait tout oublié ou presque pour le suivre, son père, Mamet… Aussi quand elle entendit prononcer « Saint-Ours », elle crut ne pas avoir bien entendu et fit répéter :

— Où allait ce chevaucheur ?

— A Montferrand, Clermont, puis Saint-Ours, répondit naturellement Pierre Dumoutier en humant le civet de connin que la servante venait de poser devant lui. Hum, vous n'avez pas oublié le girofle et la cannelle, cette fois.

La servante rougit jusqu'au bout des oreilles, qu'elle avait étrangement décollées et que ses cheveux en macarons ne parvenaient pas à dissimuler. Le maître lui rappelait une négligence dont elle n'était pas fière. Heureusement sa jeune invitée avait la tête ailleurs.

— Il n'y a pas plusieurs Saint-Ours en Auvergne ?

Tout aux senteurs du lièvre et tâtant les morceaux du bout d'une longue pique d'étain, Pierre Dumoutier ne répondit pas tout de suite à Aigline qui hésitait à répéter sa question.

— Voici une cuisse bien dodue. Goûte cela... Pour Saint-Ours, je crois bien qu'il n'y en a qu'un. Mais pourquoi t'intéresses-tu à ce village ?

— Pour rien, mon cousin.

Aigline avait accompagné cette réponse d'un sourire enjôleur. Elle aurait aimé demander quand le chevaucheur reviendrait mais elle n'osa pas.

Une bûche crépita dans l'énorme cheminée. Des étincelles jaillirent sur le sol au pied du dressoir où était exposée une belle vaisselle d'étain. Les aiguières parurent flamboyer un instant, les gobelets soulignés d'un filet doré jetèrent des éclats ; puis tout se calma comme s'il était normal de passer de l'ombre à la lumière en un instant. Les objets s'évanouirent à nouveau dans la pénombre. Dehors il faisait nuit. Aigline imagina son père dans un sombre cachot comme les ménestrels en décrivaient dans leurs histoires. Et Odilon ? Où son beau pourpoint de velours jetait-il des éclats ?

17

Le peu d'amitié que Pierre Mandonier portait à son père arrangea les affaires d'Aigline. Il ne se présenta, en effet, que le surlendemain à la tour Bonan, qui servait de prison, pour faire sortir Georges-Lancelot. Il n'était pas mécontent de l'avoir laissé mijoter et bien qu'il répugnât à montrer un lien de parenté avec cet homme « de très petit gouvernement » selon le juge qui avait traité l'affaire, il intervint en sa faveur comme il l'avait promis à Aigline.

Louis sauta à terre au moment même où Georges-Lancelot, barbu et hirsute, encadré de quelques amis, arrivait de la prison.

— Grisonne s'est-elle bien comportée ? demanda le maître heureux de retrouver sa monture dont les naseaux encore fumants attestaient le train auquel elle avait dû être soumise. M'aurais-tu trompé avec ce jeune maître fougueux ?

La jument tapa du sabot sur le sol. Acquiescement ou dénégation ? Son maître en saisit la rêne et l'entraîna vers l'écurie où le valet Eustache avait réinstallé le cheval de Louis après l'avoir fait ferrer de neuf. Il y voisinait avec ceux de Georges-Lancelot et d'Aigline.

Au bout de la rue des chalands nonchalants baguenaudaient à la faveur du soleil retrouvé après des jours de bourrasques et de pluie. Les échoppes ouvertes regorgeant de marchandises, délaissées lors du dernier marché pour cause de mauvais temps, retrouvaient leur intérêt et les boutiquiers au sourire aguichant guettaient le client quand des voix dominèrent soudain la clameur confuse. A l'affût du moindre spectacle de la ville, Aigline, qui, boudeuse, avait à peine salué son père, se précipita vers l'attroupement de badauds aussitôt formé autour de l'événement.

Renonçant à s'exprimer, la voix de l'un couvrant celle de l'autre, deux crieurs s'affrontaient maintenant à la trompette. Celui qui aurait le plus de souffle prendrait la parole le premier. Rouges, les joues gonflées à la limite de l'explosion, devant une assistance tenue en haleine et devenue silencieuse, ils tentaient l'exploit, le vainqueur gagnant le droit de lire d'abord son message. Contrairement à l'attente car, parmi les spectateurs, les spéculations allaient bon train, ce fut le plus grand qui céda le premier et s'inclina face à son adversaire. Aigline qui adorait ces scènes improvisées battit des mains joyeusement.

— Le petit n'est pas forcément le vainqueur ! souffla son voisin, un grand gaillard impressionnant. Le gagnant est souvent le dernier qui parle !

— Bien pensé ! répondit Pierre Mandonier qui avait rejoint Aigline avec Louis, curieux de voir le roi et le duc s'affronter par crieur interposé.

Les joues encore rouges, des gouttes de sueur ruisselant jusqu'au col de son pourpoint, l'homme attendit quelques instants que le silence revienne tout en fixant son attention sur le parchemin qu'il devait tendre des deux mains. Bien en place, il commença enfin la lecture, la voix légèrement essoufflée.

— « Bourgeois, manants, habitants de Riom, nous, duc Jean de Bourbon, et nos amis proclamons que nous ne voulons que le bien du royaume et que nous dénonçons les extrêmes et excessives charges qui pèsent sur le pauvre peuple pour lequel nous avons extrême compassion et pitié. Fait à Moulins le deuxième jour de mai. »

— Bien dit !

— Pas de paroles, des actes !

Des remous agitèrent l'assistance à laquelle s'étaient agglomérés de nouveaux passants.

— A moi maintenant !

L'autre crieur emboucha de nouveau la trompe qu'il portait en bandoulière pour ramener le silence qui se fit peu à peu, puis déroula à son tour le parchemin :

— « Chers bourgeois, manants et habitants de la cité de Riom, toujours mes fidèles amis, bons et loyaux, nous devons lutter ensemble contre les divisions et éviter la guerre qui n'amène que destructions, églises pillées, femmes forcées ou filles violées. Ne vous laissez pas tromper par les fausses promesses des princes en rébellion et désobéissance. Louis, votre roi. »

— Bien dit !

Un observateur attentif aurait sans doute remarqué que le même homme saluait des mêmes mots que le premier le deuxième message, attestant la versatilité de la nature humaine.

— Bah, le duc ou le roi... Ce qui les intéresse, ce sont les tailles et les aides pour mener leur grande vie...

Une grosse femme au visage hâlé et tavelé, la bouche épaisse, venait sans doute de dire tout haut ce que beaucoup pensaient tout bas. Son voisin éclata d'un rire gras qui découvrit ses dents gâtées et ses mâchoires chancreuses.

Comment mesurer le sentiment de cette foule inconstante ? se demandait Pierre Mandonier en écoutant les commentaires des uns et des autres. Il aurait été bien en peine pour prévoir ce que ces hommes allaient faire. Suivre le duc dans son entreprise périlleuse ou écouter le roi ? Quel message enverrait-il, lui-même, au roi ? Perplexe, il abandonna Aigline, passionnée déjà par une nouvelle attraction.

Indifférent aux réactions de l'assistance, le deuxième crieur avait, en effet, déjà quitté les lieux pour rejoindre une autre tribune où son concurrent avait dû prendre de l'avance et, profitant de l'attroupement, un musicien s'était glissé dans le cercle de spectateurs tout prêt, suivi d'une danseuse qui commençait à virevolter. Invitant Louis à la suivre, Aigline se faufila au premier rang.

Le garçon, qui était resté en retrait, avait blêmi. Il venait de reconnaître sa voleuse d'Aigueperse. Ses formes délicates, dont le souvenir l'émouvait encore, étaient mises en valeur par une cotte d'un beau rouge franc dont l'étoffe suivait, souple et moulante, les pas de danse. Les spectateurs avaient légèrement agrandi le cercle que la danseuse suivait sur la pointe des pieds en faisant onduler ses bras, tendant une main vers l'un, puis vers l'autre en se déhanchant d'un côté, de l'autre. Dans l'assistance, les hommes retenaient déjà leur souffle, rêvant tous de serrer entre leurs mains cette taille délicate, et la musique douce de la viole devenait aussi plus lancinante pour amener au paroxysme les gestes de la danseuse et les pensées troubles des observateurs. Les affaires du roi et des princes étaient oubliées.

Se saisissant d'un chaperon, la danseuse fit un dernier tour de piste, réclamant gracieusement l'obole de chacun et brisant sans doute le rêve. Lâchement, beaucoup quittaient les lieux. Aigline rejoignait déjà Louis, bien déterminée à l'interroger sur son expédition à Saint-Ours, mais le garçon ne semblait pas la voir. Ses yeux étaient rivés sur la danseuse qui harcelait encore quelques spectateurs afin de leur soutirer un sou pendant que le musicien continuait à gratter inlassablement sa viole.

— Ne leur donnez pas, ce sont des voleurs ! cria soudain Louis en s'avançant vers l'homme auquel il arracha brutalement son instrument qu'il jeta à terre.

Aigline regardait la scène, médusée. La foule dispersée refluait déjà vers eux, à l'affût d'un nouveau spectacle.

Le musicien avait saisi Louis au col de son pourpoint. Ils restèrent face à face quelques instants à se défier.

— Vas-y !

— Battez-vous ! Je parie que c'est le jeune homme qui gagne !

— L'autre est plus fort !

Submergé par la colère, excité par la foule, arc-bouté sur des jambes solides, Louis se saisit à son tour des mains pesant sur son cou pour en desserrer l'étau. Le musicien grimaça, relâcha l'emprise des doigts. Louis en profita aussitôt pour bousculer son adversaire qui roula à terre, l'entraînant à son tour dans la boue. Ils restèrent liés ainsi, luttant sans que l'un des deux arrive à prendre le dessus, la foule ponctuant le combat de « oh ! » et de « ah ! ».

Inquiète, Aigline avait couru chez Pierre Mandonier qui, revenu sur les lieux et mesurant le danger, exhorta en vain les combattants à se calmer. Mais ils n'étaient plus en mesure d'écouter quoi que ce soit. Seuls les sergents de la ville pourraient les séparer. Le chevaucheur du roi s'était mis dans un mauvais pas et Pierre Mandonier ne pourrait lui éviter une nuit en prison. Les consuls ne toléraient guère ces combats de rue.

Quéris par le valet Eustache, quatre sergents firent leur apparition quelques instants plus tard, quatre grands gaillards aux carrures impressionnantes. Il était temps car le musicien avait saisi une pierre dont il s'apprêtait à asséner un coup à Louis. La foule criait comme si l'espoir de voir du sang la réjouissait. En un tournemain, les sergents s'emparèrent des deux adversaires remis debout et encadrés solidement. Devenue inutile, la pierre gisait à leurs pieds et les spectateurs, vaguement déçus par cette issue qui ne donnait pas de vainqueur à applaudir, partaient cette fois pour de bon.

Débraillé, le pourpoint boueux, la chainse sortie des chausses, les cheveux en bataille, Louis se débattit, cria qu'il était innocent, qu'il avait été dépouillé par cet homme et cette femme. L'aubergiste du Coucou qui chante à Aigueperse pourrait le dire, que cette femme était déshonnête. Aigline chercha des yeux la danseuse à la cotte rouge. Elle avait disparu. La viole jetée à terre par Louis avait été ramassée.

Le vent qui s'était levé semblait balayer les derniers souvenirs de l'incident. Il apportait aussi l'odeur des tanneries du quartier Saint-Jean et de sa rivière nauséabonde. Les Riomois n'avaient pas besoin de girouette pour deviner la direction du vent !

Revenue à la maison, Aigline remâcha sa déception de n'avoir pu parler de Saint-Ours avec Louis. Elle en avait soudain assez de la cité, de ces histoires et aspirait à rentrer à Saint-Hilaire, tiraillée entre le plaisir de retrouver Mamet et ses oiseaux et l'espoir de revoir Odilon qui lui manquait plus qu'elle n'aurait voulu l'avouer. Le front collé au verre coloré de la fenêtre qui donnait sur la rue où la pénombre gagnait rapidement, indifférente aux allées et venues, elle tournait le dos à la maison pourtant si douillette.

Sur les recommandations de Baranne Mandonier affolée par son allure dépenaillée et sale, son père avait disparu dans l'arrière-salle où se trouvait le grand baquet de bois destiné aux ablutions de la famille. La maîtresse de maison avait interdit depuis longtemps la fréquentation des étuves à son mari sous le prétexte des risques d'épidémie. Elle redoutait surtout les mauvaises rencontres et fréquentations dans des lieux où les baigneurs entretenaient parfois des commerces douteux. D'une oreille distraite, Aigline avait entendu son père plaisanter avec la jeune servante qui avait préparé l'eau, réclamant qu'elle restât auprès de lui comme le faisaient les étuvières dévouées. Mais Baranne faisait bien trop peu confiance à ce cousin turbulent et l'avait prié d'un ton sec de se débrouiller tout seul et de laisser tranquille la jeune fille. Il avait ricané bruyamment et réclamé alors au moins des herbes parfumées, ce qui avait fait sourire sa fille qui le savait peu habitué à ce genre de raffinement. Et des effluves suaves s'étaient répandus dans la maison, entrant en concurrence avec celui, entêtant et fort, du chou qui mijotait depuis le matin. Il devait accompagner les pigeons que la servante avait embrochés sur un long hast et qu'elle faisait griller maintenant amoureusement dans la cheminée, apportant à leur tour de nouvelles senteurs.

Des senteurs qui finirent par attirer Aigline. Elle quitta enfin la fenêtre dont l'ébrasement lui avait fait refuge et s'approcha de la cheminée où elle reconnut les oiseaux. Leur peau grillée laissait suinter des gouttes de graisse recueillies dans un récipient posé sur un trépied. Son hôtesse qui pensait offrir à ses invités un mets de choix ne cacha pas sa déception quand la jeune fille lui expliqua qu'elle ne pouvait en manger.

— Ce serait faire injure à Mamet ! s'exclama Aigline.

Baranne ne savait pas qui était Mamet mais trouvait que décidément cette fille la décevait. Capricieuse, elle n'avait pas plus de manières que son père.

— Eh bien, moi, j'adore les pigeons et je ne me laisserai pas couper l'appétit par Lancelotte dont l'amoureux élève nos colombes ! Si ce n'est pas pour les manger, faisons brûler tous les colombiers et ces maudits oiseaux.

L'éclat de rire dont Georges-Lancelot accompagna ses derniers mots exaspéra encore davantage Aigline. Le cheveu bien peigné, rasé de frais par le barbier que Baranne avait envoyé quérir dans la rue voisine, il ne manquait pas d'allure. Fulminant, Aigline le détesta. Ses yeux si clairs lançaient des éclairs aussi sombres que les boulets des bouches à feu. Elle était furieuse que son père parle ainsi de Mamet, furieuse aussi de constater qu'il avait retrouvé sa superbe sans tarder et ses mauvaises manières.

— Cela ne fait rien... Il y a aussi des saucisses et du lard, dit aussitôt Baranne tentant de faire tomber à sa façon la tension qui s'était installée entre ses deux invités dont elle n'arrivait pas à comprendre les relations compliquées.

Négligeant ces soucis domestiques, Pierre Mandonier prenait place à table où le chou fumant venait d'être posé dans un large plat par la servante qui découpait maintenant les fameux pigeons sous l'œil torve d'Aigline.

— Le roi marche sur Bourges avec huit cents lances et on raconte que mille lances arrivent de Savoie et du Dauphiné vers le Forez...

Le receveur du roi avait l'air soucieux. Il avait appris ces nouvelles dans la journée. Faudrait-il mettre en état de défense Riom comme l'ancien chef des Ecorcheurs, Antoine de Chabannes, l'avait fait pour Moulins où les ponts-levis avaient été abattus et les remparts réparés ? Le duc serait-il assez fort pour dresser cette ville fidèle contre le roi ?

— Qui se rebelle contre le roi est fol ! martela le receveur du roi en regardant fixement Georges-Lancelot assis près de lui.

Comprenait-il ? N'était-il pas trop buté pour écouter ce sage conseil ? Et si naïf ! Prêt à croire ses amis venus l'accueillir à sa sortie de prison. Ne s'étaient-ils pas vantés d'avoir été reçus au palais du duc où la tension montait avec l'approche du roi dans les terres des Bourbons ?

— Voire ! Mon compagnon de cachot, le seigneur de Tournoël, y croupit pour ne pas avoir voulu soutenir le duc et être resté fidèle au roi ! Alors qui croire et qui servir ? Dans le fond de ma forêt ou dans mon château ruiné, je n'avais pas de tels choix !

Incrédule, Pierre Mandonier haussa les épaules.

— Le duc ne va pas emprisonner tous ceux qui ne le suivent pas dans sa folie ! Les cachots de la tour Bonan n'y suffiraient pas en tout cas.

— Me prenez-vous pour un menteur ?

Déjà debout, la main sur le cœur, Georges-Lancelot était encore une fois prêt à l'esclandre. Il respira profondément et poursuivit cependant calmement :

— Monseigneur le duc de Bourbon est à Moulins et le duc de Nemours est allé le rejoindre mais il doit revenir, m'ont conté mes amis. Ils ont rencontré son messager, Rigaud... ton admirateur, ma chère Lancelotte.

Et cette partie qu'il semblait toujours jouer contre sa fille ? Qu'y avait-il entre eux ? Agacé par ces manigances, Pierre Mandonier observait Georges-Lancelot d'un œil sans pitié ni indulgence. Ironique, il s'était penché vers Aigline, installée à l'autre bout de la table près de Baranne. Elle semblait calmée. Elle faillit même demander s'il n'avait pas vu Odilon mais préféra l'interroger en s'efforçant d'adopter un ton neutre :

— Et la duchesse Jeanne, reviendra-t-elle à Riom ?

— J'en doute.

Pierre Mandonier avait pris la parole alors que la question s'adressait à Georges-Lancelot. Celui-ci avait piqué du nez dans son écuelle. Il était mal à l'aise soudain, sachant qu'à tout moment Aigline était capable de faire les pires révélations sur lui. Leur hôte se lança heureusement dans de longues explications sur les faibles chances de venue de la duchesse en ces temps incertains.

— Alors, il faudra que j'aille à Moulins ! laissa tomber Aigline quand il eut fini.

— A Moulins, pour quoi faire ?

Baranne avait posé un morceau de la carcasse du pigeon qu'elle venait de manger délicatement du bout des doigts.

— Pour avoir des nouvelles de ma mère...

Aigline avait, elle aussi, grignoté sans faim une saucisse mais, moins discrète que leur hôtesse, se léchait les doigts en regardant Georges-Lancelot qui fixait la cheminée.

— Ta mère ?

— Oui, ma vraie mère puisque j'en ai deux, une qui est morte, la femme de celui qui me sert encore de père et qui a tué mon vrai père, et puis ma vraie mère qui est peut-être encore de ce monde !

L'air dubitatif, Pierre Mandonier avait froncé les sourcils au-dessus de ses lunettes. Baranne n'en finissait pas d'essuyer ses doigts sur le linge damassé que la servante avait disposé à cet effet.

— Cela mérite quelques explications, finit-elle par dire en regardant Aigline, puis son père.

— Lancelotte vous les donnera !

Repoussant brusquement le banc, Georges-Lancelot s'était levé. Il parut hésiter un instant, puis se dirigea à grands pas vers la porte.

— Le lâche ! il cherche son salut dans la fuite.

Hors d'elle, Aigline s'était dressée à son tour. Elle aussi semblait indécise. Puis elle se ravisa et fit face à ses hôtes. Indifférente, la jeune servante venait de poser devant eux une crème frite et une odeur de cannelle se substitua un instant à celle du chou. Imperturbable, Pierre Mandonier avança la main vers le plat où un quadrillage régulier découpait la pâte saupoudrée de sucre en petits morceaux. Il en prit un, le mit délicatement dans sa bouche et le dégusta lentement. Quand il l'eut enfin avalé, il passa consciencieusement sa langue dans les moindres recoins de ses dents, avala un gobelet de vin rouge et se servit à nouveau mais dit avant d'enfourner le nouveau carré pané et sucré :

— Tout cela mérite en effet des explications.

— Oui, confirma Baranne qui s'agitait sur son banc et n'avait pas osé les réclamer.

— Voilà...

Aigline se lança dans un long récit, n'épargnant aucun détail et quand elle s'arrêta enfin après avoir expliqué pourquoi elle aurait voulu parler avec le chevaucheur du roi de Saint-Ours, Pierre Mandonier était arrivé au bout du plat de crème frite.

— Comment, tu n'as rien laissé à cette petite !

Baranne soupira. Ce cri du cœur parfaitement domestique était une façon d'exprimer son émotion. Plus diplomate, Pierre Mandonier se contentait de mâchouiller ce dernier morceau qui était peut-être de trop. Il se sentait soudain écœuré. Mais il devait avouer que c'était davantage la faute de cette maudite sucrerie que celle de ce cousin qu'il n'appréciait guère. Et, des histoires comme celle qu'il venait d'écouter, il en avait assez entendu depuis le temps des Ecorcheurs, des filles violées, des femmes forcées, des innocents tués... Le récit de la fille n'améliorait pas l'opinion qu'il avait du père et il regrettait vivement déjà de l'avoir tiré des geôles de la tour Bonan.

Georges-Lancelot erra dans l'obscurité, cherchant son chemin en tâtonnant parmi les étals qui débordaient sur la rue ou les poteaux corniers soutenant quelque encorbellement. Il se cognait à l'un, à l'autre, titubant presque. De rares chandelles brûlaient encore dans les maisons ou dans les échoppes où un artisan pouvait terminer un travail urgent. Trop maigres lueurs à travers des lucarnes très étroites pour lutter contre une nuit oppressante. Georges-Lancelot dérangea un couple d'amoureux, fit détaler un chat qui miaulait encore plusieurs venelles plus loin, un cri déchirant qui sembla se répercuter jusqu'à la muraille et fut finalement éclipsé par un groupe de jeunes gens éméchés faisant le siège d'une lourde porte. L'un d'eux brandissait une torche qui éclaira soudain la venelle et démasqua le groupe. Georges-Lancelot s'était plaqué contre l'étal d'un cordonnier en face.

— Ouvre ton huis, Alix...

— Notre-Dame, faites ouvrir cet huis, je vous en supplie...

Un des garçons s'était jeté à genoux devant une niche haut perchée où siégeait une Vierge à l'Enfant en bois sculpté. La torche l'éclaira un instant, laissant deviner le manteau bleu de la madone et la robe rouge de Jésus.

L'huis restait clos désespérément au grand dam des jeunes gens qui lancèrent quelques pierres, puis, découragés, passèrent leur chemin. Désœuvré, ne sachant trop où aller dans une ville qu'il connaissait mal, Georges-Lancelot les suivit dans le dédale des rues tortueuses jusqu'au moment où ils s'engouffrèrent dans une taverne encore ouverte dont il distinguait mal l'enseigne peinte en rouge. Le chahut des noceurs fut vite calmé par une voix qui grondait :

— Calmez-vous ! Si les sergents viennent, nous irons tous en prison !

— Par Dieu, courroucez-vous mais servez-nous à boire !

— Et cette pucelle, tu voulais la garder pour toi ?

Georges-Lancelot s'était enfin décidé à ouvrir la porte au moment où l'un des fêtards s'avisait de la présence sur un banc d'une jeune femme qu'ils entourèrent en un instant.

— Voici l'heure où le lion rugit.

— Où le loup hurle à la lune...

— Ne sommes-nous pas beaux, parés de gros sacs et de frocs de moines ?

— Oui, mais c'est messire que j'attendais !

Echappant au cercle des éméchés, la fille s'était précipitée vers Georges-Lancelot et se blottissait déjà contre lui.

— Alors messire offre à boire à tous !

Hésitant, à la fois ravi de l'aubaine qui s'offrait à lui et inquiet car il n'avait pas un sol vaillant dans son aumônière, il préféra battre en retraite. La fille s'accrochait à lui. Les autres les entouraient, menaçants. L'un d'eux brandissait déjà une dague.

— Arrêtez ce chahut, ma taverne va être encore fermée par les sergents. Souhaitez-lui plutôt plaisir et joie avec cette fille maigre comme un échalas contre lequel il va se rompre les os... C'est moi qui vous l'offre, cette pinte de vin !

Profitant du répit qui lui était accordé par l'aubergiste compréhensif, Georges-Lancelot parvint à ouvrir la porte, la fille toujours pendue à lui. Elle était, en effet, bien légère mais elle lui tendait déjà ses lèvres. Jamais le seigneur de Saint-Hilaire n'aurait refusé une telle occasion.

18

Louis avait été jeté sans ménagement dans un cachot dont les murs suintaient. Il avait eu beau clamer son innocence, charger son adversaire de tous les maux et mettre en avant sa qualité de chevaucheur du roi, le sergent avait été intraitable. « Il fait nuit... Demain, tu t'expliqueras avec le juge ! Quant au roi, tu le baiseras de ma part. »

Il lui avait lancé un morceau de pain qui était allé choir sur un tas d'immondices puantes et sur lequel s'était précipité l'homme qui occupait déjà le cachot.

— Tu mangeras demain quand ce sera ton tour ! ricana le prisonnier dont Louis devinait à peine la silhouette massive dans la pénombre ménagée par une étroite meurtrière.

Il l'entendit mastiquer bruyamment le pain, faisant durer à plaisir ce qu'il imaginait comme un supplice pour le nouveau venu.

— Cela t'apprendra à venir troubler ma tranquillité ! L'autre est sorti il y a moins de deux heures, la cloche de Saint-Amable sonnait les vêpres... Le sergent m'avait promis que je serais seul avec mes rats. Tiens, regarde celui-là qui monte dans mes chausses, veux-tu le caresser ? Je l'ai baptisé Bourbon, et l'autre là, tu vois ses yeux qui brillent ? C'est Armagnac... Les grands qui nous gouvernent. Je ne vois pas Louis XI, il est roux avec un pelage râpé !

Assis sur une paillasse puante, écœuré, il ne savait si c'était l'odeur ou la faim qui le tenaillait car il n'avait guère mangé depuis le matin. Louis cherchait à deviner les gestes de l'autre qui avait maintenant fini de mâchouiller le pain et rotait bruyamment.

— Mille pardons à un chevaucheur du roi, mais Louis XI me plaît, malin, toujours à l'affût d'une miette, il baise toujours les deux autres ! Bourbon et Armagnac, des enfants de chœur à côté !

L'homme s'était maintenant laissé tomber sur l'autre paillasse. Louis l'entendit s'allonger, s'agiter, puis enfin ronfler. Peu rassuré, il écouta les bruits de la prison décroître. Puis dans le silence presque installé, des hurlements s'élevèrent dans le cachot voisin. Un gardien cria dans le couloir, sans résultat. Les hurlements continuaient. La voix menaçante du geôlier se rapprocha. Une serrure grinça, puis des gonds, et une chaîne tinta. Louis tendit l'oreille mais il n'arrivait pas à distinguer les mots, puis de nouveau la chaîne tinta, gonds et serrure grincèrent et les pas du gardien grommelant s'éloignèrent lentement.

Louis s'allongea alors sur sa paillasse. Il était si fatigué mais le sommeil le fuyait. Il sentit contre la main la fourrure d'un rat. La retirant vivement, il eut le temps de se demander si c'était Louis XI, Armagnac ou Bourbon. A Montferrand et à Clermont, les élus, à qui il avait remis les messages du roi, n'avaient que ces noms à la bouche et beaucoup parlaient de guerre. Il pensa soudain à sa mère, à ses frères et à ses sœurs. Il regrettait la maison douillette et pourtant, il était si heureux de sa chevauchée jusqu'à Saint-Ours, impatient maintenant de raconter à sa mère ce qu'il avait appris. N'était-ce pas une extraordinaire nouvelle ? Sa petite sœur n'était pas morte dans l'incendie du donjon. Elle vivait et on l'avait vue à Saint-Ours pendant l'hiver. Depuis qu'il le savait, il retournait dans sa tête la façon de la retrouver.

Il finit par sombrer enfin dans des rêves agités où tout se mêlait. Les sergents qui l'avaient arrêté, il reconnaissait bien celui qui avait une trogne rouge, le guettaient au pont-levis de la porte de Bise à Montferrand. Ils devaient l'amener dans une maison où l'attendait une danseuse en cotte rouge qui lui disait : « Je suis ta sœur... Tu as couché avec ta sœur, sale puceau ! Laisse-moi ton aumônière pour me dédommager ! »

Les deux sergents s'emparaient alors de lui, l'attachaient à un cheval qui boitait et le conduisait à Clermont où le palais de l'évêque s'était en partie effondré. Ce palais ressemblait au château de son père à Saint-Ours et là, au milieu des ruines calcinées, se dressait une fille qui lui faisait signe d'approcher. Elle ressemblait...

— Quand tu auras fini de t'agiter et de gêner mon sommeil !

Son compagnon d'infortune l'avait saisi au col de son pourpoint et le secouait violemment. Dans un demi-sommeil, Louis lui prit les mains, desserra leur emprise en criant :

— Tu as tué mon père, violé ma mère...

— Il est fou ! Sergent, il est fou !

— Vos gueules !

Des voix s'élevaient dans tous les cachots du couloir. Elles réveillèrent vraiment Louis qui ne savait plus où il était, puis comprit enfin qu'il avait confondu rêve et réalité. A voix basse, il entreprit de s'expliquer avec l'autre qui ronflait déjà sur sa paillasse.

Déçu, épuisé, il s'allongea à nouveau mais il y avait trop de tumulte dans sa tête pour qu'il puisse se rendormir.

Quand il fermait les yeux, il revoyait ce donjon aux pierres calcinées dont les ruines n'étaient plus habitées que par les rats, les chauves-souris, les chats-huants et les lapins qui avaient creusé patiemment leur terrier dans le cellier. Il revoyait aussi l'écurie dont le toit menaçait de s'écrouler faute d'entretien. C'était là que sa mère avait été violée par ces hommes qu'il n'en finirait pas de maudire. Et ce lac aux eaux qui empruntaient leur couleur au ciel et qui avaient englouti le corps de son père. Il remâchait sa vengeance, mais contre qui ?

Et puis tout à coup, au moment où le jour était corné enfin du sommet de la tour pour ceux qui étaient libres d'aller et venir, les visages de ces femmes qu'il avait rencontrées là-bas et qui lui avaient révélé l'existence de cette sœur s'imposèrent à lui comme un souffle nouveau. Guillerettes, les cloches de la chapelle du duc sonnaient prime.

Plus calme, Louis décela une lueur à travers la meurtrière et guetta patiemment les bruits de la prison qui s'éveillait, tout en imaginant ceux de l'extérieur. Des sabots de chevaux impatients qui piétinaient le sol, des ordres lancés à voix forte, des conversations feutrées, des chariots dont les roues crissaient sur la terre, un charretier virulent, un autre chatouilleux, une discussion qui s'envenimait… Après cette nuit de cauchemar, la vie reprenait et Louis entendait bien ne pas en être exclu. Aussi, quand un sergent entrouvrit la porte pour jeter deux quignons de pain, se précipita-t-il pour demander quand on s'occuperait de son cas.

— Tu attendras ton tour… répondit l'autre, tranquille et indifférent à ses affres.

— Tu attendras ton tour, répéta son compagnon avec un rire qui retentit sous la voûte de façon insupportable. Moi, je l'attends depuis si longtemps…

— Mais qu'as-tu fait ?

— Rompre les huis des maisons dans la nuit et faire subir des outrages aux femmes ou, mieux, aux filles... Couper le nez ou vider les tripes des hommes qui s'opposent... Voilà qui distrait un homme bien constitué !

Louis se boucha les oreilles pour ne pas entendre le rire gras qui, à nouveau, emplissait l'étroit cachot.

Aigline, qui avait aussi entendu corner le jour depuis la haute tour Bonan, s'étira longuement en guettant le premier rai de lumière à travers les volets intérieurs. Elle aimait cette chambre confortable qui avait été celle des filles de Baranne et de Pierre Mandonier, établies l'une à Montferrand, l'autre à Clermont. Rarement elle avait connu cette intimité puisque, de l'étage vétuste du château, elle était passée à la salle unique de la petite maison de Gaillarde dont elle partageait le lit, une paillasse déjà bien usagée. Là, à Riom, la couche était douillette avec des draps blancs, un oreiller très moelleux, un couvre-lit rose et une jolie courtepointe brodée. Elle devinait maintenant le coffre de bois bien patiné par des couches de cire séculaires sur lequel elle avait posé sa cotte. Repoussant drap et courtepointe d'un geste vif, elle s'en saisit et l'enfila, serra la ceinture de cuir fin et passa hâtivement les doigts dans ses cheveux emmêlés. Puis elle ouvrit la porte. Une bouffée d'air frais s'y engouffra. Elle le huma avec bonheur comme une promesse de belle journée, jeta un rapide coup d'œil dans la cour et dévala enfin le petit escalier qui desservait la loggia sur laquelle donnaient les chambres de la maison. La servante s'affairait déjà pour réactiver le feu dans la salle où ronronnait d'un bruit monotone un chaudron rempli d'eau.

— Vous avez vu votre père ? demanda-t-elle, les pinces

qui lui avaient servi à titiller les tisons sous la cendre encore à la main.

— Mon père ?

— Il dort sous la loggia... Il en a fait, du chahut, quand il est rentré ! Et il n'était pas seul mais la fille est partie quand je suis descendue. Dame Baranne est à la première messe des chanoines à l'église du Marthuret.

Aigline sentit son cœur battre un peu plus vite. Une bouffée de colère s'emparait d'elle. Affalé au pied d'un banc de pierre, il ronflait tranquillement, une main sous la tête pour lui servir d'oreiller. C'était insupportable. Du pied, elle le toucha. Il roula légèrement sur lui-même, gémit, ouvrit un œil, le referma.

— Tes amis t'attendent au palais ! dit Aigline d'une voix péremptoire. Il y a des hommes à tuer et des femmes à violer.

— Hein ? Quoi ?

— Oui, des hommes à tuer et des femmes à violer !

— Lancelotte ? Mais que dis-tu ?

Aigline s'était accroupie et l'observait reprenant lentement ses esprits, puis sombrant à nouveau.

— Lancelotte, laisse-moi dormir !

— Non...

— Lancelotte, j'ai une grande nouvelle pour toi...

Il s'était assis, jambes écartées, bras ballants, yeux hagards.

— Laquelle ?

Debout maintenant, elle le dominait. Le ton était acerbe, les yeux lançaient des éclairs.

— J'ai rencontré Esméralda.

— Tu es devenu fou comme le Décousu !

— Non, j'ai rencontré Esméralda.

Il s'était levé et déambulait maintenant dans la cour. Il

s'étira bruyamment, passa la main sur son front en fronçant les sourcils. Il avait tellement mal à la tête.

— Laisse-moi, Lancelotte, je suis si fatigué et Esméralda va venir. Nous retournerons ensemble à Saint-Hilaire. Tu es invitée à te joindre à nous si tu veux assister aux retrouvailles avec ton oncle ! Il va en faire, une tête !

Aigline était pour une fois désarçonnée. Qu'avait-il encore inventé ? Elle le trouvait pitoyable avec ses poches sous les yeux qui semblaient avoir décuplé pendant la nuit, sa barbe naissante et sa voix pâteuse. Il tentait de relacer son pourpoint dont les aiguillettes échappaient de ses doigts maladroits.

— Qui est cette Esméralda ? La fille de cette nuit ?

Pierre Mandonier paraissait à son tour à la loggia. Aigline le découvrit accoudé sous l'un des deux arcs qui ouvraient cette charmante galerie où un peintre avait dessiné une scène de chasse dans un décor de forêt habité d'oiseaux. Aigline y avait découvert un chat-huant perché dans un arbre au feuillage chatoyant. A chacun de ses passages, elle le fixait comme si elle avait voulu lui donner vie d'un simple regard. Immobile, l'oiseau avec son plumage aux reflets roux lui rappelait tellement celui de Saint-Hilaire quand il semblait les défier, tous les deux avec Mamet.

— Je vais aller la chercher en ville...

Le pourpoint de travers qui donnait à sa silhouette une étrange allure, la démarche incertaine, Georges-Lancelot se dirigeait déjà vers la porte sous l'œil sévère d'Aigline. Il parut happé par la pénombre du petit porche, ouvrit le lourd battant de bois sculpté et disparut. Encore une fois, il cherchait lâchement son salut dans la fuite, laissant perplexe son hôte.

— Et moi, je vais aller voir notre chevaucheur !

— Et si je venais avec vous ?

En homme réfléchi qui prend son temps pour tout, Pierre Mandonier avait descendu prudemment les marches de l'escalier à vis étroit et posait le pied sur le sol pavé de la petite cour où Aigline semblait l'attendre. Baranne ouvrait au même instant la porte qui avait claqué quelques instants plus tôt derrière Georges-Lancelot.

— Devant Saint-Amable, un crieur annonce que le roi est à Montluçon... Les troupes du bâtard de Bourbon qui occupaient la ville sont sorties avec armes et bagages à condition de ne plus servir contre le roi ! Le duc Jean enverrait sa mère, madame de Bourbon l'aînée, et sa femme au roi. Peut-être écoutera-t-il sa sœur [1]...

— Où est Montluçon ? demanda Aigline.

Appuyée à la margelle du puits qui marquait le centre de la cour, elle laissait déjà vagabonder son esprit.

— A vingt lieues [2] d'ici vers l'occident !

— Je vais y aller pour rencontrer la duchesse !

— Viens plutôt voir ce chevaucheur que je dois faire sortir de prison, enfin si je le peux car avec toutes ces histoires, moi qui représente le roi, je ne vais pas être très bien vu chez le duc ! Drôle d'époque ! Et pour peu que les soudards gascons et béarnais que Jean d'Armagnac ramènerait du midi arrivent... Ton père sera en bonne compagnie ! Nous voilà pris comme dans un cercle de fer...

Pierre Mandonier avait mimé le cercle de ses mains dont la peau ridée montrait de vilaines taches de vieillesse.

Quand ils arrivèrent devant la grosse tour sombre qui contrastait étrangement avec les corps de bâtiment du

---

1. Jeanne de France, épouse de Jean II de Bourbon, était la sœur de Louis XI.

2. Une lieue équivaut à 4 kilomètres.

Riom → Montluçon = 80 km

palais, beaucoup plus agréables, il y avait grande agitation. Ils reconnurent monseigneur d'Armagnac qui en sortait accompagné d'un homme aux cheveux grisonnants. Pierre Mandonier le connaissait. Le bruit avait couru, en effet, dans la semaine que ce Jean de Reilhac, originaire de la toute proche Aigueperse, chancelier du roi, mais aussi ami de Jean de Bourbon, dépêché par le roi à Riom, avait été emprisonné. Erreur d'officiers trop diligents ou volonté ducale pour un homme hésitant entre deux camps ?

Pierre Mandonier regarda cheminer ensemble vers le palais le duc et le chancelier. Tous deux avaient sans doute le même respect pour l'autorité royale, mais l'espoir de réaliser des ambitions personnelles pouvait les conduire à louvoyer dangereusement. Près de Pierre Mandonier, Aigline avait d'autres pensées. Elle imaginait qu'Odilon ne devait pas être loin si son maître était là et elle désirait ardemment le voir.

— Attends-moi ici, dit Pierre Mandonier en se dirigeant vers le sergent en faction.

Avec quelque persuasion et surtout ses relations, il obtint rapidement, moyennant une caution de quelques sols, la sortie du pauvre Louis que son compagnon, pris soudain d'un délire extravagant, avait failli tuer. Il portait encore sur le cou des marques rouges de strangulation quand il parut enfin à la porte de la prison. Le receveur du roi, que sa charge appelait à bien d'autres obligations, jugea normal de laisser Aigline avec ce chevaucheur qui lui semblait un honnête garçon. Sans doute Baranne aurait-elle poussé les hauts cris mais il n'avait pas de comptes à lui rendre et il se fiait le plus souvent à son instinct qui ne le trompait guère. De bonne foi, Baranne l'aurait reconnu volontiers.

Aigline attendit donc Louis patiemment. Après avoir tant souhaité ces derniers jours parler avec lui, elle ne savait trop maintenant ce qu'elle en espérait et quand elle le vit enfin sortir, hagard et d'une extrême pâleur, elle était presque intimidée. Elle s'avança pourtant à sa rencontre. Etonné, il la reconnut à peine. Il était si fatigué. Le soleil de midi l'aveuglait.

— Nous allons retourner chez dame Baranne... dit Aigline en lui prenant le bras familièrement.

Il se sentait sale et ne comprenait pas ce que lui voulait cette fille. Son aventure d'Aigueperse l'avait rendu méfiant et il fallait qu'il reprenne maintenant son escarcelle et rejoigne le roi au plus vite. Des piles de messages devaient attendre. Il avait assez traîné avec son escapade à Saint-Ours. Il était temps de rentrer et il pensait aussi à sa mère à qui il avait hâte d'annoncer la bonne nouvelle pour sa sœur, même s'il n'avait pas la moindre idée du moyen pour la retrouver.

Au moment où ils s'engageaient dans la rue du Palais qui les ramenait vers Saint-Amable où les moines sonnaient déjà sexte, une main se posa sur l'épaule d'Aigline. Surprise, elle se retourna vivement. C'était Odilon qui toisa d'un œil torve le garçon qui l'accompagnait. Un chariot, lourdement chargé de chaux, déversa à leurs pieds en bringuebalant sur les pavés un peu de son chargement, dégageant une épaisse poussière blanche qui leur piqua les yeux.

Larmoyant, Louis observait à son tour ce garçon dont le tabard trahissait sans doute le métier de héraut et qui semblait traiter la fille comme sa propriété.

— Voilà pourquoi tu t'intéressais à la prison, disait déjà le garçon arrogant en époussetant son pourpoint dont le fils du marchand évaluait à l'œil la qualité et le prix.

— Ce n'est pas ce que tu crois... répondait la fille devenue pourtant aussi rouge que sa cotte.

— Sûrement pas ! ironisait l'autre. Tu m'expliqueras

peut-être un jour, en attendant tu peux dire à ton père que monseigneur l'attend avec ses amis au palais. Adieu !

— Mais Odilon...

L'autre s'était presque volatilisé derrière un chariot, qui devait suivre celui de chaux, avec du sable cette fois sans doute destiné au même chantier et dont les grains qui s'échappaient entre les planches de bois formaient deux traits réguliers.

— Ma mère me racontait quand j'étais enfant l'histoire d'un petit garçon que ses parents perdaient dans les bois et qui retrouvait son chemin grâce à des cailloux qu'il semait à leur insu... dit Louis en observant ces traces.

Heureux soudain de ce souvenir, il se mit à marcher comme un gamin sur l'une des traces et, en riant, Aigline l'imita en suivant l'autre avec application. Odilon était loin. Et quand deux cavaliers criant : « Place, place » les dépassèrent et que les sabots des chevaux eurent brouillé les pistes, ils se regardèrent et éclatèrent de rire.

— Quel bonheur s'il suffisait de suivre de tels chemins pour retrouver ceux que l'on cherche !

Aigline acquiesça d'un simple mouvement de tête.

— C'est gentil d'être venue me chercher, ajouta encore Louis.

Il avait déjà repris quelques couleurs. Il faisait presque chaud et le soleil à l'aplomb de la rue semblait les poursuivre de ses assiduités presque estivales.

— Je voulais surtout te parler.

Surpris, Louis s'arrêta un instant pour la regarder. Leurs regards se croisèrent un instant. Ses yeux avaient des tonalités si claires qu'Aigline avait l'impression de pouvoir s'y refléter.

— Toi aussi, tu as des yeux qui prennent la couleur du ciel comme dit ma mère...

— Oui, quand il fait beau, ma mère, qui avait les yeux

très noirs, s'en amusait toujours, ils s'éclaircissent… mais je peux les assombrir quand la colère s'empare de moi !

— Moi aussi, je sais le faire ! répliqua en souriant Louis qui se sentait décidément de mieux en mieux. Mais que voulais-tu donc me dire ? Je ne sais même pas ton nom.

— Aigline.

— Et moi, Louis, comme le roi, mon maître.

Il avait touché le chaperon un peu défraîchi qu'il portait sur l'épaule et avait esquissé une légère révérence. Aigline le trouvait très séduisant et, interloquée, s'accusait presque en son for intérieur de tomber amoureuse à chaque instant. Que dirait le Décousu, lui qui n'avait jamais aimé qu'une femme et ne rêverait plus jamais que d'elle ?

Elle fut bousculée par une grosse paysanne qui portait de chaque côté un panier presque aussi large qu'elle.

— Place, place, les tourtereaux, murmura-t-elle en passant, puis en se glissant adroitement entre deux poteaux corniers qui soutenaient l'encorbellement d'une échoppe d'herboristerie. Voilà la marchandise, sentez-la, humez-la, première qualité.

— Et premier prix, plaisanta l'homme aux pieds duquel elle avait déposé ses deux corbeilles pansues.

Louis éclata de rire, entraînant encore une fois Aigline dans une bonne humeur qui le ravissait, puis se tourna vers elle au moment où ils arrivaient à un carrefour signifié clairement par une croix de pierre sombre.

— Qu'avais-tu à me dire ? Parle et après je te raconterai les rats dans mon cachot de la tour Bonan. Asseyons-nous là.

Il désignait le socle à plusieurs niveaux qui supportait la croix dont le large quadrilobe supérieur encadrait un Christ crucifié au corps sinueux entre la Vierge et saint Jean. Une couronne de rameaux séchés, qui devait dater du dimanche des Pâques fleuries quelques semaines plus tôt, achevait de perdre ses feuilles jaunies.

— Alors ?

— Tu me trouveras bien curieuse mais je voudrais te questionner sur Saint-Ours et savoir pourquoi tu y es allé.

Etonné, le garçon la regarda fixement sans répondre, puis laissa errer ses yeux alentour. Une charrette dont le conducteur pressé invectivait le mulet les frôla, suivie d'un chien dont les aboiements semblaient de même nature que les cris du maître. Lassé, l'animal leva la patte, puis tenta de rattraper l'attelage qui menait toujours grand train.

Louis ne répondait toujours pas à Aigline comme s'il hésitait à livrer un secret qu'il rêvait d'avouer d'abord et seulement à sa mère. Aigline respectait son silence. Puis soudain, il se mit à parler :

— J'avais quelques affaires de famille à régler... Je suis né là-bas.

— Moi aussi !

— Mon père est mort quand j'étais petit devant notre château et je voulais aller voir ces lieux que j'ai quittés il y a trop longtemps pour m'en souvenir. Quand je verrai ma mère, je lui raconterai... et surtout...

— Surtout ?

Louis parut à nouveau absent. En face, le tavernier du Chapeau vert, qui avait roulé trois tonneaux dans sa cave, les observait maintenant, adossé au chambranle de la porte dont les deux battants largement ouverts signifiaient assez qu'il attendait le client. Au-dessus, deux femmes conversaient à la petite fenêtre ouverte au milieu des colombages. Un porteur d'eau leur fit signe. Il venait de remplir ses seaux, un peu plus bas à la grande fontaine des Lignes.

— Surtout, je dirai à ma mère que ma petite sœur n'est pas morte comme elle le croyait.

— ... C'est moi et je suis bien vivante !

— Que dis-tu ?

Louis s'était levé et la regardait maintenant l'air incrédule.

— Répète ce que tu viens de dire...

— Je suis ta sœur, notre mère...

Pâle, le souffle court, Louis avait défait légèrement les lacets de son pourpoint ; assis de nouveau près d'elle, il écouta sans l'interrompre son histoire qui était aussi la sienne, reconnaissant chacun des détails que lui avait confiés sa mère. Aigline mêlait au récit de son père ce qu'elle avait vu elle-même sur les lieux.

Et quand elle eut fini, la gorge sèche, il demanda :

— Mais où habites-tu ? Qui es-tu ? Je veux tout savoir.

— Oui, mais avant dis-moi comment est notre mère.

Lassé, le tavernier avait quitté son poste d'observation. Jamais il n'avait vu des amoureux aussi bavards et qui n'avaient pas soif !

— Notre mère, Mathilde, est une femme douce qui déteste la violence. Tu lui ressembles... mais comment ne l'ai-je pas vu tout de suite ?

— Où habite-t-elle ?

— Je te le dirai quand tu m'auras dit où toi, tu habites.

— A Saint-Hilaire, à quelques lieues d'ici, tout près ! A toi...

— A Amboise, tout près d'un château où le roi séjourne souvent. L'homme qui m'a élevé, que je considère comme mon vrai père, est marchand « suivant le roi », c'est-à-dire qu'il réunit des marchandises qu'il présente d'abord au roi, puis à d'autres s'il en reste. Et j'ai deux frères et deux sœurs.

Aigline n'en revenait pas. Toute une famille lui était offerte sur un plateau comme celui du tavernier qui, en face, avait enfin réussi à attirer deux clients et leur apportait une cruche de vin et deux gobelets. Aigline était ravie mais aussi angoissée.

— Et tu crois qu'ils m'accueilleront ?

— Par Dieu, oui ! Mais toi aussi, tu dois avoir une famille...

Aigline frissonna. Le soleil du matin avait été brusquement englouti par une énorme masse de nuages d'encre venus en un instant de l'occident. A l'été succédait presque l'hiver en quelques secondes. Des chanoines se dirigeaient hâtivement vers le Marthuret, tenant leur aumusse malmenée par le vent. Leur tournant le dos, des cordeliers se pressaient aussi en direction de leur église mais à l'opposé.

— J'ai froid ! dit-elle soudain en se levant. Rentrons !

— Le receveur du roi est de ta famille ?

— C'est un cousin de mon père.

— Lancelotte !

Georges-Lancelot avait surgi dans son dos.

— Lancelotte, je te présente Esméralda.

Etonné par le nom qui était lancé à celle qu'il aurait aimé appeler déjà Isabelle, Louis s'était retourné. Esméralda le dévisageait d'un air insolent.

19

— Esméralda, c'est un joli nom pour une voleuse !

Les lèvres pincées, les pommettes enflammées de rouge, Louis faisait face à la jeune fille moqueuse.

— Ce n'est pas moi qui ai volé ton argent, c'est Isidore, le musicien…

— Voire !

— Il est en prison… personne ne l'a fait sortir comme toi ! Lui n'est pas un chevaucheur du roi, ce n'est qu'un pauvre garçon qui va à pied dans la neige et le froid ou sous la canicule du mois de juillet. Et son seul bien, le voilà !

Elle brandit une viole.

— Fais-moi pleurer… Toi, tu l'aides, et cette cotte toute neuve n'aurait pas été achetée avec mon argent ?

— Et moi, je ne t'ai pas donné du plaisir gratuitement ?

Louis devint rouge comme les arcs de la porte de l'église du Marthuret devant laquelle ils se retrouvaient.

— Qui est ce garçon ? demanda Georges-Lancelot qui avait écouté sagement le dialogue.

— Mon frère !

Aigline avait laissé tomber l'information sèchement. Prise de court, elle ne savait comment présenter à son tour son père. Comme toujours, elle était en plein dilemme avec lui. Louis comprendrait-il aussitôt qu'il se trouvait face au bourreau de leur père ? Et quelle serait sa réaction ?

La présence d'Esméralda pouvait servir de diversion même si ce pauvre Georges-Lancelot délirait totalement avec cette fille beaucoup trop jeune pour être l'Esméralda du Décousu. Il ne semblait pas réagir en tout cas à l'annonce d'Aigline. Comment aurait-il, en effet, pu imaginer un tel coup de théâtre, lui si lourdaud ? Malgré elle, il lui faisait un peu pitié et cette famille que Louis avait présentée était pour elle une telle espérance qu'elle avait envie de tirer un grand trait sur sa vie passée.

Mais tout se précipita quand Baranne Mandonier dit en les accueillant à Georges-Lancelot :

— Un messager du duc de Nemours est venu vous quérir. Il faut vous rendre très vite au palais ducal et à cheval. Le duc doit partir et vous invite à l'accompagner. Ne vous inquiétez pas, nous garderons encore votre fille quelques jours si c'est nécessaire...

Avant même qu'Aigline ait réalisé la bévue de dame Baranne, Louis avait réagi.

— Vous êtes le père d'Aigline, enfin celui qui lui a servi de père... Alors, vous êtes aussi l'assassin de mon père !

Joignant le geste à la parole, le rouge aux joues, Louis s'était précipité sur Georges-Lancelot. Il le plaqua vivement contre la margelle du puits où il le maintint de deux mains fermes qui faisaient pression sur les épaules et d'un genou appuyé au creux de la poitrine. La tête de Georges-Lancelot heurta le seau qui attendait là pour remonter l'eau. La chaîne qui le retenait se déroula brutalement dans un cliquetis métallique seulement interrompu quand l'ustensile plongea enfin dans l'eau avec un bruit assourdi. Sur le seuil de la grande salle, Baranne appelait déjà au secours son mari et le valet Eustache qui surgirent du retrait au fond de la cour. A grands pas, ils furent en un instant près du puits.

— Qu'est-ce encore ? Jamais je n'aurai vu autant de gens se battre depuis quelques jours, et toujours les mêmes. Eustache, appelle les sergents pour qu'ils mettent en prison ces hommes insupportables et plaise à Dieu que je ne lève pas le petit doigt pour les en faire sortir !

— Vous vous méprenez, mon cousin, c'est une affaire de famille... n'appelez pas les sergents !

— Drôle de famille ! grommela le receveur du roi en regardant Aigline qui, penchée vers Louis, tentait de lui faire lâcher prise. Laissez-le donc, monseigneur d'Armagnac va l'entraîner dans une aventure dont il ne reviendra pas... Qui se rebelle contre le roi est fol, ce n'est pas à un chevaucheur du roi que je vais apprendre cela. La justice du roi passera avant celle de Dieu. Machinations et conspirations mènent en prison, puis en enfer !

Content de sa formule, Pierre Mandonier n'en attendait pas cependant de miracle. Louis avait pourtant enlevé son genou, maintenant la pression des mains sur les épaules robustes de l'homme au torse puissant. Leurs deux visages étaient à quelques pouces. Si la haine tuait, Georges-Lancelot serait sans doute mort.

— Louis, lâche-le, supplia Aigline.

— Finalement, tu l'aimes, ce fumier ! Es-tu vraiment ma sœur ? D'ailleurs qui es-tu, Lancelotte comme dit ce maudit, ou Aigline comme tu le prétends ?

Hors de lui, Louis s'était remis enfin debout et lançait :

— Eustache, prépare mon cheval !

— Le roi est à Montluçon, le savez-vous ? La seconde ville principale du Bourbonnais n'a tenu qu'un jour et une nuit et s'est rendue et mise en son obéissance. Il doit avoir besoin de ses chevaucheurs car la situation est tout de même périlleuse. J'ai une lettre pour lui.

Soulagé, Pierre Mandonier se dirigeait déjà vers son retrait.

Louis avait laissé Aigline désemparée. A peine avait-elle retrouvé ce frère qu'elle l'avait perdu ! Pressé, la mine renfrognée, il n'avait plus songé qu'à partir. Elle l'avait regardé réendosser, non sans plaisir, son tabard bleu fleur-delisé, puis l'enlever sur les conseils de discrétion de leur hôte et le serrer dans la sacoche de cuir attachée à la selle de beau cuir avec le rouleau de parchemin confié par le receveur.

Aux côtés de Pierre Mandonier, elle l'avait encore regardé sauter à cheval et écouter patiemment quelques conseils : « Par la porte de Layat au septentrion, puis le grand chemin d'Auvergne vers Combronde où vous laisserez sur votre droite la charrière d'Aigueperse. On voit à ce carrefour une haute croix où la Vierge tient son Enfant sur les genoux... Peut-être y serez-vous avant la nuit. Allez à l'auberge Saint-Protais au pied des murailles, recommandez-vous de moi... »

Louis avait remercié d'un signe de tête, puis, sans un regard pour elle, avait lancé son cheval à une allure que des sergents auraient pu réprouver mais il n'en avait cure. Deux femmes avaient vivement poussé leur marmaille contre les étals en l'insultant, un homme avait levé le poing, un chanoine s'était signé et un cordelier s'était entravé dans son froc en se sauvant. Mais peu lui importait. Quitter la ville était désormais son seul objectif, et le plus vite possible. Les péripéties de cette chevauchée resteraient gravées dans sa mémoire mais ne valait-il pas mieux tirer un trait ? Sa mère n'avait-elle pas raison de lui interdire ce retour aux sources ?

Désabusé, il préférait la fuite. Il mit à peine sa monture au pas pour franchir la porte dont la grosse masse carrée parut l'engloutir un instant avant qu'il ne retrouve le jour sur le pont-levis qui trembla sous le trot rapide. En faction devant la barbacane qui, au-delà du large fossé au pied de l'enceinte, constituait une fortification supplémentaire, dénonçant assez le souci de sécurité des édiles, deux sergents lui firent signe de ralentir. Un embouteillage de charrettes bloquait la voie. Louis reconnut les charretiers qui avaient dû décharger leur chaux et leur sable sur un chantier à l'intérieur de la cité. L'un, maladroit, avait voulu dépasser l'autre et leurs roues s'étaient accrochées. Il fallait les séparer pour pouvoir espérer passer. Louis retint son cheval qui se cabra, hennit, puis se calma enfin. Derrière lui, d'autres cavaliers arrêtés dans leur élan tentaient la même manœuvre. Ils étaient conduits par un homme menant une jument très racée qui se retrouva à la hauteur de Louis. Près de lui, un jeune homme avait sauté de sa monture :

— Place à monseigneur d'Armagnac ! Faites place !

Les deux charretiers qui bataillaient avec leurs roues levèrent la tête.

— Valet de maître, fils de larron, que ce soit monseigneur de Tartagnac ou de Miragnac, nos roues sont collées et si tu es si malin, détache-les !

— Avec son bel accoutrement, messire ne voudra pas se mettre les mains dans la terre !

Prenant son mal en patience, Louis, dont le cheval semblait aussi résigné, s'amusait presque. Il avait reconnu le garçon qui avait interpellé Aigline au moment où il quittait la prison. Il n'était pas mécontent de la réaction des charretiers face à ce prétentieux. Il se demanda quelles étaient ses relations avec Aigline, vers qui il reporta ses pensées avec presque du regret de s'être emporté. Quand il reviendrait, il lui demanderait pardon, puis il l'emmènerait auprès de leur mère. C'est alors qu'il découvrit dans la troupe Georges-Lancelot. Sa sérénité à peine recouvrée s'envola. Lui avait bien compris le nom d'Armagnac auquel les messages royaux faisaient parfois allusion. Il savait que le duc était du côté des princes, même s'il avait parfois rendu visite au roi. Les allusions du receveur du roi devenaient claires et limpides. Dominant ses rancœurs et ses rancunes, il retrouvait ses habits et ses préoccupations de chevaucheur.

— Il faut prier la Madone ou aller chercher Samson...

Un des deux sergents, qui avaient regardé avec beaucoup de distance l'incident banal dans les encombrements de charroi fréquents les jours de marché, s'était approché avec nonchalance. Il avait montré la petite statue de la Vierge qui protégeait la porte comme toutes les entrées de la cité dont les habitants pratiquaient un culte assidu à Marie.

— Qui est Samson ? demanda Jacques d'Armagnac à qui l'aide de la Vierge semblait aléatoire et qui commençait à trouver le temps long.

— Un charpentier du quartier de Saint-Amable... bâti comme un roc.

— Faites-le quérir !

— J'y vais, monseigneur.

Avec adresse, Georges-Lancelot avait déjà fait virer son cheval près d'un lourd tombereau qui venait d'arriver, apportant avec lui la puanteur du bourbier que le conducteur avait dû curer.

— Il suffit, sortons plutôt par la porte de Mozat si nous voulons avancer avant la nuit et la pluie.

Désignant d'une main gantée de noir les nuages qui s'accumulaient sur les dômes arrondis des monts vers l'occident, Jacques d'Armagnac avait subitement changé d'avis. Louis suivit le mouvement. L'odeur du tombereau les accompagna au détour des rues qu'ils remontèrent au trot.

Les cavaliers étaient rapides. Hésitant d'abord à cause de la présence de Georges-Lancelot, Louis se résolut à chevaucher dans leur sillage. Et quand ils eurent dépassé la haute croix que Pierre Mandonier lui avait signalée, à l'instant où un orage tonitruant déversait le contenu des nuages aux couleurs d'encre et où il les vit se diriger vers l'auberge Saint-Protais, il décida de s'arrêter aussi. Ruisselant, aveuglé par l'eau plaquée à gros paquets contre lui, maintenant avec difficulté son cheval de plus en plus réticent, il se dirigea vers la façade à pans de bois battue par les intempéries au pied de la muraille. La nuit était tombée en un seul instant et seuls les éclairs qui se succédaient à une cadence hallucinante combattaient encore une pénombre impressionnante. De la charrière dévalaient des flots entraînant boue et pierres. Louis se rappela le sermon d'un chanoine de Saint-Florentin qui mettait en garde les fidèles contre la fin du monde, dressant un tableau où les éléments devenus fous se déchaîneraient sans pitié. Vivement, il mit son cheval à l'abri sous un auvent près des autres montures aux naseaux fumants, puis se précipita vers la porte de bois sombre quand un énorme roulement fit tout trembler. Un éclair déchira la nue et le déluge redoubla. Sous les doigts humides, le bouton de fer tourna facilement, le battant pivota ; il lutta quelques instants contre le vent pour refermer la lourde porte. Il était sauvé.

— Sale temps pour un voyageur !

L'homme aux gants noirs, qui devait être Jacques d'Armagnac et se séchait debout devant la cheminée, s'était retourné vers lui.

— Votre cheval galope hardiment et vous aussi ! Où allez-vous aussi vite, beau chevalier ?

— Je rentre chez moi, à Amboise où je suis marchand.

Louis se sentit rougir légèrement. Il n'avait pas l'habitude de mentir mais il se souvenait des conseils de Pierre Mandonier.

— Tiens donc, à Amboise ?

Dans son mensonge, il avait eu un excès de franchise et le nom d'Amboise semblait faire de l'effet au duc qui enlevait maintenant non sans élégance les gants dont le cuir mouillé lui collait aux doigts.

Depuis le fond obscur de la salle, Georges-Lancelot s'était rapproché de lui. Il venait de reconnaître le nouveau venu malgré ses cheveux dégoulinants qui lui faisaient un étrange masque.

— N'êtes-vous pas le frère d'Aigline, qui a tenté de me tuer après sexte ?

Louis aurait voulu nier mais l'homme avait avancé vers son visage une chandelle.

— Par Dieu, je vous reconnais !

— Qu'est-ce que cette histoire ? demandait maintenant le duc qui s'était enfin défait de ses gants et les avait jetés sur un banc à proximité.

— C'est bien lui, le traître, j'ai vu son visage d'assez près pour en être sûr. N'êtes-vous pas plutôt chevaucheur du roi que marchand ? Quel est ce mensonge ?

— Vous aurez sans doute mal compris, répondit avec aplomb le pauvre Louis qui se sentait ridicule avec son pourpoint et ses chausses trempés et collés à son buste et à ses cuisses.

— Monseigneur, je crois encore à mes oreilles et je sais ce que j'avance... Ce garçon est un menteur.

— Monseigneur, cet homme a assassiné mon père !

Louis avait réalisé que, pour lui, la défense était

désormais l'attaque. Odilon, qui n'aurait sans doute pas reconnu le garçon à peine aperçu dans la rue la veille avec Aigline et qui remâchait sa colère contre elle depuis, s'était à son tour approché.

— Ce garçon est décidément un fieffé menteur, ricana Georges-Lancelot. Faites-le jeter dehors !

— Laissez-le s'expliquer ! plaida Odilon flairant une affaire douteuse qui mettrait le seigneur de Saint-Hilaire en difficulté, ce qui n'était pas pour lui déplaire.

Près de lui, Rigaud, qui avait quitté son pourpoint et grelottait dans sa chainse humide, hochait la tête. Tout ce qui concernait Aigline l'intéressait.

— Alors ?

Jacques d'Armagnac s'était assis sur le banc à côté de ses gants et, les bras croisés, allongeait ses jambes vers la cheminée. Il était modérément intéressé par les affaires de ce petit noble dont il ne comptait user avec ses amis que comme homme de main. Et cette fois, l'enjeu était suffisamment de taille pour ne pas s'arrêter à des détails. Il avait faim et guettait l'aubergiste qui avait promis un potage de congourdes bien chaud et un pâté de gigot d'agneau en pot.

— C'est une vieille histoire que ce garçon vient raconter. C'est vrai, je me suis battu avec son père et l'ai sans doute tué… avoua Georges-Lancelot.

— Et cousu dans un sac et jeté dans un lac…

— Peut-être… admit Georges-Lancelot, mais je voudrais aussi lui dire que j'ai sauvé sa sœur qui aurait dû périr dans l'incendie du château. Et j'en ai fait ma fille que j'aime tendrement.

— Quel bon apôtre ! L'incendie qu'il avait allumé avec ses amis ! Il y en a peut-être ici, ce soir ?

Louis ne se serait jamais cru autant d'audace. Il pointait

un doigt accusateur vers le fond de la salle où s'étaient égaillés les autres cavaliers.

— Voilà les congourdes ! Hum, sentez-moi cela, elles ont bien mijoté et le bouillon de bœuf est tout frais.

L'aubergiste arrivait à point nommé. Le caractère fuyant de Jacques d'Armagnac s'accommodait bien d'un repli stratégique devant une écuelle au contenu fumant. Il fit même signe à Louis de se joindre à eux. Même si c'était un chevaucheur du roi, comme lui, éternel hésitant, ne savait trop quel parti adopter, autant le ménager.

Louis ouvrit un œil, puis l'autre. Il avait la tête lourde avec une barre au niveau du front qui lui plombait les paupières. Lentement les détails de la soirée lui revenaient. Il avait beaucoup bu de ce vin de Saint-Bonnet que l'aubergiste vantait en les resservant sans cesse puisque monseigneur d'Armagnac avait la réputation d'être un bon payeur. Ecœuré, le ventre plein, il avait grimpé péniblement l'escalier de bois qui conduisait à des retraits exigus et s'était endormi comme une masse.

Le potage de congourdes, qui lui avait pourtant semblé délicieux et chaud et dont il avait pris deux écuelles, lui pesait maintenant sur l'estomac. La paillasse avait une odeur d'humidité qui lui rappelait celle de la prison. Tendant l'oreille, il perçut des voix qui devaient provenir de la grande salle. Tout près, des ronflements sonores se répondaient à droite et à gauche dans un concert qui parut n'avoir aucune limite, puis qui comme par enchantement décrut et cessa presque. L'orage s'était arrêté. La pluie aussi, qui ne crépitait plus sur la toiture juste au-dessus du galetas. Le silence parut presque installé mais les voix, qui s'étaient tues, s'élevèrent de nouveau.

— Je vous le répète, nous nous séparerons à notre

arrivée à Montluçon. Monseigneur sera reçu par le roi pendant que nous nous retrouverons tous chez l'évêque de Bayeux près de la fontaine Notre-Dame et la porte Bretonnie. Après la première, vous laisserez sur votre gauche le cimetière, passerez l'église Saint-Pierre et continuerez tout droit. De la Bretonnie, ne vous perdez pas dans le quartier de la boucherie où les rues sont tortueuses. Si on vous interroge, dites que vous allez au marché des cuirs. L'évêque a tout prévu pour enlever le roi et nous lui prêterons main-forte ! Ensuite, monseigneur le duc de Bourbon et monseigneur mon maître pourront enfin triompher ! Bonne nuit !

Louis s'était dressé sur sa couche. Il entendit des pas dans l'escalier qui grinça, puis d'autres. En bas, tout était calme. Les ronflements reprirent de plus belle. Cela n'avait pas d'importance pour Louis qui ne pouvait plus dormir et échafaudait déjà ses plans. « Surtout ne pas dormir avant que le coq ait chanté et partir aussitôt. »

Le temps était devenu éternité mais il était si exalté. Il avait complètement oublié l'assassin de son père et même Aigline.

— Qui va là ?

— Louis Dumoutier, chevaucheur du roi. J'ai dans mon escarcelle une lettre pour le roi à lui remettre en grande urgence. Il y a danger !

— Montre-moi !

En arrivant dans le faubourg signalé par un moulin, quelques maisons et courtils très espacés, Louis avait pris soin de réenfiler son tabard bleu à fleurs de lys barré par la bandoulière de l'escarcelle.

Méfiant, l'homme se penchait avec une torche au-dessus des créneaux de la courtine.

— Qui me dit que tu es bien ce que tu dis ?

— Mon tabard aux armes du roi et mon escarcelle dans laquelle j'ai une lettre pour lui de son receveur de Riom.

L'homme ne savait pas où était Riom mais il fallait en finir. Il faisait nuit. Sa torche éclairait faiblement ce chevaucheur qui avait l'air sincère mais on leur avait tellement recommandé la prudence. Ennuyé, hésitant, l'homme, qui se grattait la tête pour se donner une contenance, finit par dire :

— Donne-moi la lettre et je la ferai porter.

— Un messager du roi remet ses lettres en mains propres, s'offusqua Louis, et j'ai aussi une nouvelle à dire au roi. Accompagne-moi si tu n'as pas confiance.

— Voire, mais je ne peux pas laisser mon poste.

Louis bouillait. Levé dès le chant du coq, il avait chevauché toute la journée, semant sans doute loin la troupe de la veille. Le chemin avait été long et difficile. L'orage de la veille avait raviné la charrière, des branches d'arbres gisaient çà et là et il avait fallu traverser une rivière presque en crue sur un pont dont les arches sapées par l'eau menaçaient de s'effondrer. Alors maintenant si près du but, cet homme qui faisait du zèle allait le faire échouer !

— Appelle un autre soldat, débrouille-toi au lieu de me laisser planté là.

La lueur de la torche vacilla et disparut. Il sembla à Louis qu'une discussion avait lieu derrière la lourde porte aux pentures travaillées. Louis avait terriblement envie d'en secouer vigoureusement le heurtoir qui accrochait quelques rayons de lune. Puis tout à coup un tintement de chaîne l'alerta. Les lourdes ferrailles tombèrent dans la terre avec un vrai tintamarre. Les deux battants s'entrouvrirent. Le sergent avait toujours sa torche en main. Il la leva à hauteur du visage de Louis qui cligna des yeux.

— Le sergent va vous accompagner.

— Un royaume échevelé, déchiré, gâté, rompu en tribulations, en affliction, voilà ce que les princes font ! Et maintenant le comte de Charolais [1] qui lève une armée…

— Grande affliction, *molto grande*.

Malgré l'heure tardive, le roi avait fait ouvrir grand la fenêtre du retrait où il se tenait dans le château au sommet de la cité. Il avait fait de cette pièce intime son lieu de travail depuis qu'il était arrivé à Montluçon. Les peintures exotiques ou coquines du plafond l'avaient amusé et il se trouvait au cœur de la demeure aux vastes dimensions. Installé sur une cathèdre de bois clair, un bras accoudé sur un montant avec une main soutenant le menton, il pianotait de l'autre sur sa cuisse. Il avait installé derrière lui une de ses pièces de tapisserie favorites qu'il emportait toujours dans ses bagages et qui présentait Clovis et Charlemagne, deux modèles auxquels il faisait souvent référence. Figés dans des poses chevaleresques quelque peu outrées, les deux lointains prédécesseurs du roi le protégeaient. Tout autant que ce Dieu le Père que son peintre Fouquet avait fait figurer dans une Annonciation sur un petit panneau rond qui ne quittait guère Louis XI.

Autant de signes pour impressionner ses visiteurs.

— Les princes sont des discoureurs et des sermonneurs qui ne comprennent pas la manière dont je veux gouverner… Ils veulent bien que je règne à condition que ce soit eux qui gouvernent. Ma sœur me l'a bien montré.

1. C'est le futur duc de Bourgogne Charles le Téméraire qui deviendra le principal ennemi de Louis XI dans les années 1470.

Le roi faisait allusion à la visite de Jeanne de France, sa sœur et l'épouse du duc Jean de Bourbon, venue en ambassadrice, mais repartie sans résultat tangible ni décisif. Chacun campait sur ses positions.

— *Si, si...*

L'homme qui faisait face au roi dans une autre cathèdre avait un accent chantant. C'était un des nombreux Italiens qui vivaient à la cour du roi et à qui Louis XI se confiait parfois plus volontiers qu'à d'autres proches. Les liens entre le royaume de France et les principautés italiennes étaient devenus très ténus, et le roi savait, comme en direction des Français, distiller des messages que ces courtisans se chargeaient de diffuser à peu de frais. Jean-Pierre Panigarola lui avait apporté quelques minutes plus tôt une nouvelle d'importance. Le comte Galeazzo, l'héritier du duché de Milan, venait porter secours au roi de France avec cinq mille fantassins et cavaliers. Même si Louis XI espérait toujours régler cette crise par la négociation, c'était un renfort inestimable.

Une coupe remplie de cerises avait été déposée sur une table nappée de blanc. Le roi en prit une, la regarda, en compara la couleur au velours chatoyant de son pourpoint, puis la dégusta avec lenteur.

— Voulez-vous un peu d'hypocras ?

— Ce serait gâcher le goût de ce fruit délicieux... et je dois encore dicter quelques lettres. Il me faut encore et toujours faire connaître les mauvais agissements des princes aux villes et à leurs habitants qui me sont plutôt favorables. La guerre des mots me réussit assez.

— *Si, si...*

Le roi avait sur les lèvres un sourire indéfinissable et dans l'œil une lueur où se mêlaient ruse et bonhomie. Un valet frappa à la porte dont le battant, une belle ébénisterie ornée de motifs en serviettes repliées, s'ouvrit doucement.

— Un chevaucheur demande à vous voir, Monseigneur.

— A cette heure ?

— Il dit que c'est très important.

— Faites-le entrer.

— Louis Dumoutier, coureur de vos grandes et petites messageries. J'arrive tout droit de Riom en Auvergne par le grand chemin.

Le roi le dévisagea un instant, puis détailla la tenue du garçon qui en disait assez sur la chevauchée qu'il avait dû mener. Houseaux boueux, chausses défraîchies, pourpoint délavé et tabard qu'il faudrait remplacer car il ne faisait guère honneur au roi. Une barbe de trois jours complétait le tableau avec des cernes sous les yeux qui trahissaient une grande fatigue.

— Dumoutier... vous êtes le fils du marchand d'étoffes et de chapeaux ? Oui, je me souviens de vous quand vous veniez avec votre père et que vous rêviez de devenir chevaucheur. Etes-vous satisfait aujourd'hui ?

— Oui, Monseigneur...

Louis aurait voulu montrer un peu plus d'enthousiasme mais il était si fatigué. Ses jambes flageolaient. Il avait hâte d'en finir.

— Qu'y a-t-il de si urgent ?

— Voilà d'abord la lettre de votre receveur de Riom... Ensuite...

Comme Louis semblait hésiter, le roi, qui enlevait le sceau apposé au parchemin de Pierre Mandonier, le rassura :

— Parlez sans crainte, ces murs n'ont pas d'oreilles et messire Panigarola, ambassadeur du duc de Milan, ne répétera rien.

— Il y a un complot pour vous enlever, lâcha précipitamment Louis.

— Un complot ? Et qui complote ?

— Des gens de monseigneur d'Armagnac... et aussi l'évêque de Bayeux.

— Ce pauvre Jacques est incorrigible ! Il ferait mieux de m'amener les deux cents lances qu'il m'avait promises ! Quant à ce maudit évêque, quel traître ! ironisa Louis XI en éclatant de rire. Et d'où tenez-vous cela ?

Louis raconta les circonstances dans lesquelles il avait surpris cette conversation. Le roi hochait la tête d'un air dubitatif qui fit croire au chevaucheur qu'il ne le croyait guère. Il ne le connaissait évidemment pas suffisamment pour savoir à quel point il savait dissimuler ses émotions.

— Valet, nourrissez ce garçon avant qu'il ne tombe à nos pieds ! Je n'en demande pas tant de mes fidèles serviteurs... Et trouvez-lui un lieu de repos tranquille.

Louis entendit à peine. Il avait la tête qui tournait. Les deux chevaliers de la tapisserie semblaient venir à sa rencontre. Sans même prendre congé, il visa la porte, se retint au chambranle, se retrouva dans une large loggia où le valet l'attendait.

— Nous voilà avertis. Je recevrai ce pauvre Jacques, s'il vient me voir, avec une garde renforcée, j'écouterai ses belles et fausses paroles et l'inviterai à renoncer et à rallier ma cause, puis j'irai voir mon beau-frère car il me plaît de manger l'artichaut feuille à feuille...

— *Si, si...*

Une horloge sonna dix heures. Louis XI se retourna pour vérifier l'heure sur le cadran où le maître horloger qui l'avait fabriquée à Paris avait réalisé un semis d'étoiles d'or sur un fond bleu émaillé. Cet objet ne le quittait jamais comme quelques tapisseries, quelques livres ou petits meubles qui lui permettaient de recréer autour de lui une ambiance familière.

Il y eut un coup de vent. Le châssis de la fenêtre grinça.

Les battants de verre coloré se fermèrent brusquement, puis se rouvrirent. Puis tout sembla se calmer.

Louis fut réveillé sans ménagement par le valet qui l'avait installé pour une nuit dans ce retrait étroit sous les combles du château. Il eut l'impression de s'éveiller dans la position exacte où il s'était endormi dès qu'il s'était effondré sur cette paillasse confortable.

— Le roi partira bientôt. Il te veut avec lui mais avant le départ, il te conseille de passer chez le barbier et le fourrier qui te donnera de nouvelles chausses, un nouveau pourpoint et surtout un tabard plus digne de l'escorte du roi.

— L'escorte du roi ? Et où allons-nous ?

— Dans le Bourbonnais, pour chatouiller le duc, comme dit le roi.

— On va lui faire la guerre ?

Le valet leva les mains dans un geste qui voulait dire son ignorance, voire son indifférence.

— Moi, c'est Martin… c'est tout ce que je sais.

Habillé de neuf, rasé de près, le cheveu retaillé formant une frange régulière, Louis avait fière allure lorsqu'il enfourcha son cheval qui avait, lui aussi, bien profité de la nuit et avait été bouchonné par un palefrenier du roi. Celui-ci était entouré d'une troupe réduite. Louis admira la qualité de la jument sombre qu'il montait et qu'il flattait au col en lui murmurant :

— Calme, ma belle Esterline, calme…

La selle était rehaussée d'une multitude de clous dorés et il portait un pourpoint de velours noir et des chaussures vertes. Ses houseaux de cuir fin et souple brillaient et Louis se demanda si le chapeau de feutre léger avec une visière pour protéger du soleil avait été vendu par son père. Il lui faisait un front très bas au-dessus de fins sourcils et surtout d'un nez dont la proéminence était remarquable. Lèvres et menton étaient beaucoup plus normaux.

Tout observateur subtil aurait compris que le roi, arborant un sourire satisfait, était ravi. Il avait reçu le matin même un messager, un certain Rigaud, de celui qu'il appelait dans l'intimité « le pauvre Jacques » avec des mines feintes. Il était dans son château de Montaigut et viendrait négocier au nom du duc. Il assurait pourtant le roi de sa fidélité et l'invitait le soir même à souper avec lui chez l'évêque de Bayeux.

En donnant un léger coup d'éperons à Esterline qui avança mollement une patte, puis l'autre, Louis XI ricana sans retenue. A l'heure du souper, il serait loin. Il avait réuni autour de lui une petite troupe dont il était sûr et il y avait adjoint ce jeune chevaucheur qui lui avait peut-être sauvé la vie ou au moins la face. Il ne s'imaginait tout de même pas prisonnier de ces princes, même si cette expédition prenait de plus en plus des allures de piège ! Bien à l'abri de cette garde rapprochée, il pouvait traverser la ville. Il craignait d'ailleurs beaucoup moins de forfaitures de la part des habitants que des princes ! La ville avait, en effet, capitulé à des conditions très modérées qui avaient valu au roi la popularité auprès d'une population qui n'était pas forcément très attachée à son duc.

Un crieur lirait d'ailleurs bientôt un message, écrit de la main même du roi, à tous les carrefours de la cité pour mettre en garde les habitants « contre ceux qui veulent guerre et division dans le royaume et empêcher le bon vouloir des sujets loyaux ». Un texte que des scribes s'occupaient à recopier et qui serait envoyé à « tous les habitants des bonnes villes et des champs ».

Abandonnant derrière lui l'imposante et sévère bâtisse qui dominait la ville, le cortège s'ébranla lentement, franchit l'enceinte du château, puis chemina sans histoire dans les rues où des maisons de torchis et de bois récemment construites indiquaient une certaine prospérité. Laissant l'église Notre-Dame, puis la collégiale Saint-Nicolas sur leur gauche, ils rejoignirent la rue de Montpeyroux qui longeait des jardins et où des chantiers promettaient de belles demeures, aboutirent au marché aux bœufs et aux chevaux avant de franchir enfin la porte des Forges en direction de Saint-Pourçain.

Au faubourg où s'échelonnaient quelques rares maisons succédèrent rapidement les courtils et les prairies. Le printemps y triomphait encore avant l'été tout proche, conjuguant avec une rare subtilité tous les verts de la nature : celui, vif telle une émeraude, presque agressif, de l'herbe tendre et drue qui ne tarderait pas à virer au jaune sous les assauts du soleil ; les mille et une nuances des jardins et des vergers, du vert doré aux bleutés ou aux bronzes, les verts mats des feuilles de pommier, brillants des poiriers ou des lauriers, les verts argentés des sapins ; des verts clairs, des verts sombres, la nature ne manquait pas d'inspiration !

Louis XI eut une pensée pour les jardins de ses demeures de la Loire où la nature devait aussi exploser. Il huma avec bonheur cet air neuf dégagé de tous les miasmes de la cité et mit son cheval au galop. Devant lui, un archer avait déployé une bannière royale bleue fleurdelisée, signe de ralliement pour les troupes qui étaient essaimées dans la campagne. Et aussi pour les cités qui depuis la reddition de Montluçon avaient apporté leur soutien au roi. Derrière lui, la petite troupe suivait, l'œil fixé sur un horizon incertain. Le temps des négociations et des atermoiements allait-il encore durer ou celui des combats arriver ?

Louis que l'air vif achevait de réveiller ne se posait pas de question. Il était heureux. Il servait le roi, il avait retrouvé sa sœur et la présenterait bientôt à sa mère. Enfin, dès que cette drôle de guerre finirait.

20

Aigline s'ennuyait. Saint-Hilaire, Mamet, le Décousu et Gaillarde lui manquaient. L'agitation de la cité, ses spectacles et ses échoppes l'avaient déjà lassée. Baranne avait bien tenté, comme l'avait fait Mahaut pendant l'hiver, de l'initier au plaisir de la broderie, mais elle n'était pas très patiente et préférait encore vagabonder dans la ville à l'affût de quelque nouveauté. Elle aimait regarder les ouvriers d'un chantier tout près de l'autre côté de la rue, se prenant à imaginer comme ils feraient merveille à Saint-Hilaire. Le charpentier qui, les jambes solidement écartées, plantait ses clous à l'aide d'un marteau très court, son voisin armé d'une hache enlevant le grume d'un tronc qui ferait une belle poutre ou encore le compagnon juché avec agilité sur une échelle d'au moins vingt barreaux. Ils étaient gais, sifflotant, chantant ou s'interpellant. Certains lançaient même des œillades à la jeune fille quand elle passait avec ses airs désœuvrés.

Sans doute, seule la torture l'aurait forcée à avouer que ses pas la ramenaient assez souvent dans le quartier du Poux du côté du château dans l'espoir de voir Odilon. Elle y avait croisé Esméralda qui attendait toujours son musicien oublié en prison et quêtait à la sortie des églises ou des marchés. La fille l'avait regardée d'un air insolent.

« Veux-tu que je te dise l'avenir ? » avait-elle proposé. Aigline s'était enfuie. Elle n'avait pas osé lui parler. Pour lui dire quoi ? C'était l'affaire de son père qui avait raconté n'importe quoi à propos du Décousu.

Baranne s'était prise au jeu de l'éducation de cette petite « sauvageonne » comme l'appelait son mari. Elle l'entraînait aux prédications de clercs en vogue, commentait avec elle les démonstrations parfois brillantes de ces hommes au ton exalté et au regard brillant qui débattaient de tout, de l'amour de Dieu à celui des hommes en passant par l'éducation des enfants ou les cavalcades des péchés capitaux.

— Des aveugles de cœur ! Voilà ce que vous ferez de vos enfants si la mère favorise la coquetterie de sa fille, si le père fait tenir à ses fils la chandelle pour éclairer ses parties de dés...

Sur un banc de l'église des cordeliers, Aigline écoutait en rêvassant. Sa mère n'avait pas eu les moyens de favoriser sa coquetterie. Et si Mahaut donnait un jour un fils à son père, plutôt que l'usage des dés, ce serait sans doute celui des armes et des actions tordues qu'il lui apprendrait. Le prédicateur, qui paraissait vieux parce qu'il n'avait plus un cheveu sur le crâne mais ne devait pas l'être tant, prenait sans cesse le ciel à témoin. Et elle, Aigline, que pouvait-elle attendre de ce ciel ? Confite en bondieuseries, son hôtesse buvait avec ferveur les paroles du sermon. Elle, elle ne doutait pas un instant que le ciel ne lui apporte le bonheur.

Baranne avait davantage de succès quand elle lui ouvrait ses livres mais la jeune fille avait avoué qu'elle déchiffrait très mal les lettres. Avec persévérance, Baranne lui fit lire chaque jour quelque texte et aussi écrire quelques lignes sur des parchemins usagés grappillés dans le retrait de son mari.

Aigline abandonnait cependant vivement encrier, plume d'oie et grattoir dès que Pierre Mandonier rentrait. Elle flattait d'ailleurs cet homme, que sa femme n'écoutait pas toujours avec l'attention requise, en se passionnant pour les nouvelles qu'il rapportait. Elle vivait à travers elles ce qu'elle imaginait être les aventures de son père, d'Odilon et de Louis, ces trois hommes qui désormais occupaient son esprit, sans oublier Mamet vers qui ses pensées s'envolaient aussi. Elle se demandait si elle reverrait jamais Louis, parti elle ne savait où, et si elle rêvait d'une chevauchée qui l'amènerait jusqu'à sa mère, elle ne voyait pas trop comment elle pourrait la réaliser. Quant à Odilon et son père, sans doute devaient-ils être étroitement mêlés aux agissements de leur maître, le beau seigneur d'Armagnac, dont Pierre Mandonier rapportait quelques traits épisodiques.

Après Montluçon où avait dû se rendre Louis, le roi avait séjourné à Saint-Pourçain pendant que le duc de Bourbon se trouvait en face, à Varennes, à deux lieues seulement. Le duc de Nemours, toujours lui, ce Jacques d'Armagnac qui intéressait tant Aigline puisque son père était parti avec lui et qu'Odilon était son héraut, avait eu le projet fou d'enlever le roi, qui avait été prévenu à temps et avait fui justement à Saint-Pourçain. Là, parcourant inlassablement ces deux lieues, Jacques d'Armagnac jouait les ambassadeurs entre le roi et Jean de Bourbon.

— Mais comment le roi peut-il encore lui faire confiance ? soupirait le receveur en dégustant son hypocras qui le rendait encore plus bavard.

Il gardait cependant pour lui son sentiment que le roi était aussi tortueux que ce seigneur… Il l'espérait plus habile car c'était un profond royaliste.

— Et alors ? demandait Aigline, les yeux brillants, en se

saisissant de l'aiguière pour verser encore un peu d'hypocras dans le gobelet de son hôte.

— Tu vas me griser, plaisantait l'autre qui continuait, tout heureux d'avoir un auditoire. C'est l'évêque de Bayeux qui avait préparé le rapt à Montluçon. A Saint-Pourçain, il a fallu déjouer son idée de faire sauter toutes les réserves de poudre de l'armée royale qui s'était regroupée là.

— Et comment savez-vous tout cela ? demandait encore, admirative, Aigline.

— Le roi a de grandes et petites messageries qui fonctionnent très bien. Ses chevaucheurs vont bon train partout.

— Et Louis, où peut-il être ?

— Il donnera bien de ses nouvelles, la consolait Baranne qui elle aussi, à l'image d'Aigline, commençait à se passionner pour les événements.

Ne disait-on pas que le roi n'hésiterait pas à mettre le siège à Riom pour faire entendre raison au duc ? Il fallait se tenir prêt.

— En attendant, demain, nous irons au pèlerinage de Marsat, avait conclu un soir Baranne.

Il aurait bien lieu.

En effet, le bruit avait couru dans la cité qu'il serait peut-être annulé à cause des événements. Mettant fin à ces rumeurs, un crieur avait annoncé le contraire la veille.

Devant la mine soudain boudeuse d'Aigline, qui avait déjà participé mollement à la procession de la Saint-Amable autour des reliques du saint patron de la ville, Baranne avait éclaté de rire.

— Ne fais pas cette tête, tu n'as sans doute rien vu de tel !

Et le lendemain, on était le dimanche 16 juin, elle dut reconnaître que ce pèlerinage ne manquait pas de pittoresque. Baranne avait ses habitudes. Elle entraîna tôt la jeune fille à la maison de la confrérie de Saint-Amable autour de laquelle régnait une joyeuse animation. C'était là que, depuis des semaines, on avait roulé la chandelle de cire autour d'une roue destinée à être apportée en procession à la bonne Vierge de Marsat.

— Cette chandelle a la longueur de l'enceinte de notre cité, expliquait Baranne.

— Mais d'où vient cette fête ?

— Je ne sais trop, avoua Baranne.

— Des Normands qui voulaient attaquer notre cité. Il paraît qu'ils étaient pires que les Ecorcheurs. Les habitants de Riom ont prié Notre Bonne Dame de Marsat et la ville a été sauvée... Alors depuis ils manifestent ainsi leur reconnaissance.

Aigline se serait volontiers moquée de cette matrone qui les renseignait si elle n'avait pas ressemblé à Gaillarde. Elle avait du poil au menton et une poitrine aux formes volumineuses. La jeune fille eut une bouffée de nostalgie, vite balayée par l'agitation qui présidait à la mise en place du défilé. La grande roue de bois avait été fabriquée par un menuisier de la porte de Bade dont la famille avait, de tout temps, fourni l'armature faite de quinze rayons autour d'un médaillon central travaillé de feuilles stylisées. Elle était aussi armée d'un bras qui permettait de suspendre l'objet le temps qu'on y roule la cire et ensuite dans l'église de Marsat où elle devait être exposée pour être visible de tous.

Avec beaucoup de précautions, elle fut hissée sur une charrette qui avait été parée de draps des marchands de la ville et de fleurs apportées des courtils environnants. Un mulet, également recouvert d'une housse bleue, patientait grâce à un seau d'avoine dont il savourait le contenu par petites prises. Bien amarrée, la roue trônait maintenant dans son dos et, autour, les moines de Saint-Amable, les chanoines du Marthuret et même des cordeliers s'ordonnaient en rangs formant des raies de noir, de rouge ou de brun.

Venaient ensuite les membres des confréries avec, au premier rang, ceux de Saint-Amable, les organisateurs, puis ceux de la Sainte-Croix qui défilaient derrière une belle croix d'orfèvrerie fleuronnée. Il y avait toujours lutte de préséance avec la confrérie de la Nativité Notre-Dame qui relevait du Marthuret, mais qui avait défilé en tête lors de la fête de Saint-Amable quelques jours plus tôt, et cédait donc le pas pour aller à Marsat. Leur bannière bleue où avait été brodée une Nativité, copiée sur un tableau offert au début du siècle par Jean de Berry aux chanoines, avait belle allure.

Suivaient les bannières des confréries des portes de la ville derrière lesquelles les pèlerins de la cité formaient le gros du cortège. On y voyait les gens les plus divers, des bourgeois cossus comme Baranne, des manants en haillons, des vieux et des enfants, foule bigarrée, tous unis par une piété mariale indéfectible. Tout ce que la cité comptait d'infirmes et d'estropiés était aussi du pèlerinage. Les uns avançaient, béquilles sous les aisselles, les autres martelaient de leurs pilons ou, pliés en deux, s'appuyaient sur des escabeaux. Tous étaient animés de l'espoir fou d'une guérison ou du soulagement de leurs douleurs.

Aigline avait remarqué un pauvre garçon aux chausses mal ajustées dont la tête était enveloppée d'un lourd bandage blanc souillé de sang. Aussi pâle que ce linge, il attendait le départ à leur hauteur, l'œil fiévreux, le visage tendu vers l'avant. Soupirant bruyamment, il parut défaillir, mais se reprit, les mains jointes et psalmodiant des prières devenues une vraie plainte dans sa bouche aux lèvres sèches.

— Il paraît qu'ils ont peint en noir la pauvre Vierge... murmura la matrone qui se retrouva sur le même rang que Baranne et Aigline. Si c'est pas Dieu possible ! Comment le petit Jésus reconnaîtra sa mère ?

— Lui aussi, il paraît qu'il est noir ! répliqua un homme derrière elles. On dit que maintenant toutes nos madones vont être peintes en noir.

— Oui, j'ai déjà vu Notre-Dame du Puy avec un visage tout sombre. Les clercs prétendent que c'est pour plaire aux infidèles !

La matrone hochait la tête d'un air entendu. Elle ne savait pas trop ce que voulait dire « infidèles ». Elle se souvenait d'avoir vu quelques fois passer à Riom des hommes à la peau noire comme du charbon de bois mais tout cela dépassait son entendement.

— Heureusement il fait beau ! finit-elle par dire en guise de conclusion.

Distraite, Aigline fit oui de la tête. Elle non plus n'avait pas bien compris cette histoire de madone noire et elle venait d'apercevoir Esméralda. Agacée un instant, elle revint vite au cortège qui s'ébranlait enfin en direction du carrefour des Taules. Il empruntait ensuite la rue du même nom et bifurquait dans la rue de Mozat avant de s'enfoncer dans le quartier des Tanneries et de sortir de la ville par la porte de la Poterne. Toutes les cloches de la ville s'étaient mises à sonner. Elles accompagneraient la procession et les chants tout au long du trajet d'une demi-lieue. Certains marchands, bien que les échoppes soient fermées le dimanche, avaient placé des tentures de couleur le long des murs de torchis et de bois. Une ambiance de fête qui, après celle de Saint-Amable, entraînait la cité loin des soucis du moment.

Le mulet un peu rétif occasionna quelques arrêts surtout quand il fallut passer la porte dont l'architecture imposante emprisonnait l'obscurité. Son maître l'encourageait doucement, châtiant son langage de charretier peu approprié à la circonstance et qui aurait troublé les prières et les chants. L'animal sembla plus docile dès qu'ils débouchèrent enfin au milieu des courtils.

Aigline respira mieux aussi. La campagne flamboyante en cette fin de printemps lui semblait presque le paradis. Elle regrettait les chants ou les prières psalmodiées qui l'empêchaient d'écouter les oiseaux volant en tous sens d'un jardin à l'autre, d'un arbre à l'autre, de treille en tonnelle. Sur un talus, deux colombes se faisaient face. Auraient-elles l'audace de faire la parade devant cette foule ? Curieuse, Aigline se retourna à plusieurs reprises pour regarder leur manège. Mais les deux oiseaux s'envolèrent, emportant avec eux les pensées amoureuses de la jeune fille. Près d'elle, le garçon au bandeau blanc peinait de plus en plus. Aigline avait l'impression que la tache de sang s'était élargie.

Heureusement, Marsat se profilait déjà au bout du chemin avec ses maisons entassées autour de l'église et du château aux formes impressionnantes. A la porte de la ville se tenaient, sous un soleil de plomb, les deux magistrats de la cité à qui serait remise officiellement la roue de cire.

Le cérémonial était précis. Les magistrats prenaient place dans la charrette et l'accompagnaient ainsi jusqu'au portail de l'église où les moniales du prieuré voisin acclamaient son arrivée sous les voûtes avec un *Salve Regina* tonitruant.

Suivant le mouvement non sans difficulté car il fallait faire circuler cette foule dans les deux nefs inégales de la petite église, Aigline y pénétra avec Baranne dont elle n'arrivait pas à imiter le recueillement tant sa curiosité était sollicitée. Le garçon au bandeau sanglant se jeta à genoux. Avait-il seulement regardé celle qu'il venait implorer les mains jointes ?

Pour la circonstance, la Vierge avait été habillée d'une cotte bleue d'où émergeaient seulement le visage et les mains effectivement noircies. L'Enfant noir portait, quant à lui, une cotte de drap écarlate sur lequel les mains démesurées et sombres de sa mère se détachaient de manière extraordinaire.

Aussi quand les pèlerins, qui s'étaient recueillis devant la statue de cette madone soudain étrangère, étaient invités à sortir pour laisser la place aux suivants, ils exprimaient enfin une stupeur contenue dans l'église.

— Ce n'est plus notre Vierge !

— Et monseigneur l'évêque a laissé faire cela ?

— De nos jours on aura tout vu !

Sur le chemin du retour, dans le cortège désordonné, les commentaires auraient sans doute continué si une autre occasion de parler ne s'était offerte aux pèlerins. Venant du sud-ouest, des troupes déferlaient sur la campagne.

— Alors c'est la guerre !

— Qui sont ces soldats ?

— Nous sommes les Gascons de monseigneur d'Armagnac, répondit avec courtoisie un premier cavalier qui avait débouché de la forêt sur un chemin transversal.

— Oui, des Gascons, nous venons appuyer les affaires du duc de Bourbon ! N'ayez pas peur, nous n'en voulons pas aux populations, seulement à l'armée du roi !

— Voire ! murmura, sceptique, la matrone qui en avait vu bien d'autres et qui doutait des bonnes intentions des gens de guerre.

Le lendemain, la cité fut mise en état d'alerte. Les bruits les plus fous couraient dans les rues où les crieurs, requis par on ne savait pas trop qui, propageaient les nouvelles à la vitesse du galop d'un beau palefroi. Tout en jurant leur désir de trouver un accord avec le roi, les ducs de Bourbon et de Nemours avaient quitté Varennes pour Moulins où arrivaient les lances de Bourgogne en renfort. Après avoir traversé l'Allier et déployé ses troupes en éventail autour de Varennes, le roi marchait sur Gannat qui n'était qu'à six lieues de Riom.

Certains décrivaient l'armée impressionnante du roi qui encombrait le chemin des Français et toutes ses ramifications. On parlait de onze mille hommes dont huit cents lances d'élite provenant de son armée permanente. On disait que l'artillerie avec ses mille deux cents chevaux formaient un cortège qui s'étalait sur près de six lieues. Les premiers seraient en vue de Gannat que les derniers n'auraient pas quitté Saint-Pourçain ou Varennes ! On disait aussi que ces troupes étaient très disciplinées, ne détruisant rien, payant tout ce qu'elles consommaient ! Le temps des Ecorcheurs semblait bien révolu ! Même ces archers et ces valets d'armes, dont les longs couteaux et les masses de plomb entraient en action quand les lances avaient désarçonné l'ennemi, étaient pacifiques avec les populations ! Des populations qui ne savaient plus s'il fallait se tourner vers le roi ou vers le duc mais qui subiraient de toute façon les conséquences des affrontements. Et on parlait de gens d'armes venus du Dauphiné qui devaient passer l'Allier à Pont-du-Château...

Le choc était-il inévitable avec les troupes beaucoup plus désordonnées du duc de Bourbon et surtout les cinq mille Gascons qui s'étaient déjà frayé un passage à travers les territoires montagneux de la haute Auvergne et que certains avaient pu observer sur la route de Marsat ? Des bandes qui volaient ou pillaient, sans grande envie de se battre contre l'armée royale. Jamais les messagers des deux camps n'avaient autant parcouru la campagne, délivrant des nouvelles contradictoires. Qui croire ?

— Le duc de Bourbon est à Riom ! annonça Pierre Mandonier deux jours plus tard. Il est entré cette nuit dans la ville avec le duc de Nemours... Les élus ont déjà reçu des doléances des marchands et des artisans qui craignent pour leurs activités.

— Mon père serait-il avec eux ? demanda aussitôt Aigline dont les pensées allaient surtout à Odilon qui devait être enfin de retour.

— Demain ce sera l'été, soupira Baranne qui, sur les conseils de son mari, avait fait des provisions. Ils vont dévaster les jardins et adieu nos herbes de la Saint-Jean !

Baranne ne savait pas bien qui elle désignait avec ce « ils » mais, comme beaucoup, elle pressentait que les pauvres habitants de la cité, innocents, subiraient des dommages pour eux-mêmes ou pour leurs biens comme du temps des maudits Ecorcheurs.

Quelle ne fut pas la surprise d'Aigline de voir arriver ce soir-là son père avec Mamet. Il avait fait le détour par Saint-Hilaire en allant à Montluçon et cela faisait presque un mois que le garçon suivait les tribulations de son maître. Sans un regard pour son père, Aigline se jeta dans ses bras sous les yeux étonnés de Baranne et de Pierre Mandonier que le retour de Georges-Lancelot ne réjouissait guère. Il n'imposa d'ailleurs pas sa présence, laissant Mamet et Aigline jouir de leurs retrouvailles.

— Et Gaillarde ?

— Elle va bien.

— Et Pastenôtre ?

— Il n'était toujours pas mort quand je suis parti.

— Ah, c'est toi le maître du colombier de Saint-Hilaire, dit en plaisantant Baranne.

— Oui et mes colombes me manquent.

Aigline ne le quittait pas des yeux. Il lui semblait qu'il avait changé en quelques semaines. Peut-être avait-il grandi. Elle lui trouvait les épaules plus larges. Peut-être étaient-ce ce pourpoint et ces chausses qui avaient remplacé son bliaud habituel.

— Viens, lui dit-elle, je vais te montrer la ville.

Elle l'entraîna du côté du carrefour des Taules où un marchand de volailles dont la charrette avait perdu une roue créait un embouteillage monstre. Il avait fallu détacher la mule et une partie des volailles avaient roulé dans la terre où l'homme tentait de les ramasser avant que d'autres ne s'en chargent.

— Elles sont pour Monseigneur ! répétait-il en croyant à la pertinence de l'argument qui n'impressionnait guère les manants dans un moment de désarroi où la cité hésitait entre les princes et le roi dont on disait qu'il serait bientôt aux portes de la ville.

« Monseigneur est donc en ville ? » s'interrogeaient certains, dubitatifs. Et peut-être avait-il mieux à faire que de festoyer ?

Deux hommes, appelés en renfort, soutenaient pourtant déjà le plateau de la charrette pendant qu'un troisième tentait de remettre en place la roue, conseillé par un quatrième armé d'un marteau.

— Pressons, pressons... répétait un sergent venu calmer les énervés.

Aux côtés d'Aigline, habituée désormais à ces scènes banales de ville, Mamet regardait le spectacle d'un air amusé. Il avait découvert à Montluçon, puis à Moulins, où leurs chevauchées des dernières semaines les avaient conduits, ces rues animées et bruyantes et tout un monde qui l'avait transporté bien loin de la forêt et de ses colombes.

— Tu sais, j'ai une grande nouvelle à t'apprendre... dit soudain Aigline. Mon père te l'a peut-être racontée.

Mamet avait détourné les yeux de la charrette où la roue était maintenant consolidée par les coups de marteau adroits de l'un des hommes venus au secours du volailler. Les mains sur les hanches depuis qu'il avait fini de récupérer sa marchandise entassée en désordre, celui-ci observait, satisfait, le tour que prenaient les événements.

— Tu es amoureuse... laissa tomber Mamet.

Aigline, devenue aussi rouge que sa cotte, protesta aussitôt avec véhémence qu'il ne s'agissait pas de cela.

— Ce n'est pas la peine de te défendre, Odilon m'a tout raconté un soir dans une taverne de Varennes. Il m'a montré ton portrait qu'il porte toujours sur son cœur.

— Le griffon !

Aigline était furieuse.

— Quand tu le verras, tu pourras lui dire que non seulement je ne l'aime pas mais que je le déteste. Pour qui se prend-il ?

— Pour les querelles d'amoureux, j'ai des herbes...

L'homme qui venait de parler était l'herboriste du carrefour des Taules. Si Aigline avait eu des flèches dans les yeux, sans doute aurait-il été terrassé sur-le-champ, tant le regard qu'elle lui lança était dur.

— Viens.

— Toutes les herbes de Saint-Jean, je les ai, demandez-les ! continua l'autre dans leur dos. Voici l'armoise, dite la ceinture de Saint-Jean, qui éloigne le mauvais sort si vous la gardez sur vous !

Aigline s'était retournée soudain.

— Donnez-moi donc une branche de votre ceinture de Saint-Jean !

Ravi, l'homme s'était précipité vers une grande corbeille en osier qui débordait de rameaux odorants.

— Sentez-moi cela...

Aigline huma les feuilles, comme une bouffée de bien-être qui la ramenait à Saint-Hilaire. Gaillarde devait en conserver chez elle car tout à coup, c'était un effluve comme une senteur de bonheur. Amusé, l'herboriste la regardait. Elle, si dure quelques instants plus tôt, paraissait apaisée.

— Vous voyez qu'il faut croire à mes herbes !

— Je vous la rends, dit pourtant Aigline en lui tendant le rameau, je n'ai pas d'argent... Je vous aurai simplement volé un peu d'odeur, merci quand même.

Elle montrait ses doigts parfumés qu'elle porta à son nez.

— Je vous l'offre comme un bouquet, répondit l'herboriste dont les yeux rieurs s'attachèrent un instant au regard si clair qu'il avait l'impression de s'y voir. J'y ajoute même une branche de millepertuis... Ces rameaux conjureront les sorts et vous porteront bonheur, et à vous aussi.

Il s'était détourné vers Mamet qui était resté en retrait.

— Dis-leur aussi que l'armoise a d'autres vertus ! cria une voix du fond de l'échoppe.

— Tais-toi donc !

— Eh oui, si ton amoureux te serre de trop près, tu peux faire sauter l'enfant avec l'armoise !

C'était Esméralda qui avait surgi tout à coup et observait Aigline avec ce regard à la fois insolent et hargneux qu'elle affichait toujours et qui la mettait mal à l'aise.

— Surtout que tu n'es plus tout seul, la demoiselle t'a trompé avec un chevaucheur du roi !

— Tais-toi, menteuse !

Aigline l'avait saisie aux épaules et la secouait vigoureusement.

— Répète si tu oses, menteuse !

— Lâche-la !

Inquiet de l'attroupement qui commençait à se créer autour d'eux, Mamet avait à son tour pris le bras d'Aigline.

— Viens !

— N'oubliez pas vos herbes !

— Oui, parce que pour les sorts, en voilà.

Lâchée par Aigline, Esméralda tendait les mains et les doigts vers elle.

— Sois maudite ! lança-t-elle encore en fendant le cercle des spectateurs, vaguement déçus, qui commençait à se défaire.

Il n'y avait pas eu de sang !

Mamet prit la main d'Aigline, qui dans l'autre tenait les rameaux offerts par l'herboriste.

— Faites vos provisions de sauge, l'herbe qui sauve, et de fougère que nous appelons aussi la racine de Saint-Jean...

21

Ils avaient marché en silence comme s'ils ne parvenaient pas à renouer le dialogue. Aigline ruminait autant sa fureur devant les confidences faites par Odilon à Mamet que les accusations de cette Esméralda maléfique. Elle ne pouvait avoir aucun lien avec cette Esméralda dont le Décousu rêvait !

— Regarde ! dit enfin Aigline.

Ils étaient arrivés devant le grand portail de l'église du Marthuret où trônait une jolie Vierge dont l'Enfant s'amusait avec un oiseau.

Mamet parut soudain revenir sur terre et s'animer après ce silence interminable. Il s'approcha de la statue placée entre les deux portes de l'église. La Vierge devait avoir à peu près la taille d'Aigline et l'Enfant retenait contre sa poitrine un oiseau que Mamet scruta avec attention.

— Je n'aurais jamais dû quitter mes colombes, murmura-t-il enfin en se retournant vers Aigline. Ces chevauchées qui n'en finissent pas, ces hommes qui entretiennent des secrets auxquels je ne comprends rien, le roi, les princes, je n'en ai rien à faire... Quel pouvoir ont-ils à côté des oiseaux qui volent dans ce ciel immense ? Et ces villes bruyantes où les oiseaux n'ont guère de place, sinon là en pierre, aussi froids que la mort.

Mamet avait posé la main sur l'oiseau sculpté.

— Celui-là, j'aurai beau le réchauffer, je ne pourrai jamais le faire vivre !

Aigline sourit. Elle avait retrouvé Mamet tel qu'il était le jour où il lui avait raconté et montré avec ferveur la parade des colombes, le jour enfin où il l'avait embrassée pour la première fois... Depuis, son cœur avait tellement battu, mais des battements désordonnés dans lesquels elle avait tant de mal à se repérer. Il y avait tout d'abord son père qu'elle aimait et détestait à la fois. Des sentiments presque honteux qui la faisaient rougir. Il y avait ce trouble que Mamet faisait surgir un soir, un jour par-ci par-là, indéfinissable et si délicieux. Mamet qui était entré dans sa vie un matin et qui ne pouvait plus en sortir. Et puis Odilon qui l'avait transportée encore dans un autre monde où les battements de cœur étaient étonnamment accélérés et douloureux.

— Et notre chat-huant ? demanda-t-elle enfin comme s'il était à jamais le fil qui les relierait tous les deux.

— Peut-être nous cherche-t-il depuis que nous sommes partis... soupira Mamet. Ce n'est pas ici avec cette foule qu'il nous trouvera. Les oiseaux ont besoin de paix. Mais, dis-moi, qui est ce chevaucheur dont a parlé cette fille ?

La curiosité dévorait soudain Mamet. Ils abandonnèrent l'église et son chevet qui jouxtait le quartier de la petite boucherie dont Aigline n'aimait guère les étals sanglants. Les poings sur les hanches qu'elle avait larges, une tripière les vit prendre la rue des Planchettes qui aboutissait à un pont de bois bringuebalant et pénétrer dans le quartier des tanneries installé le long et autour de l'Ambène. Il faisait plus frais car le soleil n'entrait guère dans des venelles étroites où les encorbellements étaient de règle pour agrandir les maisons au-dessus des ateliers. On y voyait, suspendues, des peaux qui séchaient à l'air. Dans les échoppes bruyantes, tanneurs, baudroyeurs ou corroyeurs étaient à l'ouvrage.

— Ce chevaucheur est mon frère, finit par dire Aigline devant un étal de braiels cloutés avec art.

Devant l'air incrédule de Mamet, elle répéta en se plantant devant lui :

— Oui, c'est mon frère... Mamet, j'ai retrouvé mon frère et bientôt je reverrai ma mère. Elle habite Amboise, une cité où le roi a un château. Alors, tu vois, Louis n'est pas mon amoureux !

— Mais Odilon ?

Loin d'être rassuré, Mamet avait posé la question très calmement, presque du bout des lèvres.

— Odilon ?

Aigline ne répondit pas tout de suite. Elle était embarrassée. Comment lui expliquer que s'il arrivait là, à cet instant, elle aurait peut-être le cœur qui exploserait ? Elle avait tellement peur de lui faire de la peine.

— Il faut que je retourne au château, ton père doit m'attendre, finit par dire Mamet sans attendre davantage une réponse qu'il ne souhaitait pas entendre. Je dirai à Odilon que je t'ai vue et aussi à Rigaud. Pourquoi les hommes ne sont-ils pas comme les colombes ? A la vie, à la mort ! Tu te souviens ?

Avant même qu'Aigline ait fait le moindre geste pour le retenir, il s'était volatilisé à travers les étals. Elle le suivit jusqu'à la rue des Taules. Elle le vit s'arrêter à hauteur de la fontaine juste au-dessus de l'église du Marthuret et y prendre une gorgée d'eau, puis se bassiner le visage pour se rafraîchir. Elle soupira en respirant l'armoise et le millepertuis. Leurs senteurs chassaient l'odeur forte des tanneries qui s'exhalait certains jours jusque-là.

— Il t'a laissée... ils te laisseront tous !

— Laisse-moi ou j'appelle les sergents !

Légère, avec sa démarche souple qui attirait les regards des hommes, Esméralda dévala la rue des Taules en direction de la porte de Clermont. Elle s'arrêta un instant sur le petit pont qui enjambait l'Ambène, parut hésiter, puis se fondit dans la foule.

— Qui attends-tu ?

Aigline se retourna. Deux bras la serraient très fort.

— Mamet m'a dit que tu étais par là ! Il m'a dit aussi que le chevaucheur du roi était ton frère !

— Mamet t'en a dit, des choses, en peu de temps !

— Il t'aime tant !

Aigline avait déjà oublié combien elle en voulait à Odilon d'avoir fait souffrir Mamet en lui révélant leur amour. Il était là avec elle.

— J'ai juste le temps de te serrer dans mes bras. Je pars pour Aigueperse où le roi est arrivé. Il a pris Gannat et monseigneur va jouer une fois de plus à l'ambassadeur. Et comme il ne sait jamais trop s'il est pour ou contre le roi, nos affaires sont compliquées. A propos de ton frère, je l'ai revu dans une auberge. C'est un beau menteur qui prétend être marchand et non messager du roi. Mets-le en garde si tu le vois !

Aigline ne comprenait pas bien la nature de cette menace. Toutes ces histoires qui lui restaient étrangères. Le regard d'Odilon était devenu plus dur. Et les yeux si clairs, si transparents d'Aigline ne pouvaient balayer le souvenir d'avoir été dupé par ce messager qui, quelques jours plus tôt, s'était volatilisé de l'auberge où ils avaient passé la nuit. Aigline se remémorait les mots de Pierre Mandonier sur le royaume divisé entre le roi et les princes, les bourgeois des cités tiraillés et même les familles... Elle avait soudain le sentiment d'être au cœur de ce combat incertain.

Odilon lui avait pris la main qu'il baisait tendrement. Le

jeune homme avait un accroc à son pourpoint, ses cheveux avaient poussé irrégulièrement et perdu le caractère apprêté de leur coupe à l'écuelle, son chaperon posé sur l'épaule était défraîchi. Aigline se remémorait les images de manuscrits qu'elle avait rencontrées le jour du mariage de son père, Rigaud et lui, avec leurs pourpoints tout neufs ou leurs chaussures aux pointes qui n'en finissaient pas.

— Pourquoi ris-tu ? demanda Odilon qui avait surpris le mouvement des lèvres si délicatement dessinées. Viens.

Il l'entraîna subitement vers la ruelle voisine où traînait un chien qui fouillait dans un tas d'immondices puantes.

— Ce n'est pas aussi gai que le jardin de la duchesse, plaisanta Odilon en repoussant du pied le chien qui venait renifler ses houseaux, mais c'est tranquille et j'ai tellement envie de te serrer très fort dans mes bras.

Le lendemain, un samedi, ce fut au tour de Louis de faire à Aigline la joie d'une visite. La maison de Baranne Mandonier était devenue le lieu de passage obligé pour tous ces hommes plus ou moins engagés dans ces hostilités bizarres. Pour Louis, ce n'était plus le temps d'arborer le tabard bleu aux fleurs de lys royales mais celui de la discrétion. Son cheval était resté dans le faubourg de Layat et il était rentré à pied dans la cité où il avait délivré un nouveau message aux consuls. Il ne portait même plus à la ceinture sa belle escarcelle.

— Prenez garde ! On ne sait plus qui est avec qui… Les habitants de Riom balancent. La logique voudrait qu'ils obéissent à leur duc mais le roi les travaille en sous-main ; il leur fait miroiter la réunion à la Couronne mais après ? Beaucoup hésitent mais s'opposer ou se rallier sera toujours une aventure hasardeuse.

Pierre Mandonier était, lui aussi, partagé comme ces

cités qui apportaient leur soumission au roi, puis retombaient le lendemain ou le surlendemain sous la coupe du duc. Cette guerre, ou ces manœuvres qui prenaient des allures de guerre, lui semblait avoir bien trop duré.

— C'est un drôle d'homme ! commenta Louis qui n'avait guère quitté le roi depuis Montluçon. Hier il a lancé un assaut contre Gannat de deux côtés à la fois, au midi et au septentrion. La ville qui, pourtant, s'était soumise, puis s'était rebellée a été prise en moins de quatre heures avec juste quelques tirs de couleuvrines. Le batardeau[1] qui retenait l'eau dans les fossés fut rompu et la garnison se rendit. Le roi a soupé d'un œuf, puis est remonté à cheval ! Nous avons galopé sans arrêt jusqu'à Aigueperse qui, depuis longtemps, s'est rendue au roi.

— Evidemment, le roi a exempté de toutes tailles ses habitants, commenta Pierre Mandonier, fataliste. Et où séjourne le roi ?

— Chez le père du chevalier de Reilhac. La garnison a été renforcée.

Louis ne cachait pas une certaine admiration.

— Je dois partir…

Aiguepense — Déjà ! Et si je t'accompagnais. La comtesse de Montpensier m'avait bien invitée à voir ses roses au printemps !

— C'est déjà l'été et si cela continue, nous n'aurons guère le temps de regarder les roses ! En tout cas, ce n'est pas le moment de te lancer sur les routes, ma pauvre Aigline. Et en plus avec ce temps ! Mes douleurs se sont réveillées…

Sur un banc près de la porte de la grande salle, Baranne qui prenait le frais à la vêprée considérait le ciel. Il s'était terriblement assombri.

1. Digue.

— Voilà les premières gouttes !

— Je me dépêche ! Le roi a tellement besoin de ses messagers.

Louis traversait déjà à grands pas la cour. Aigline était sur ses talons.

— Tu reviendras me chercher pour m'amener à notre mère ? dit-elle au moment où il mettait la main sur la porte.

— Oui, dès que nous en aurons fini avec toutes ces histoires. Que Dieu te garde !

— Nous au moins, nous avons fait la paix ! murmura Aigline en lui plaquant deux baisers sonores sur les joues. Prends garde à toi !

Elle le regarda courir dans la rue où la terre ne tarderait pas à se transformer en boue. La pluie tombait maintenant très dru. Les commerçants rangeaient précipitamment leurs étals. Baranne avait quitté son banc et Pierre Mandonier s'était retiré dans son retrait. A travers les carreaux de verre de la petite fenêtre, Aigline voyait la lueur de la chandelle. Saint-Amable sonnait les vêpres.

La pluie redoubla, presque diluvienne, impressionnante. On l'entendait crépiter sur les tuiles et l'eau n'en finissait pas de s'écouler des toits. Aigline s'attarda longuement dans la loggia. Accoudée à la balustrade, elle essayait de deviner le cheminement de l'eau véhiculée par les gouttières et envoyée vers le porche. Elle devait ensuite rejoindre la rigole centrale de la petite rue… Et après ? Elle avait entendu Baranne parler du ruisseau des tanneurs qui parfois gonflait au point d'envahir ses rives et les ateliers. Le pont de bois de la rue des Planchettes avait même été emporté.

Elle se rappela l'intervention bienfaisante de l'orage le soir de l'incendie du château, ce qui la ramena à son père. Que faisait-il à cette heure ? Etait-il de la chevauchée vers Aigueperse avec Jacques d'Armagnac ? Et Mamet ?

Siège de L. XI à Riom - Ville au Duc de Bourbon

Odilon et Louis se rencontrèrent dans ses pensées. Elle n'avait pas transmis à Louis la menace d'Odilon. Leurs chemins allaient forcément se croiser puisqu'ils étaient tous les deux partis pour Aigueperse ! Elle frissonna entre passion et tendresse. Désormais s'il arrivait malheur à l'un ou à l'autre, elle serait foudroyée.

Quand elle se réveilla, le 23 juin, il pleuvait toujours. C'était dimanche. Toutes les cloches de la cité le proclamaient gaiement mais les églises étaient désertées par les paroissiens qui préféraient aller voir en masse l'armée royale se positionner autour de la ville. On disait que le roi lui-même supervisait son installation. Tout le monde voulait grimper sur le chemin de ronde pour voir les bombardes et les couleuvrines déjà pointées sur la cité. Beaucoup, ne regrettant plus taxes ni impôts, trouvaient alors que les consuls avaient sans doute eu raison de réparer le rempart. Ils ne regardaient plus du même œil les lourdes portes de chêne bardées de fer, les hourds en encorbellement d'où ils se voyaient déjà guetter les assaillants, ni même les déversoirs où ils s'imaginaient, comme leurs rudes ancêtres, répandre de la chaux vive ou jeter des pierres. La plupart ne réalisaient pas encore que c'était une guerre fratricide à laquelle ils seraient conviés. Il ne s'agissait plus de repousser l'Anglais, ni même les Ecorcheurs mais le roi et ses troupes. Jouant aux téméraires, certains passaient même les portes et s'avançaient dans les faubourgs pour voir de plus près l'étendue du dispositif.

Bien peu réfléchissaient vraiment aux événements, dont ils n'avaient qu'une approche partielle. La guerre des crieurs avait laissé des traces dans les esprits et beaucoup ne savaient plus qui croire. Les bruits les plus fous couraient et la prise de Gannat avait frappé les esprits. Le roi disposait d'une belle armée ! En face, celle des princes était modeste.

— Monseigneur a été vu en ville…

— Que va-t-il faire ?

— On dit que monseigneur d'Armagnac parlemente avec le roi à Aigueperse…

— Mais non, le roi est là, on l'a vu au milieu de ses bombardes…

Les commentaires allaient bon train sous la pluie. Imperturbable, dame Baranne, pour qui il n'était plus question de gâcher un dimanche pour une « guerre qui n'aurait peut-être jamais lieu », avait gagné l'abbatiale Saint-Amable. Aigline préférait se promener à l'affût d'une nouvelle ou d'une rencontre. Comme toujours, ses pas la ramenèrent vers le château. Beaucoup d'agitation régnait autour de la porte et, au-delà, de nombreuses allées et venues trahissaient une animation particulière. Piétons et cavaliers se succédaient, se croisaient, se hélaient. Aigline avisa un homme planté au milieu de la cour. Sa silhouette lui était familière. Intriguée, elle s'avança lentement vers lui et plus elle approchait, plus elle devait se rendre à l'évidence.

— Mon oncle, que fais-tu ici ?

Elle avait bien deviné. C'était le Décousu…

— Je suis venu chercher Esméralda…

— Esméralda ?

— Oui, ton père a pour une fois eu la bonté de me prévenir qu'Esméralda était à Riom.

— Quelle folie !

Aigline mesurait déjà l'étendue du désastre. Son père était vraiment incorrigible. Quelle pitié d'avoir mis cela dans la tête de ce pauvre fou. Elle le regardait, incrédule, tant il semblait déplacé dans cette cour de château où tous ces hommes s'activaient peut-être de façon décisive pour la vie du royaume, tandis que le roi était à deux pas des remparts.

— Alors dis-moi, sais-tu où je peux la trouver, cette Esméralda ?

— Non.

— Non. Comment, non ? Ton père m'a dit que tu la connaissais aussi...

— Il dit n'importe quoi. Viens !

Furieuse, Aigline lui avait saisi le bras et cherchait à l'entraîner.

— Regarde comme je me suis fait beau !

Il avait l'air si heureux, arborant un pourpoint dont elle se demandait où il avait bien pu le trouver.

— J'ai échangé une chèvre contre ce beau costume ! expliqua-t-il fièrement. Chez un fripier du faubourg en arrivant. Je ne pouvais tout de même pas me présenter à Esméralda avec mon vieux bliaud déchiré. Et le barbier m'a dit qu'il y avait longtemps qu'il n'avait coupé autant de cheveux et de barbe. Je ne me suis pas reconnu dans son miroir. Il faut dire que je m'étais perdu de vue depuis si longtemps ! Esméralda me reconnaîtra-t-elle ?

Il montrait les cernes immenses qui creusaient ses joues si émaciées et cachées d'habitude par la barbe envahissante. Le nez très fin et les lèvres bien dessinées avaient retrouvé leur valeur dans ce visage imberbe, presque rajeuni. Sa minceur était à l'opposé de la force trapue de son frère.

Hésitant sur la conduite à tenir, Aigline l'écoutait et le regardait, pleine de pitié. Elle souffrait déjà pour lui de la déception qu'il allait éprouver. Il avait l'air si innocent.

— Si tu ne la connais pas, je vais attendre ton père. Il m'avait dit que je le trouverais au château.

— Y est-il vraiment ? demanda Aigline, dubitative. Monseigneur d'Armagnac est-il revenu d'Aigueperse ?

A l'instant où elle posait cette question, un groupe de cavaliers se présenta à la porte.

— Les voilà !

— Par Dieu, mais c'est mon frère ! lança Georges-Lancelot en sautant de cheval. Cela tombe bien, nous ramenons Esméralda !

Il désignait la jeune fille qu'Odilon avait en croupe, la tête appuyée dans son dos. Très leste, celle-ci bondissait à son tour et se postait, l'air triomphant, devant Aigline.

C'était plus qu'elle n'en pouvait supporter. Pivotant sur elle-même, elle tourna le dos pour fuir.

— Aigline, où vas-tu ?

Odilon s'était élancé derrière elle, parvenant à la retenir par le bras alors qu'elle se dirigeait déjà vers l'enceinte du château.

— Laisse-moi ! Qu'est-ce qu'elle a donc, cette Esméralda ?

— Mais rien... Tu te trompes !

Aigline ne pouvait le croire.

— Elle a de la parenté à Aigueperse... nous la ramenons simplement !

— Voire ! (Plus arrogante que jamais, toisant Aigline, la fille prenait les autres à témoin.) J'ai payé mon passage... il faut bien que ces messeigneurs aient des compensations quand ils fréquentent des pucelles comme toi, ma belle !

Les poings serrés, Aigline bouillait.

— Vous n'avez pas le droit de me prendre mon Esméralda, non, vous n'avez pas le droit.

Le Décousu s'était approché d'eux.

— Oui, c'est bien elle, je la reconnais !

— Mais moi, je ne le reconnais pas, ce vieux fou !

La colère d'Aigline redoublait. Elle en voulait à Odilon mais encore bien davantage à son père.

— Si ce n'est toi, Esméralda était peut-être ta mère,

Victor Hugo - Notre Dame - sous Charles VII

plaidait le pauvre Décousu, devant Notre-Dame, à Paris, du temps du roi Charles, avec des chèvres...

— Il est fou !

— Arrêtez ! Vous lui faites tant de mal !

Oubliant sa propre déception, Aigline ne pensait plus qu'à son oncle dont la peine était aussi la sienne.

— Esméralda, tu m'avais dit que tu jouerais le jeu.

Georges-Lancelot s'approchait à son tour. Comment avait-il pu imaginer que son plan imbécile réussirait ? se demandait Aigline, furieuse contre lui.

— Je les ai tous eus, même ton puceau de Mamet... lança enfin Esméralda en se plantant encore une fois devant Aigline.

Le nez dans la crinière de son cheval, Mamet était rouge comme la cotte d'Aigline. Heureux qu'Esméralda ait trouvé une autre victime, Odilon haussa les épaules en se dirigeant précipitamment vers le château où il devait rencontrer le duc au plus tôt pour lui transmettre un message de Jacques d'Armagnac. Pendant ce temps, comme prise de remords, Esméralda prenait le bras du pauvre Décousu.

— Alors, c'est vous, le Décousu, ma mère m'a souvent parlé de vous. Elle s'appelait aussi Esméralda...

— Je le savais bien...

La mine transfigurée, le Décousu prenait à témoin Georges-Lancelot et Aigline. Eberluée soudain, celle-ci hochait la tête, prête à croire cette fable qui ravissait son oncle.

— Oui, vous vous êtes rencontrés devant l'église Notre-Dame, poursuivait la fille perverse, où elle dansait avec ses chèvres.

Médusé, Georges-Lancelot voyait fonctionner sans lui l'histoire qu'il avait montée. Esméralda était décidément une vraie comédienne. Presque dupé, il en arrivait même à douter de la vérité. Etait-ce l'histoire qu'il avait racontée à Esméralda qu'elle servait au Décousu avec tant de naturel ou était-ce vraiment la fille de cette Esméralda ? Aigline, pourtant si remontée contre elle, ne parvenait pas davantage à démêler le vrai du faux.

— L'idée n'était pas si mauvaise, n'est-ce pas, Lancelotte ?

Un clin d'œil malicieux accompagnait la question. Les yeux rivés sur les deux silhouettes, Aigline ne répondit pas. Le dirigeant vers la grande porte encadrée de deux sergents, Esméralda guidait le pas hésitant du Décousu qui s'appuyait sur elle. Elle lui parlait, elle l'écoutait.

— Tu ne dis rien, Lancelotte ?

La pluie avait enfin cessé et le soleil du mois de juin avait immédiatement repris ses droits sur une cité qui ne voulait pas se laisser engourdir par la chaleur. Surtout quand, dans l'après-midi, une nouvelle stupéfiante se répandit dans les rues de la cité. Il n'y avait plus d'eau dans les fontaines. Les consuls, prévenus par les sergents, eux-mêmes alertés par les porteurs d'eau à court de marchandise, durent se rendre à l'évidence. Il n'y avait plus un filet d'eau aux fontaines. Même pas à la puissante fontaine des Lignes dont les sécheresses au cours de certains étés n'avaient jamais, de mémoire d'homme, affaibli le débit.

En cortège, suivis d'une foule énervée qui s'enflait au fil des rues, les consuls se rendirent successivement aux fontaines des portes de Mozat et de Bade, à celle de la rue des Taules, non loin de la porte de Layat. Pas plus qu'à celle de la rue des Lignes, il ne fallait compter y remplir son seau ! Et partout se répétaient les mêmes scènes, les mêmes mots, les mêmes interrogations...

— Crever la bouche ouverte… voilà, avec leurs histoires, ce qui va nous arriver !

— Mes tonneaux sont pleins… annonçait, hilare, le tavernier du quartier.

— Et moi, de quoi je vais vivre ? ronchonnait un porteur d'eau dont les récipients tout légers se balançaient sans importance au bout du bâton posé sur son épaule.

— Ce n'est tout de même pas le roi qui nous coupe l'eau ?

Les tenants du duc démontraient alors que cet homme était bien, comme le prétendait le duc de Bourbon, prêt à tout et au pire. Les autres, au contraire, se lançaient dans un réquisitoire contre ce maudit Jean de Bourbon dont les ambitions toutes personnelles allaient entraîner la ville dans le malheur.

— Rendons-nous au plus vite ! Apportons notre soumission au roi.

Les consuls cherchaient à temporiser tant ils étaient, comme tous les représentants des cités alentour, indécis, penchant d'un côté, puis de l'autre. Ils se dirigèrent précipitamment vers le quartier Naigueperse et, toujours suivis d'une foule au bord de l'émeute, ils entrèrent dans la maison du Saint-Esprit pour tenter de délibérer dans le calme.

— Il nous faut d'abord envoyer des hommes pour vérifier la source de Saint-Genès-l'Enfant, dit le premier consul de l'année, persuadé qu'il fallait commencer par mesurer la situation avec précision.

— C'est sage mais pouvons-nous encore sortir de la ville ?

— La nuit va tomber, il faut attendre demain.

Dehors, la foule déchaînée tapait contre la porte. Une pierre vint briser une vitre au quadrillage losangé derrière l'estrade.

— Nous sommes faits comme des rats !

— Et le duc ?

— Il paraît qu'il aurait fui juste après none dans la direction de Thiers, déguisé, avec une petite garde.

— Et les autres princes ?

— Et leur armée ?

La porte défoncée à l'instant empêcha toute réponse. Des hommes et des femmes surgirent, dévastant tout sur leur passage.

— Et si nous allions au château... cria alors un homme qui était monté sur le faudesteuil du premier consul et s'était emparé de la bannière de la ville posée à côté.

— Au château !

Versatile, la foule, qui en voulait tant aux consuls pourtant impuissants, se retournait maintenant vers l'autre coupable et plus personne ne parlait du roi, devenu curieusement étranger à l'affaire.

Soulagés, les consuls regardèrent ces hommes et ces femmes refluer vers la porte, repoussant ceux qui n'étaient pas encore entrés, en criant : « Au château ! »

Louis se plaqua contre le mur afin de ne pas être écrasé par la foule. Il apportait un ultime message aux consuls et était une fois de plus entré dans la ville au milieu du charroi qui continuait à aller et venir malgré l'encerclement par l'armée royale. Abrité par l'encorbellement d'une maison à pans de bois, plaqué contre la porte de chêne dont il sentait le heurtoir dans son dos, il regarda défiler tous ces gens surexcités. C'était comme un carnaval mais sans déguisement ni musique. Des cris seulement et des vociférations. Réfugié près de lui, un petit chien marron jappait doucement. La porte s'entrouvrit légèrement pour le laisser passer. Louis eut à peine le temps d'apercevoir une tête de matrone voilée de blanc et deux yeux curieux que le battant se referma.

Depuis la porte de Mozat, il n'avait croisé que des groupes en train de bavarder et de gesticuler et avait compris que la manœuvre du roi avait pleinement réussi puisque le mot « eau » était dans toutes les bouches. Il avait vérifié lui-même que la fontaine des Lignes, auprès de laquelle quelques jours plus tôt Aigline lui avait révélé qu'ils étaient sans doute frère et sœur, était bien tarie.

Le flot sembla enfin se ralentir. Le silence revenait lentement sur la rue où les volets des échoppes avaient été fermés. En face, le marchand de vaisselle ouvrit timidement sa porte. Un client franchit le seuil en portant une pile d'assiettes de faïence blanche sur laquelle il avait posé en équilibre un drageoir godronné.

— Prenez garde ! lança le marchand.

— Il vaut mieux que je ne rencontre pas ces excités, répondit l'autre.

Il avait noué dans son dos les manches ballantes de son surcot orange et ses chausses rouges roulées découvraient ses jambes nues et poilues. Inquiet, le marchand le suivit des yeux, puis quand il eut viré à gauche dans une venelle en pente, fit en direction de Louis un geste fataliste signifiant qu'il n'aurait plus de responsabilité en cas de casse.

Louis lui sourit. Dans cette ville presque assiégée, où il n'y avait plus d'eau, où personne ne savait trop comment les événements allaient tourner, il y avait donc des gens qui continuaient à vivre normalement. Que pouvait bien faire Aigline à cet instant ? La belle vaisselle d'étain que Louis apercevait au fond de l'échoppe lui fit penser à sa mère qui adorait ces objets qu'elle exposait fièrement dans la grande salle de leur maison d'Amboise. Quelles nouvelles lui parvenaient ? Il imagina soudain ses angoisses…

Mais il n'était pas là pour rêver. Balayant son accès de mélancolie, il sortit de son pourpoint la dernière lettre du roi pour les consuls et les habitants de Riom et entra dans la maison du Saint-Esprit où tout était sens dessus dessous. Il reconnut le consul auquel il avait déjà remis quelques semaines plus tôt un message. Comme ses confrères, il restait là, les bras ballants, sidéré de ce mouvement de foule si soudain, si violent.

— Une lettre du roi ! murmura Louis en lui tendant un parchemin froissé.

Avant même que l'autre n'esquissât un geste, il était de nouveau dans la rue. Hésitant un instant entre l'envie de passer chez Pierre Mandonier pour voir Aigline et l'obligation de rentrer rapidement au camp royal, il choisit à regret de quitter la ville le plus vite possible et se dirigea à grands pas vers la porte de Mozat. Dans la rue des Taules, il entendit les clameurs de la foule qui devait être parvenue au château.

22

— L'effervescence est grande dans la cité !

Louis avait abandonné son cheval devant la tente où le roi avait choisi de camper.

Louis XI avait installé son artillerie entre Riom, Mozat et Marsat. Et là aussi, tout n'était qu'agitation. Des chevaux tentaient de paître paisiblement sur des carrés d'herbe très réduits. Rarement Louis avait vu un tel rassemblement de coursiers aux robes unies ou tachetées, grises, baies, blanches ou noires ! Sans oublier les roncins ou les sommiers, plus massifs, qui traînaient les chariots portant les bouches à feu. Partout, avec des petits tas de boulets au pied de leur socle de bois, des couleuvrines et des bombardes étaient disposées, presque en désordre, si elles n'avaient toutes tendu leurs bouches inquiétantes vers la cité et son rempart régulièrement hérissé de tours. Des archers, des hommes en brigandine ou en simple pourpoint allaient et venaient, désœuvrés ou affairés. Des coutiliers et des gasteurs aiguisaient leurs armes même s'ils savaient que le roi renâclait à les lancer dans les campagnes pour qu'ils coupent les arbres et brûlent les moissons sur pied. Couper l'eau d'une cité était plus subtil et ferait moins de dégâts dans les mémoires de ses sujets.

— Ici on attend…

Installé à l'ombre d'un noyer, l'air désabusé, un jeune garçon aux cheveux blonds et frisés accueillait Louis. C'était François Fouquet avec qui il s'était lié d'amitié lors de leur chevauchée entre Montluçon et Saint-Pourçain. Il était le fils du peintre du roi, Jean Fouquet, et suivait le souverain pour faire moisson d'images et dessiner la chronique de cette guerre. Ils avaient séjourné ensemble à Aigueperse dans la maison de Pierre de Reilhac, une vaste demeure dans une belle construction à pans de bois dont un sculpteur avait délicatement travaillé des motifs avec une imagination débordante. Louis n'y aurait sans doute pas accordé d'intérêt si François n'avait attiré son attention.

Depuis, quand il en avait le loisir, Louis aimait l'observer travaillant sur cet étrange papier gris-bleu qu'il sortait d'une grande besace de cuir dont il ne se séparait jamais. En un instant, il croquait un visage avec cette pierre qui lui noircissait les doigts et, d'un petit sac d'étoffe verte, il extrayait des pierres de couleur, rouge, jaune ou blanche, pour ajouter quelques traits. Le visage, ainsi fardé par petites touches légères, devenait si vivant que les lèvres rougies semblaient prêtes à s'ouvrir et à parler.

— Comme j'aimerais savoir faire cela, disait Louis, béat d'admiration.

Cela amusait le dessinateur qui sortait un autre papier bleu et esquissait à nouveau quelques traits en disant :

— Et celui-ci, tu le reconnais ?

Dubitatif, Louis cherchait à deviner, émettait quelques noms, se trompait…

— Alors je ne suis pas un bon portraitiste, maugréait François Fouquet, déçu, en déchirant le papier ou en le gribouillant. Tu ne reconnais pas le roi avec son grand nez ?

— Mais si, disait alors Louis.

Ce n'était pourtant pas pour faire le portrait du roi ou de ceux qui l'accompagnaient que François suivait l'expédition. Il ne rêvait que de batailles pour saisir les chevaux à l'attaque, les archers en position de tir ou les gens d'armes auprès de leurs bombardes... Il lui fallait des corps percés de lances, criblés de flèches, décapités à l'épée, écorchés au couteau, brûlés ou pendus... Des chevaux éventrés, ensanglantés, les autres fers en l'air ou sur le flanc...

— De l'action, de la vie... répétait-il inlassablement.

— Et de la mort aussi, disait Louis dont la mine s'assombrissait soudain.

— Oui, acquiesçait distraitement l'artiste qui, passionné par son sujet, poursuivait déjà sa description : Affligé par le nombre de morts, le roi parcourrait le champ de bataille, la main sur le cœur, la larme à l'œil...

— Mais si tu vois cela si bien, dessine-le ! Tu n'as peut-être pas besoin de le vivre pour le peindre !

— Aujourd'hui, on ne peint plus dans sa tête mais sur le vif ! Regarde !

François tendit à Louis une liasse de papiers qu'il feuilleta.

— Mon travail de la journée... Des chevaux, encore des chevaux... Au galop, au trot, au pas... Celui-ci impatient de combattre, celui-là résigné, cet autre coléreux qui montre les dents, cet autre pommelé et fourbu... Et la plus belle, Esterline, la jument du roi. Fougueuse, fringante, farouche...

— Et pourquoi tu lui as fait la queue nouée ?

— Cela veut dire dans notre langage une incapacité d'agir... N'est-ce pas cela ? Attendre me lasse, attendre, toujours attendre mais quoi ?

— Où est donc le roi ?

— Là tout près, à l'église de Marsat. Il a fait dire qu'il y prierait toute la nuit la Vierge noire qui y trône dans le chœur et qu'on ne le dérange surtout pas. Il faut laisser croire qu'il n'est pas là. Tu sais comme il aime faire semblant de n'être pas là !

Le roi passa, en effet, la nuit dans la petite église à deux nefs où il psalmodia à voix basse des prières. Il disait aimer marmotter ainsi dans la pénombre des mots qu'il alignait sans fin, jusqu'à épuisement. Le plus souvent à genoux sur les dalles de pierre sombre, il remuait à peine les lèvres. Cachant sa lassitude, son chapelain l'imitait et quand le jour se leva enfin, le soleil pointant dans la petite baie du chœur de l'église et nappant la Vierge aux terribles noirceurs de rayons orangés, le roi exigea que la messe soit dite comme chaque matin. Ensuite, apaisé, presque délassé, il convoqua son trésorier et secrétaire, Jean Bourré, afin qu'il fondât une messe quotidienne dédiée à la Vierge dans cette église contre une rente annuelle de cinquante livres tournois à prendre sur les revenus du bailliage de Montferrand. Le curé qui ne cachait pas sa joie se répandit en remerciements et jura que le souhait du roi serait respecté fidèlement.

Satisfait, celui-ci semblait étonnamment reposé. Sa nuit de prières lui avait apporté la paix.

— La cité de Riom se rendrait ! claironna le trésorier tout heureux quand tout fut bien réglé.

— Quelle belle nouvelle et vous ne me la disiez pas !

Se jetant de nouveau à genoux, le roi reprit ses mouvements de lèvres presque mécaniques devant un chapelain définitivement las. Le curé de l'église s'était aussi agenouillé avec ferveur près de lui.

— C'est seulement un bruit qui court... tempéra prudemment Jean Bourré.

— Voilà encore une bonne raison de prier !

Le soleil remplissait maintenant la petite église, jouant sur les culots de pierre qui supportaient les lourdes nervures de voûtes basses et oppressantes.

Dehors, la vie semblait reprendre. Les habitants de Marsat, qui s'étaient déjà habitués à la présence de leur hôte royal, vaquaient à leurs occupations. Une marchande de volailles s'époumonait sur la place devant l'église à vanter sa marchandise. Quelques bribes passaient la muraille épaisse du bâtiment.

— Des poules, des chapons et des bien nourris ! Dodus, des blancs comme vous n'en voyez guère !

Louis traversa le petit marché déjà pris d'assaut par les hommes du roi. Les marchands avaient le sourire, les affaires seraient bonnes ce matin. Se frayant difficilement un chemin entre les étals, il parvint enfin au portail de l'église qui ouvrait au midi et y pénétra. Désormais trop haut, le soleil avait déserté la nef principale où la pénombre avait repris ses droits. Louis s'avança lentement, s'inclina devant le roi entouré des moniales du couvent voisin.

— Une délégation de consuls et d'habitants de Riom vient de passer la porte de Mozat et marche dans notre direction.

— Mes sœurs, voilà une heureuse nouvelle ! Continuez à prier, je vais les accueillir de ce pas. Faites-les venir à Mozat.

Il franchissait déjà le seuil. Une grosse femme chargée d'enfants y tendait la main.

— Donnez-lui deux écus ! ordonna le roi en passant la main sur les cheveux bouclés mais sales de l'enfant qui s'accrochait au cou de sa mère.

Deux autres se mouchaient dans la cotte déchirée de leur mère.

Un palefrenier avait amené la belle Esterline dont la selle de cuir fin brillait des feux des clous dorés qui la rehaussaient. Leste, vif, le roi s'y installa, puis au pas traversa le marché en saluant avec son sourire indéfinissable, inimitable, les marchands et les chalands ravis. Déjà la nouvelle d'une possible reddition de la ville et peut-être de tous les princes se répandait. Dès qu'il s'agissait de paix, hommes et femmes allaient vite en besogne.

C'était presque une procession qui progressait, lentement conduite par les consuls riomois qui arboraient leurs robes aux couleurs de la cité. Nu-tête, rasés de près, le chaperon posé sur l'épaule, ils tenaient fièrement leur place à l'avant du cortège après avoir délibéré une partie de la nuit. La lettre apportée par Louis avait fait son effet. Le roi y rappelait sa proposition de rattachement de la cité au royaume et, comme le duc avait lâchement abandonné la ville, la reddition au roi était apparue comme une évidence. La foule, déçue de n'avoir trouvé personne au château, avait reflué tard vers la maison du Saint-Esprit et exigé cette reddition aux cris de : « Le roi plutôt que le duc ! »

Dans la maison de Pierre Mandonier, on n'avait guère dormi comme partout dans la ville où malgré les recommandations des sergents, des groupes excités avaient sillonné les rues. Aigline s'était tournée et retournée dans son lit douillet, repoussant draps et courtepointe qui la faisaient mourir de chaud, puis les tirant à nouveau parce que la fraîcheur de la nuit s'installait. Elle s'inquiétait pour Louis, pour Odilon au moment où la foule s'en prenait si vivement aux princes, et aussi pour son père et Mamet. Elle ne savait pas non plus ce qu'était devenu son oncle évanoui l'autre matin avec cette maudite Esméralda. Plusieurs fois, elle s'était levée pour écouter les bruits de la nuit depuis la loggia où elle avait retrouvé Baranne, elle aussi agitée et angoissée.

— Pierre dort et ronfle ! Je me demande ce qui pourrait le réveiller ! plaisanta-t-elle.

Toutes deux descendirent même jusqu'au puits. Aigline délicatement fit plonger le seau dans le précieux liquide, puis le remonta. La chaîne grinça misérablement mais dans la pénombre, elles dégustèrent avec bonheur un gobelet d'eau fraîche. Au-delà du porche, des voix, des conciliabules, des cris indiquaient bien que la cité n'avait toujours pas trouvé le calme de la nuit.

Aigline guetta le jour et, quand il lui sembla enfin poindre, elle sauta du lit. Ses cheveux étaient emmêlés comme si elle n'avait cessé d'agiter sa pauvre tête douloureuse sur son oreiller. Au lieu de ses doigts, dont elle se servait le plus souvent, elle se força à prendre le temps de les démêler avec le petit peigne d'os posé sur une étagère au-dessous de la lucarne. Une dent cassa. Projetée loin, elle rebondit sur les estivaux restés au pied du lit. Aigline soupira. Baranne lui avait expliqué que les princesses avaient des chambrières pour leur lisser doucement les cheveux... Elle rêva d'en avoir une, elle aussi, un jour. Mais son prince en aurait-il les moyens ? D'ailleurs qui était son prince ? Elle était fâchée avec Odilon, et Rigaud semblait l'avoir oubliée.

Il y aurait bientôt un an qu'ils avaient fait irruption dans sa vie. Aigline pensa que les blés avaient dû pousser et que Gaillarde brandirait peut-être bientôt sa chère faucille. Elle eut soudain très envie de rentrer et se surprit à constater que Saint-Hilaire restait le havre auquel elle aspirait. Pastenôtre était-il encore de ce monde ? se demanda-t-elle soudain. Elle se signa et marmotta un rapide *Ave Maria*. Et quand elle se retrouva dans la loggia où il faisait si frais, si bon, elle eut le réflexe de regarder si le chat-huant n'était pas revenu. Déçue de ne rien apercevoir ni sur les toits, ni dans la petite portion de ciel bleu au-dessus de la cour, elle haussa les épaules. Comment ce pauvre oiseau pourrait-il la retrouver dans cette cité ? Décidément, il fallait absolument qu'elle retourne à Saint-Hilaire.

Armée de cette idée, elle descendit lentement les marches de l'escalier circulaire dont elle connaissait maintenant le moindre recoin, la moindre aspérité. Au moment où elle allait franchir le seuil, des voix s'élevèrent dans la cour.

— Les consuls vont soumettre la ville au roi. Je vais me joindre au cortège ! annonçait Pierre Mandonier.

Il avait enfilé son beau pourpoint de velours vert qui masquait son embonpoint. Baranne l'avait fait asseoir sur la margelle du puits pour ajuster sur son épaule le chaperon assorti. Rasé de près par Eustache, il avait fière allure.

— Et peut-être pourrai-je aller avec vous ? demanda spontanément Aigline.

— Ce n'est pas l'affaire des femmes ! répondit aussitôt son hôte.

— Et pourquoi donc ? La paix est bien une affaire de femmes comme d'hommes, protesta Baranne en se servant un gobelet d'eau. Ce sont peut-être les hommes qui font la guerre mais les femmes en pâtissent assez !

Une logique simple qui fit sourire Pierre Mandonier. La servante venait de lui apporter un gros morceau de pain.

— Donnes-en à Aigline. Je l'emmène, cela lui fera une promenade ! dit Pierre en éclatant de rire. Allons-y !

— Et dire que c'est la Saint-Jean aujourd'hui ! Drôle de Saint-Jean…

Baranne ne cachait pas sa déception. Elle qui avait rêvé de cueillir roses et boutons pour faire de jolis chapels et d'en coiffer Aigline.

— Eh oui, à nos âges, serons-nous encore en vie à la prochaine Saint-Jean ? ajouta-t-elle d'un air désabusé qui fit sourire son mari.

Il l'embrassa sur la joue avant de traverser à grands pas la cour. Derrière lui, Aigline trottinait en mordant dans sa tartine de pain de froment.

Autour de la maison du Saint-Esprit, l'ambiance rappela à Aigline celle de la procession quelques jours plus tôt. Avec cependant davantage d'agitation et nettement moins de componction. Il y avait beaucoup de fièvre dans les yeux, de l'énervement dans les paroles, les consuls cherchant en vain à organiser un cortège décent et méthodique. Le premier n'avait plus de voix tant il avait crié depuis la veille et il fallut faire appel au crieur public pour tenter de mettre un peu d'ordre dans cette foule par trop nombreuse.

— On ne peut se présenter au roi ainsi, tentait d'expliquer le crieur qui retransmettait, orchestrés par de longs coups de trompe, les messages des consuls découragés.

Puis finalement, le cortège s'ébranla. Les participants étaient trop nombreux, trop bruyants et désordonnés mais avaient foi en leur entreprise. Des encouragements parvenaient des fenêtres des maisons où paraissaient des têtes ébouriffées de gens qui n'avaient guère dormi. Moins enthousiastes, les marchands, à leur poste devant les échoppes, réalisaient que la journée ne serait pas très faste. Un mouvement d'énervement parcourut les rangs décousus quand ils passèrent devant la fontaine qui jouxtait la porte de Mozat. Ses becs, où ne coulait pas le moindre filet d'eau, étaient désignés à la vindicte populaire. Des huées attirèrent les sergents en faction près des lourds vantaux renforcés de ferrures noires.

— Nous délivrerons l'eau, proclamèrent certains en levant le poing dans leur direction.

— Nous délivrerons l'eau, répétèrent les autres en chœur.

Quand le cortège parvint au milieu des courtils du faubourg, il découvrit les tas de bois et de broussailles qui avaient été préparés pour la Saint-Jean au pied des remparts. Seraient-ils allumés le soir ? Aigline pensa à Baranne et à sa mélancolie. Elle avait appris à aimer cette femme qui le lui rendait bien. Sans doute avait-elle retrouvé chez elle un peu de l'affection de Marguerite, celle qu'elle avait toujours crue sa mère. Et Mathilde, sa vraie mère ? Elle en était là de ses pensées quand un jeune messager à cheval vint annoncer que le roi les attendrait à Mozat. Un calme relatif s'installa alors parmi les rangs au grand soulagement des consuls.

— C'est Louis !

Aigline tirait la manche de Pierre Mandonier.

Le chevaucheur avait déjà fait demi-tour au galop et sa monture dégageait de ses pattes arrière une poussière derrière laquelle le cavalier parut s'évanouir.

Rassurés puisqu'ils étaient maintenant officiellement attendus, les consuls avançaient désormais décidés et presque sereins. Derrière eux, l'excitation était tombée. La troupe marchait, enfin disciplinée, vers cette rencontre qui ne pouvait qu'être décisive.

Le roi avait fait dresser une tente à proximité de l'église des bénédictins de Mozat dont le prieur, Raymond de Marcenat, était venu le saluer à son arrivée. Esterline avait bénéficié d'un enclos frais où elle avait rejoint les chevaux du prieuré. Dans un autre clos voisinaient paisiblement des daims et des chevrettes à proximité du vivier où les moines élevaient des poissons dans une eau vaseuse. Ils y avaient pêché un beau saumon pour l'offrir au roi, que Martin, le valet, avait apporté à Louis XI. Il y avait à peine touché, préférant déguster avec bonheur une coupe de fraises déposée sur sa table par le jardinier du monastère.

— Quel parfum, un vrai délice ! Goûtez, je vous en prie, un fruit de paradis. Est-ce vraiment avec une pomme qu'Eve a séduit ce pauvre Adam ? Mon petit François, sauriez-vous dessiner cette merveille ? Voilà de quoi travailler sur le vif comme vous dites !

De bonne humeur, le roi plaisantait. François Fouquet dessina avec application la coupe d'étain et les fraises.

— Ces fruits ont la couleur du sang, c'est déjà bien, pouffa près de lui Louis qui, après sa dernière mission, attendait lui aussi l'arrivée des Riomois.

— Les voilà !

Depuis les échafaudages hérissant tout le tour de l'église du monastère, des guetteurs gesticulaient. Distraits de leur ouvrage, maçons et charpentiers observaient eux aussi la progression du cortège. Engagés depuis des mois dans la restauration de l'édifice par le prieur qui tentait de redonner un peu de lustre au monastère laissé à l'abandon par ses prédécesseurs, ils profitaient de l'événement pour souffler.

François Fouquet grimpa hâtivement les barreaux d'une échelle pour parvenir au premier niveau et ne put retenir un sifflement. C'était plus qu'une ambassade, une véritable troupe ! Elle s'égrenait le long du chemin entre les touffes de roseaux qui profitaient de l'humidité du ruisseau pour prospérer. Les premiers, sans doute les consuls, avec leurs belles robes, arrivaient déjà au rempart, précédés des bannières aux armes de la cité. Il y eut cependant comme un flottement quand certains dans le cortège s'en prirent aux soldats qui veillaient sur la source toute proche de Saint-Genès-l'Enfant et étaient donc considérés comme les responsables de la pénurie d'eau dans la cité. Menaçants, des archers bandèrent leurs arcs, des lances furent pointées dans la direction des rebelles qui cédèrent vite cependant, entraînés par de plus raisonnables.

Entre le prieur et son trésorier-secrétaire, Jean Bourré, le roi accueillit enfin les consuls. Les bannières s'inclinèrent solennellement et symboliquement vers lui et tout fut très vite dit. Les consuls expliquèrent posément la reddition de la cité.

— Nous vous remettons notre destin…

Louis XI hocha la tête d'un air entendu. Après ces jours où faux serments et déloyauté avaient mené le bal, il ne doutait pourtant pas un instant de la sincérité de ses interlocuteurs. La cloche du couvent sonnait déjà sexte.

Sur la pointe des pieds, au troisième rang du cercle qui s'était amorcé autour du roi et des consuls, Aigline découvrait en chair et en os ce roi qui n'existait guère pour elle avant ce printemps. Et encore était-ce un personnage si lointain ! Et là, elle l'avait devant elle. Un homme comme les autres ! Assis tout près, il ressemblait à n'importe qui. Il n'était pas plus impressionnant que le duc de Bourbon ou le comte de Montpensier entrevus à Aigueperse à l'automne. Ses cheveux bruns encadraient les chairs un peu flasques d'un homme qui avait à peu près l'âge de son père et si elle ne distinguait pas bien les traits du visage, elle en apercevait le teint basané par le plein air. Elle reporta ses yeux sur Louis à proximité. Remous et applaudissements lui apprirent alors que la nouvelle annoncée par le roi, dont elle n'avait pas compris la teneur, devait être bonne.

— Il nous rend l'eau ! traduisit Pierre Mandonier. Et il organise le départ de son armée…

— Et il dormira ce soir à Aigueperse… ajouta, près d'eux, un homme de grande taille qui dominait les autres. Il espère que les princes suivront notre chemin… Voire !

Le roi s'était levé. Il était de taille moyenne, constata

encore Aigline, avec des jambes courtes et fortes que moulaient exagérément ses chausses. Elle voyait mieux son visage dont les traits mobiles s'animaient autour des yeux profondément enfoncés dans les orbites. Sa voix était sèche et ferme. Il avait formulé un vœu pieux comme une incantation certes illusoire que les consuls approuvaient benoîtement.

Plus hardi, l'un d'eux posa la question du rattachement de la cité à la Couronne, que le roi avait fait miroiter dans ses lettres. Louis XI l'esquiva adroitement en alléguant que cela concernait un traité avec le duc qui était encore normalement leur seigneur.

Pragmatique et autoritaire, l'homme allait à l'essentiel. Mais pas plus que les Riomois, le roi ne savait où était le duc de Bourbon. Jacques d'Armagnac qui séjournait de nouveau à Aigueperse servirait-il encore une fois d'intermédiaire, malgré son peu de fiabilité et de constance ? Vaguement déçus, les consuls de Riom n'osèrent pas insister.

Indifférente à ces pourparlers dont elle ne saisissait pas bien la teneur, ni la portée, Aigline chercha à attirer l'attention de Louis qui, penché sur l'épaule de François, regardait l'événement prendre forme sur le papier en quelques traits. Ce n'était pas une bataille mais c'était tout de même de l'histoire ! Son père n'avait-il pas trouvé une certaine célébrité dans ses peintures historiques dont il avait émaillé de superbes manuscrits ? Ses yeux allant du papier à l'assistance finirent par repérer une jeune fille qui, à gestes discrets, semblait vouloir attirer l'attention.

— Mon cher Louis, tu ne m'avais pas dit que tu avais dans ta vie une aussi jolie personne, murmura-t-il en donnant un coup de coude dans les côtes du chevaucheur.

Celui-ci fit l'étonné jusqu'à ce que, fouillant du regard les premiers rangs des Riomois, il y découvrît Aigline.

— C'est ma sœur, s'exclama-t-il béatement.

— Présente-moi !

Le roi s'était levé pour s'entretenir avec les consuls. Un sergent vint dire que l'eau n'était plus retenue, provoquant des applaudissements nourris.

— L'eau, c'est bien, mais servez à nos amis de cet excellent vin que m'ont offert les habitants de Saint-Pourçain.

— Il y a aussi le vin de Saint-Bonnet, s'empressa de dire Jean Bourré qui savait la nécessité de ménager toutes les susceptibilités.

— Faites, faites…

Aigline s'était faufilée jusqu'à Louis et lui plantait déjà sur les joues deux baisers sonores.

Le roi l'aperçut et sourit. Il aimait bien son chevaucheur et cette jeune fille avait l'air belle. Il les doterait pour se les attacher. Il n'y avait pas tant de gens sûrs autour de lui. On lui reprochait parfois de renouveler trop vite les têtes autour de lui mais il avait eu tant de désillusions.

— Monseigneur, je suis votre receveur, Pierre Mandonier.

Louis XI plissa les yeux pour reconnaître l'homme qui venait de se poster devant lui. Lui aussi était un fidèle.

Derrière eux, Panigarola, l'ambassadeur milanais, faisait courir vivement sa plume sur le parchemin. Malmenée, elle crissait, crachait de l'encre mais son bourreau n'avait cure des pâtés qu'elle laissait. Il lui fallait écrire, et vite car tout ce qu'il vivait depuis quelques semaines était si étonnant, presque extravagant. Panigarola n'en finissait pas de conter au duc Sforza tout ce qu'il voyait et tout ce que ce « diable d'homme » était capable de faire. En comédien consommé, il affichait une sérénité surprenante alors que, Panigarola le savait puisqu'il avait encore recueilli ses confidences la veille, les nouvelles de Bourgogne et de Paris n'étaient pas bonnes. La crise était loin d'être réglée même si le duc de Bourbon était en fuite et si les bonnes villes faisaient allégeance.

On entendait les cloches de Riom sonner gaiement. Sans doute saluaient-elles à leur façon guillerette le retour de l'eau dans les fontaines. La plume du Milanais n'en finissait pas de courir sur le parchemin. Les doigts noirs, François Fouquet précisait son dessin de quelques traits supplémentaires. Il imaginait déjà la mise en couleurs de l'enluminure qu'il pourrait peindre à partir de ce croquis.

Autour d'eux, c'était la confusion. La délégation riomoise commençait à se disperser, échauffée par la joie d'avoir abouti à un résultat tangible, le soleil et le vin. Chacun songeait à rentrer. C'est alors que les guetteurs qui étaient toujours sur les échafaudages de l'église annoncèrent un groupe de cavaliers. Un cheval se détacha du groupe juste avant l'arrivée au rempart. Son cavalier, un héraut dont le tabard arborait les armes d'Armagnac, parlementa avec les archers en faction qui l'arrêtèrent, puis le laissèrent entrer.

Aigline reconnut tout de suite Odilon. Il avait sauté de son cheval à quelques pas du roi qui conversait toujours avec Pierre Mandonier. Aigline le vit ajuster son tabard, puis marcher droit en direction du roi devant lequel il s'inclina légèrement. Tous les regards se concentraient déjà sur lui.

— Monseigneur, mon maître de Nemours désire une entrevue.

Le roi sourit. Il avait une étrange façon de relever la lèvre supérieure et de montrer ainsi ses dents petites et carnassières. Son long nez semblait alors plonger vers le menton. Très calme, il prit son temps pour répondre.

— Encore ce pauvre Jacques qui veut me voir... finit-il par lâcher sans hausser la voix, comme si ces mots étaient d'abord pour conforter son dédain. Que peut-il avoir à me dire ? Nous nous sommes tellement vus ces derniers temps et pour rien. Dites-lui que la cité de Riom m'est fidèle, cela ne fera sans doute pas plaisir à mon beau-frère, le duc Jean.

Un nouveau sourire vint appuyer les derniers mots.

— Que dois-je annoncer à mon maître ?

— Mais qu'il vienne, qu'il vienne !

Aigline, qui s'était dissimulée derrière Louis, ne perdait pas une miette du spectacle. Après s'être incliné devant le roi, Odilon remontait déjà à cheval et s'éloignait. Sur la croupe grise, Aigline revoyait Esméralda. Elle sut alors que son ressentiment contre Odilon était loin d'être éteint.

Quelques instants plus tard, il revenait, toujours si fier et imbu de sa fonction, tel qu'elle l'avait vu le jour du mariage de son père, odieux, précédé de son maître. Derrière eux, Aigline vit son père, Rigaud et Mamet. Le roi entraînait déjà Jacques d'Armagnac vers le monastère, suivi par le prieur qui avait offert la salle capitulaire pour abriter les discussions officieuses. Légèrement voûté, le secrétaire du roi, Jean Bourré, une sacoche de cuir de Cordoue sous le bras, leur avait emboîté le pas.

Georges-Lancelot s'était avancé pour saluer son cousin. Cédant à la curiosité, Aigline rejoignit Pierre Mandonier.

— Lancelotte, nous allons pouvoir rentrer à Saint-Hilaire, dit-il en souriant.

Avec cet art d'éluder les situations embarrassantes comme s'il n'y avait pas de passif entre eux. Il semblait faire table rase de tout.

— Moi, je ne rentre pas à Saint-Hilaire mais chez ma mère...

Le refus était cinglant. Aigline désigna du menton Louis en ajoutant :

— Mon frère va m'emmener à Amboise.

Georges-Lancelot ne cilla pas. Il s'y attendait et réalisait déjà le néant de cette expédition. Il ne s'était pas battu, n'avait fait que suivre Jacques d'Armagnac dont les tergiversations et le caractère fuyant avaient pesé sur les événements face à un roi finalement peu vulnérable et auquel il était sans doute vain de tenter de déclarer la guerre. La fuite du duc de Bourbon avait encore ruiné ses espoirs, même si on disait que les Bourguignons arrivés à Moulins allaient renverser la situation. Georges-Lancelot avait le sentiment d'avoir été berné. Que retirerait-il de ces semaines passées en chevauchées souvent inutiles ? Ni gloire, ni argent sans doute ! Mahaut avait raison. Il n'avait guère pensé à elle. Lui donnerait-elle enfin ce fils auquel, cependant, il n'aurait à léguer qu'un maigre héritage ? Il était las et seul.

Il joua quelques instants avec l'étoffe blanche qui pendait toujours à sa ceinture. Mais, salie, déchirée, elle semblait un signe bien dérisoire, peut-être à l'image justement de cette entreprise douteuse. Beaucoup de ses amis, découragés, étaient rentrés dans leurs châteaux plus ou moins délabrés. Il eut soudain envie de courir les bois avec eux, de chasser la biche ou le chevreuil. Ah, guetter le cerf et lui couper les jarrets d'une épée adroitement jetée, poursuivre le renard, attraper des perdrix ou des cailles... N'était-ce pas cela, le bonheur ?

Après l'amertume, la mélancolie submergeait Georges-Lancelot comme si d'avoir proposé à Aigline un retour proche à Saint-Hilaire, qu'elle refusait avec véhémence, confortait encore un sentiment d'échec. Au moins au temps des Ecorcheurs réussissait-il quelques actions même si elles étaient répréhensibles et honteuses. Ses yeux ne quittaient pas Aigline qui avait rejoint Mamet. Il les voyait engagés dans une conversation animée. Georges-Lancelot tourna son regard dans la direction où tous les deux semblaient concentrer leur attention. Il découvrit alors le colombier du monastère autour duquel volaient de nombreux oiseaux. Deux d'entre eux, indifférents à la foule encore nombreuse et à l'animation qui régnait partout alentour, vinrent se poser à leurs pieds.

— La parade, susurra Aigline.

Mamet ne bougeait pas. Charme et fascination agissaient sur lui, sans cesse renouvelés. Très excitée, Aigline avait couru jusqu'à Louis qu'elle tirait déjà par la manche.

— Viens voir la parade des colombes !

Georges-Lancelot se rapprocha lui aussi. En un instant, comme par magie, les deux oiseaux étaient devenus le centre du monde. Tous avaient les yeux rivés sur ce carré de terre sablonneuse où ils allaient s'engager à la vie et à la mort.

Même Raymond de Marcenat, le prieur à l'allure sévère, suivait les ébats des deux volatiles et quand tout fut dit, il murmura :

— Les colombes sont symboles de paix. Mon Dieu, faites que la paix revienne dans ce royaume !

— Nous avons signé la paix de Mozat !

Le roi venait de surgir derrière eux. Volubile, l'œil vif, il imposa le silence d'un geste de la main impérieux.

— Nous en discuterons plus en détail à Aigueperse.

Jacques d'Armagnac était souriant. Le roi s'était montré conciliant. Leur entreprise n'avait pas encore échoué. Il avait bon espoir. Quel esprit, même tortueux, aurait pu imaginer que, pour lui, rien n'était fini à l'instant même où il faisait la promesse au roi de se soumettre avec ses alliés ?

Pierre Mandonier soupira. Lucide, il ne savait s'il fallait se réjouir. N'était-ce pas une mascarade ? Le duc de Bourbon, le principal instigateur de la révolte, était absent. D'ailleurs, le roi était-il dupe ? Ne s'agissait-il pas pour lui de gagner du temps ? Mais alors en finirait-on jamais ?

23

La déception fut grande pour Aigline. En effet, le roi expédia dans les meilleurs délais le pauvre Louis à Paris. Il était urgent d'annoncer la trêve aux Parisiens et de leur faire savoir qu'il arriverait chez eux avec son armée dans un délai de quinze jours afin de faire face aux Bretons et aux Bourguignons qui menaçaient la ville. Avec ce message, le roi se poserait dans son rôle de protecteur de la grande cité. Une cité qui ne devait pas céder aux champions du « bien public » ! Enorme par son nombre d'habitants de plus en plus difficile à évaluer, mais qu'on estimait alors à près de cent mille, elle s'était si souvent montrée vulnérable, susceptible de s'émouvoir à l'appel de n'importe quel hâbleur, qu'il soit un prédicateur aux sermons inspirés ou un prince dispensateur de promesses et de tonneaux de vin.

Dans la salle capitulaire du monastère, la lettre fut dictée en un instant à Jean Bourré. Des mots précis pour un état de la situation savamment brossé à l'avantage du roi et des engagements juste distillés avec art. Jean Bourré se souvint des propos tenus par le roi quelques jours plus tôt quant à cette « grande ombre féminine sans corps » qui planait partout, « sans forme, ni couleur » mais dotée d'un « immense pouvoir ».

« Dame Opinion nous répète : “Regardez et avisez quelle discorde je mets entre les princes qui sont de même sang et amis naturellement.” C’est Dame Opinion, fille de l’Ignorance, qui gouverne notre monde ! »

Le roi entendait ne pas laisser de liberté à Dame Opinion et surtout à Paris où elle avait à séduire cent mille amants !

Louis eut à peine le temps de faire ses adieux à Aigline désappointée qui caressait son cheval, passant et repassant la main dans la belle crinière brune et rousse.

— Après tout, nous n’en sommes plus à quelques jours près, plaidait Louis en mettant le pied sur l’étrier.

La bandoulière de son escarcelle s’embrouilla avec les rênes. Lentement, il les démêla avec patience, puis, bien calé sur la selle, donna un léger coup d’éperons en faisant un dernier signe de la main.

— Il faudra bien que tu rentres à Saint-Hilaire... commenta près d’elle Mamet, impatient de reprendre le cours de sa vie interrompu quelques semaines plus tôt et pariant sur un retour de la jeune fille loin de ces agités.

Il saurait bien alors les lui faire oublier.

De grosses larmes sur les joues, le nez rouge, Aigline lui lança une réponse sèche :

— Tais-toi !

Mamet se renfrogna sur ses illusions perdues. Touchée par ce délai encore ajouté aux retrouvailles avec sa mère qu’elle espérait tant, Aigline n’avait rien perdu de sa combativité.

— Moi aussi, je vais rentrer ! proclamait encore près d’elle Georges-Lancelot dont elle entrevoyait le sourire à travers ses larmes.

— Rentrer ? Et vous croyez donc que notre guerre est terminée ?

Jacques d’Armagnac venait de les rejoindre avec Odilon auquel Aigline tourna le dos.

— N'avez-vous pas signé la paix ?

— Qu'est-ce qu'un accord ? Nous allons continuer la lutte au nom du bien public. Le roi ramène son armée vers Paris. Il y trouvera nos alliés, les Bretons et les Bourguignons... Et là nous nous battrons !

— Vous vous battrez ! Moi, je préfère Saint-Hilaire et courir le lièvre ou le renard, réaffirma Georges-Lancelot.

— Vous vous êtes engagé...

— Je ne sais plus vraiment à quoi ! Voilà, je vous la rends...

Georges-Lancelot avait détaché l'étoffe blanche de sa ceinture et la tendait à Jacques d'Armagnac comme un défi.

— Jetez-moi en prison comme le seigneur de Tournoël !

Autour d'eux s'était formé un attroupement.

— Ne pleurez pas !

Aigline n'en finissait pas de renifler à l'écart. L'ombre avait gagné autour du chevet de l'église, le soleil étant franchement passé au sud. Sur les échafaudages, les ouvriers, qui avaient interrompu leurs travaux pour suivre les événements, se remettaient lentement à l'ouvrage. Tout près d'Aigline, un manœuvre accrochait un panier rempli de moellons jaunâtres à une corde.

— Tu peux enlever ! lança-t-il en levant la tête vers un autre manœuvre.

En équilibre au-dessus d'un treuil, celui-ci tendit d'un coup sec la corde en actionnant la poulie qui se mit à grincer furieusement. Doucement hissé, le panier se balançait déjà dans le vide.

— Ne restez pas là, cela peut être dangereux.

A travers ses larmes, Aigline reconnut le garçon qui était

avec Louis. Il lui avait pris le bras et l'éloignait doucement de la muraille. Un autre manœuvre arrivait déjà avec une civière de pierres qu'il avait du mal à faire avancer sur le sol caillouteux. Il jura, un cahot fit sauter quelques moellons qui roulèrent dans l'herbe. Il jura à nouveau, dévidant un chapelet de grossièretés qu'Aigline n'avait jamais entendues que dans la bouche de son père.

— Ce n'est pas un lieu pour une jeune fille... commenta François Fouquet ajoutant avec un désir évident de la consoler : Louis reviendra vite. C'est un chevaucheur rapide !

— Il ne reviendra pas puisque le roi quitte l'Auvergne...

— Il reviendra pour vous ! Si j'avais une sœur comme vous, je ne l'oublierais pas.

— Laisse Aigline !

Devant eux s'était planté Odilon. Rouge de colère, les yeux brillants, il fulminait. Plus que les paroles de François, l'arrivée d'Odilon acheva de sécher les larmes d'Aigline.

— De quoi te mêles-tu ? lui lança-t-elle. (Elle sentait le sang lui battre les tempes.) Va plutôt voir Esméralda !

François Fouquet s'était reculé d'un pas devant cet assaut imprévu. Le tabard aux armes du duc de Nemours désignait encore l'homme comme un ennemi du roi même si la paix venait d'être signée.

— Je me mêle, je me mêle...

Hors de lui, Odilon ne trouvait pas les mots adéquats.

Rigaud et Mamet s'approchaient à leur tour quand Odilon d'un geste brutal asséna une gifle retentissante à François Fouquet. Surpris par la rudesse du coup, celui-ci fit un pas en arrière et regarda son agresseur. Ils étaient à peu près de la même taille et de la même stature. La gifle lui résonnait encore aux oreilles. L'autre le fixait avec haine. Près de lui, confondue par cette attaque soudaine d'Odilon, Aigline n'osait pas bouger. Puis tout alla très vite. François empoigna son agresseur. D'abord étonné, il accusa le coup avant de réagir et d'entraîner son adversaire à terre où ils roulèrent, étroitement liés, au pied d'un beau pin vert et touffu qui ne semblait qu'aspirer au ciel. Au-dessous, François, qui paraissait dominé, le visage rouge d'Odilon dont il sentait l'haleine tout près du sien, luttait en s'arc-boutant sur les pieds. Dans un effort surhumain, il parvint à faire pivoter l'autre qui se retrouva dans la terre, cherchant à son tour à reprendre le dessus.

— Qui se bat à l'instant où nous venons de faire la paix ?

Sur le seuil de l'église, le roi interpellait déjà les combattants. Il avait la tête pleine de cette visite où le prieur lui avait conté tous ses projets, ne lui épargnant rien ni du cloître vaste et spacieux, ni du réfectoire et des cuisines, ni du cellier et du dortoir. Sans un regard pour le beau linteau en bâtière sur lequel le prieur aurait encore voulu attirer son attention, il se précipita vers les protagonistes.

— Mon pauvre François, qu'avez-vous à vous battre ainsi ?

Les deux hommes s'étaient vivement remis debout et réajustaient leurs pourpoints poussiéreux.

— Vous ne me suivez pas pour vous battre mais pour dessiner et peindre... Mesurez-vous plutôt à vos pinceaux !

— Certes, monseigneur, mais je ne peux me laisser souffleter sans rien dire, même si je n'ai effectivement que mes pinceaux pour me défendre !

Jacques d'Armagnac se détacha du cercle de curieux qui s'était formé.

— C'est un malentendu, mon héraut est un homme courtois.

Odilon s'inclina cérémonieusement, la main sur le cœur. Ses yeux croisèrent le regard impitoyable et dédaigneux d'Aigline qui se détourna aussitôt. Mamet et Rigaud l'encadraient. Il se sentait la risée de tous. Pierre Mandonier qui avait envie de repartir se pencha à l'oreille d'Aigline.

— Rentres-tu avec moi à Riom ?

— Non, mon cousin, j'irai attendre Louis à Saint-Hilaire. Embrassez dame Baranne et dites-lui merci pour tout.

Elle avait pris sa décision en un instant. Satisfait, Georges-Lancelot se rengorgea. Le roi avait quitté la scène. Après avoir tancé son héraut confus et honteux, Jacques d'Armagnac se rapprocha du seigneur de Saint-Hilaire et lui dit :

— Allez chez vous, saluez votre femme et rejoignez-moi à Aigueperse, vous ne le regretterez pas.

Faible, indécis, Georges-Lancelot acquiesça. Ce ne serait pas la première fois qu'il renierait sa parole et changerait d'avis. Il avait tellement envie de rentrer chez lui et d'en finir avec tout cela.

Quand Aigline posa le pied à terre, elle ressentit un immense bonheur. Comment pouvait-elle à la fois haïr son père et avoir adoré cette chevauchée où elle avait partagé le même cheval que lui ? Comment pouvait-elle à la fois tant rêver de quitter ces lieux dans un espoir de non-retour et éprouver tant de joie à les retrouver ? Comment pouvait-elle avoir eu tant de plaisir à parcourir ces quelques lieues avec Mamet et être en proie à une telle mélancolie quand ses pensées la ramenaient à Odilon ? Chagrin et colère luttaient dans sa pauvre tête.

Ils s'étaient quittés sans un regard, sans une parole, comme si rien n'existait plus entre eux. Et pourtant son attitude n'avait-elle pas crié son amour ? Rigaud lui avait mis dans la main un morceau de parchemin où il lui avouait une passion qu'il combattait en vain. Elle avait laissé glisser ce message entre ses doigts dans la forêt. Sans regret, elle s'était retournée pour le voir disparaître dans les fougères.

— Aigline, je croyais ne plus te revoir !

Attirée sur le seuil de sa maison par le bruit des sabots des chevaux dans la sente pentue, Gaillarde se précipitait déjà. Elle serra Aigline sur son opulente poitrine, puis la regarda à bout de bras. Autour de la porte, la treille, qui ne présentait au moment du départ d'Aigline que quelques pousses minuscules, montrait de belles feuilles bien dessinées et des ébauches de grappes. A ce détail, Aigline mesurait qu'elle avait été absente un long moment. Un moineau vint s'y percher, puis un autre qui becqueta distraitement une feuille, puis s'envola suivi du premier.

— Est-ce que la ville t'a changée ? Ton oncle le dit... ronchonna Gaillarde en la repoussant à bout de bras.

— Mon oncle ?

— Tu as petite mine. Ce sont tous tes amoureux qui t'ont fatiguée ?

— Mes amoureux ?

Aigline était interloquée par le discours de la servante.

— Eh oui, j'ai donné de tes nouvelles à cette pauvre Gaillarde qui se rongeait les sangs. Je viens d'arriver avec Esméralda !

Derrière lui, en effet, se profilait la jeune fille. Aigline sentit sa joie fondre comme si tous les événements qu'elle venait de vivre atteignaient pour le violer ce lieu protégé. Trop fine pour s'imposer, Esméralda resta modestement à l'écart. Tendue, Aigline s'était rapprochée de son père.

— Calme-toi, Lancelotte ! Moi aussi, j'ai de quoi me mettre en colère.

— Pour une nouvelle, c'est une nouvelle, commentait près d'eux Gaillarde. Je n'en ai pas cru mes yeux !

Très maître de lui, le Décousu faisait maintenant face à son frère.

— Je vais m'installer ici avec Esméralda qui est la fille de celle que j'ai connue, c'est sûr.

— Si tu le crois, pauvre fou !

— Elle veut vivre avec moi dans le château ! Cela lui plaît de jouer à la châtelaine.

Georges-Lancelot ricana méchamment.

— Avec les rats, les serpents et les poutres calcinées, elle n'est pas difficile en effet. Ne préfère-t-elle pas ta masure et tes chèvres comme sa mère ?

— Nous ferons réparer le château.

— Et comment ? Tu porteras sur ton dos les troncs d'arbre et les pierres ?

— Je vais réparer ce que j'ai détruit ! Je l'avais juré devant Dieu s'il m'envoyait Esméralda. Le ciel a presque répondu à mon appel. Je vais réparer ce que j'ai détruit !

— Qu'est-ce que tu chantes ?

— J'ai aidé Pastenôtre à mettre le feu la nuit de ton mariage...

Abasourdi, Georges-Lancelot avait reculé d'un pas. Plus que jamais, Aigline découvrait combien les deux frères étaient différents. Son père, épais, trapu, bedonnant, le visage englué dans la graisse du cou, mais si fort avec ses mains énormes dont il menaçait maintenant son oncle, mince, fragile mais aussi doté d'une force de caractère inimaginable. Nullement impressionné, le Décousu faisait face à son frère. Aigline substitua un instant à ces deux hommes les images de la veille, d'Odilon et de François Fouquet, mais revint vite à ces nouveaux protagonistes, tout aussi hargneux.

Le Décousu semblait si sensé, si réfléchi qu'elle ne le reconnaissait pas. Allait-il craquer soudain et se réfugier dans ses songes comme il l'avait toujours fait ? Ou le miracle tenait-il à cette Esméralda maudite ? Elle lui en voulait tant d'être la cause de sa brouille avec Odilon.

Curieusement, ce fut Georges-Lancelot qui céda le premier.

— Eh bien, arrange-le, ton château ! finit-il par dire, presque conciliant, comme s'il était devenu indifférent. Moi, je vais voir Mahaut.

Tournant le dos subitement pour trouver le salut une nouvelle fois dans la fuite, il s'éloigna, croisa Mamet qui sortait du colombier où il s'était précipité dès leur arrivée.

— Les femelles couvent tranquillement, annonça-t-il, rassuré.

— J'en mangerais bien dès ce soir, de tes oiseaux ! Tues-en une dizaine, j'ai grande faim, et apporte-les chez mon beau-père pour que la cuisinière les fasse cuire vivement. Allez, au travail ! Et mets les chevaux à l'écurie, panse-les et nourris-les, et vite !

Georges-Lancelot ricana. Ses lèvres parurent se figer en un rictus méchant et méprisant. Il exhalait injustement sa colère contre Mamet, oubliant les jours qu'il venait de partager avec lui et que le garçon, très droit, s'était dévoué à sa cause sans états d'âme.

Derrière eux, le Décousu cherchait déjà comment réconcilier sa nièce et Esméralda. Une tâche qui prendrait sans doute quelque temps. Esméralda était rentrée dans la petite maison où il avait décidé de s'installer pendant le chantier du château. Il y avait ramené Bichette, l'unique rescapée de son troupeau de chèvres. Indifférente aux affaires des hommes, elle vint gambader joyeusement autour d'eux, puis repartit brouter les touffes d'herbe qui émergeaient de la terre sèche et dure.

Le vent s'était levé, chaud et impétueux, soulevant tout sur son passage. Le tilleul agita ses branches comme autant de bras dans l'air, impuissants à résister à ces assauts répétés et implacables. Vulnérable, du bois mort vola, rivalisant avec le tourbillon des feuilles. Une branche au dessin complexe tomba aux pieds d'Aigline, marquant le sol de son empreinte. Irrésolue, déçue par ce retour qui ne tenait pas ses promesses, la jeune fille restait là, les bras ballants. Les cloches de l'église tintèrent légèrement. Leur allégresse, presque inopportune, la ramena soudain à la réalité.

— Et Pastenôtre, comment va-t-il ? cria-t-elle en franchissant le seuil de la maison où Gaillarde s'affairait à faire cuire des poireaux dont l'odeur avait rempli la petite salle sombre.

— Comme s'il était retenu par un fil, on ne sait lequel, il ne passe pas. Méline a cru cent fois que c'était fini, puis il reprend vie, oh le mot de vie est grand pour un homme qui ne quitte plus sa couche et passe la plupart de ses journées prostré ou délirant.

— Je vais le voir !

Avant même que Gaillarde n'ait pu réagir, Aigline marchait à grands pas vers l'église. Elle contourna le cimetière, puis passa entre quelques tombes, tout près de celle de Marguerite devant laquelle elle s'arrêta et se signa. Comme elle l'avait oubliée au cours des dernières semaines depuis qu'elle savait que sa mère était en vie. Elle s'accusa tout à coup d'être ingrate et elle, à qui ne venaient pas facilement les prières, se mit à murmurer spontanément quelques phrases où elle s'accusait de cette négligence. Car à coup sûr, Marguerite, celle qu'elle avait aimée comme sa mère, devait la protéger de là-haut.

— Vous priez ?

Derrière elle s'était approché le curé.

— Dites-moi pour qui ou pour quoi, je célébrerai une messe à vos intentions.

Rougissante, Aigline hésitait à se confier.

— Cela ne sortira pas d'ici, la rassura l'homme âgé dont les cheveux blancs soulevés par le vent masquaient presque la tonsure. Je suis habitué aux secrets.

— Pour ma mère !

— Je dis souvent des messes pour elle, observa l'homme.

— J'aimerais vous révéler que j'ai retrouvé ma vraie mère...

— Cette dame Mathilde...

Le curé ne poursuivit pas. Il venait de s'apercevoir qu'il trahissait la confession de Pastenôtre.

— Elle est vivante et j'ai un frère ! ajouta Aigline.

— Il faut le dire à Pastenôtre. Dites aussi à Mamet s'il est rentré que je compte sur lui pour les cloches ; moi, je suis vraiment trop vieux ! Mes mains ne veulent plus rien savoir, à peine bonnes à tourner les pages de mon bréviaire.

Il les tendit vers Aigline. Elles étaient calleuses et déformées.

La jeune fille déambula entre les croix, qui marquaient sobrement les tombes modestes et étaient dominées par un calvaire de pierre sombre, et se présenta devant la masure du sacristain. Elle frappa à la porte bringuebalante, attendit et, comme il n'y avait pas de réponse, elle fit sauter le lien de chanvre qui retenait l'huis au chambranle et pénétra dans la petite salle basse où une odeur forte la prit à la gorge. Sur la paillasse, elle distingua Pastenôtre. Ses joues s'étaient encore creusées, renforçant l'ossature d'un visage comme Aigline en avait vu dans des images chez Baranne Mandonier. « La mort qui entraîne avec elle les pauvres humains que nous sommes », avait dit son hôtesse en montrant ces cadavres décharnés, ces squelettes qui lui avaient fait peur.

Pastenôtre s'agita et demanda d'une voix faible :

— Il y a quelqu'un ?

— Oui, c'est moi, Aigline ou plutôt Isabelle.

Pour la première fois, Aigline se désignait de ce prénom qui aurait dû ne jamais cesser d'être le sien si sa vie avait connu un cours normal. Elle frissonna, se retourna vers la cheminée où des bûches calcinées attendaient l'appétit d'un nouveau feu. Méline ne l'avait pas allumé en ce jour de la fin du mois de juin.

— Isabelle, la petite Isabelle de Saint-Ours ?

Pastenôtre s'était redressé. Aigline tapa vivement les oreillers pour leur redonner un peu de volume et l'aida à s'asseoir. Ses bras décharnés reposaient sur la courtepointe qui avait dû être bleue et offrait surtout des taches et des trous.

— As-tu des nouvelles si ce n'est pas grande laideur de les dire ?

Aigline sourit. Elle s'était si souvent moquée de son expression favorite.

— Oh non, ce n'est pas grande laideur de le dire, répéta-t-elle en lui touchant la main.

Ses doigts, si minces et osseux, qui avaient tant tiré les cordes des cloches, étaient devenus fragiles.

— Alors ?

Comme elle semblait hésiter et avait marqué un temps d'arrêt, Pastenôtre la relançait. Ses yeux la scrutaient, immenses dans des orbites aux cernes démesurés, impressionnants.

— Ma mère Mathilde est vivante et mon frère Louis aussi.

Lourdes et plissées, les paupières se fermèrent soudain. La bouche s'entrouvrit, les lèvres étaient sèches et fendillées. Le nez se pinçait sous les sourcils poivre et sel qui se rapprochaient. Un hoquet secoua le malade dont le visage avait pris une teinte terreuse. Les yeux se rouvrirent un instant, parurent fixer Aigline dont la main encore posée sur la courtepointe sentit les doigts l'agripper et la serrer convulsivement.

Prise de panique, Aigline sortit devant la maison en appelant :

— A l'aide, à l'aide...

Méline ouvrit brusquement la porte voisine, une pomme à la main.

— Vite, Méline, Pastenôtre...

La vieille servante franchit les deux pas qui la séparaient de la masure, grimpa la marche qui en marquait le seuil et courut jusqu'à la paillasse. La tête en arrière, Pastenôtre gisait, le cou raide, creusant une dernière fois l'oreiller à la teinte bistre.

— Cette fois, il a vraiment passé, depuis le temps qu'il faisait semblant !

Ce fut la seule épitaphe qui dut dédiée au sacristain. Aigline s'était mise à pleurer silencieusement en murmurant :

— Je l'ai tué !

Arrivé en renfort, le curé s'employa à la dissuader de cette idée funeste.

— Vous lui avez apporté sa dernière joie. C'est cette joie qu'il attendait et qui l'a tué, peut-être.

Enterré dans le petit cimetière, Aigline exigea pour lui rendre hommage que le tailleur de pierre inscrivît sur une petite dalle « Adalbert », son vrai nom du temps où il servait ses parents. Se souvenant des leçons de Baranne, elle put en tracer les lettres sur un morceau de parchemin que l'homme, qui ne savait ni lire ni écrire, recopia scrupuleusement à l'aide de son burin en oubliant cependant le L, ce qui fit passer le pauvre Pastenôtre à la postérité sous le nom d'Adabert. C'était grande laideur de le dire !

24

Ni Georges-Lancelot ni Mamet n'assistèrent aux obsèques de Pastenôtre. Ils avaient déjà repris la route pour Moulins. Bertrand de Valfleury, le chasseur rencontré lors de leur chevauchée de retour de Saint-Ours pendant l'hiver, avait surgi, en effet, quelques heures après la mort du sacristain.

A la tête d'une petite armée, il devait retrouver le duc de Bourbon à Moulins d'où ils rejoindraient les troupes bourguignonnes et bretonnes aux portes de Paris. Décidé, convaincu et convaincant, il emporta en quelques heures la résolution de Georges-Lancelot de partir de nouveau.

— Nous allons nous battre ! répéta-t-il tout au long du souper offert par le beau-père de Georges-Lancelot qui avait cru à la paix du royaume et découvrait, ébahi, que rien n'était réglé et que les princes poursuivaient toujours leurs chimères.

Les arguments avaient fusé, opposant, de manière plus ou moins passionnée, les raisons de partir à celles de rester. Tempérant les ardeurs, rappelant le temps des Ecorcheurs, sceptique quant au bénéfice que ces guerriers pourraient en retirer, Pierre du Bourg jouait la même partition que Pierre Mandonier. Georges-Lancelot, brouillon, influencé par l'un, puis par l'autre, changeait d'avis à chaque instant. Parti enfin se coucher après avoir achevé un fût de vin de Saint-Bonnet et pris la décision de rejoindre les ducs, il n'était plus si sûr quand le jour se leva.

La tête lourde, l'estomac barbouillé, il bredouilla à Mahaut, dont la grossesse semblait avoir enfin pris un tour favorable, qu'il n'avait plus très envie de s'en aller. Perverse, son épouse, qui n'avait guère pâti de sa solitude pendant ces quelques semaines et l'avait même appréciée, lui représentait que s'il voulait reconstruire son château, il lui fallait bien chercher quelque action d'éclat et se faire remarquer.

— Reconstruire le château ? Le Décousu s'en charge...

— J'aimerais vivre à la cour de Moulins, prétextait encore Mahaut qui conservait un souvenir délicieux des heures passées à Aigueperse.

La magnificence du lieu et de la réception avait rendu encore plus modeste son état d'épouse du seigneur de Saint-Hilaire. Elle avait eu assez de temps pour remâcher tout cela, même si elle n'était guère convaincue des capacités de son mari à renverser la situation.

— Qui ne tente rien n'a rien !

Alanguie sur la couche dont les courtines de drap bleu avaient été largement écartées pour permettre à la fraîcheur de la nuit de pénétrer, elle le regardait aller et venir. Indécis, il tournait comme un ours en cage. Puis une servante vint lui dire qu'il était attendu. Dehors, des bruits de pas, de sabots de chevaux montaient de la cour. Mahaut reconnut la voix de Bertrand de Valfleury qui donnait des ordres brefs et précis. Un homme de belle prestance et courtois qui avait su séduire la jeune femme.

Quand Georges-Lancelot lança à la servante : « Qu'on aille chercher Mamet ! Qu'il amène les chevaux ! » Mahaut sut qu'il avait enfin pris sa décision. Il vint s'asseoir sur le bord de la couche dont la courtepointe avait été roulée au pied du lit.

— J'ai de la peine de te quitter, murmura-t-il d'un air contrit.

Les yeux mi-clos, Mahaut l'observait. Elle ne pouvait s'empêcher de mettre en doute sa sincérité, car elle savait bien son comportement et ses trahisons incessantes. Un paysan du hameau de La Croix n'était-il pas venu réclamer réparation pour sa fille engrossée pendant l'hiver par le seigneur de Saint-Hilaire ? Et un bébé avait été déposé au début du printemps, une belle nuit, sur les marches de la porte principale du château. Un hasard ? Une simple coïncidence ? Une modeste demande de charité par une jeune femme en détresse ? Mahaut avait fait le rapprochement avec la fête qui avait marqué la fin des moissons. Le bébé, très beau, avait été confié à une servante en mal d'enfant.

Mahaut n'était pas dupe, même si son père masquait ses sentiments et dominait sa colère vis-à-vis de ce gendre insupportable. Le bruit était même revenu aux oreilles de Pierre du Bourg qu'il avait essayé de séduire sa fille ! Une infamie à laquelle il n'avait pas voulu croire mais qui n'avait pas réhabilité l'homme.

— Qu'il aille se faire voir à la guerre ! proclamait maintenant haut et fort son beau-père qui n'était pourtant pas convaincu du bien-fondé de l'entreprise.

Les filles qu'il engrosserait ne viendraient pas se plaindre ici et ses exactions ne toucheraient pas des proches ! Il serait enfin à sa place parmi cette soldatesque indisciplinée si l'on en croyait les quelques récits parvenus jusque-là.

Mamet avait accouru avec les chevaux. Il n'avait même pas eu le temps de dire adieu à ses colombes, ni à Aigline.

Pourtant, pendant que Georges-Lancelot et son beau-père régalaient Bertrand de Valfleury, il avait passé une soirée à la fois délicieuse et douloureuse avec elle. Toute la nuit, il s'était remémoré les moindres moments depuis la promenade qui les avait conduits à l'étang où le soleil n'en finissait pas de noyer ses derniers rayons flamboyants jusqu'à ce baiser qu'elle lui avait offert à deux pas de là. Dans la masure désertée par le Décousu, ils avaient allumé un feu dans l'âtre rustique auprès duquel ils avaient si souvent devisé pendant l'hiver.

Aigline se rappelait ses questions sur l'amour et les réponses de son oncle. Immobiles, chacun ayant repris sa place sur le petit tabouret fait d'une section de tronc de chêne, ils regardaient ces flammes dans une douce quiétude. Alentour, la forêt s'engourdissait lentement après une de ces lourdes journées du début de l'été. L'obscurité à peine tombée, les oiseaux de nuit semblaient encore attendre que la nuit s'installe davantage pour mener leur bal.

— Crois-tu que ton père va se décider à repartir ? demanda enfin Mamet après une longue méditation silencieuse.

Aigline répondit par une moue dubitative et une question :

— Et toi, tu voudrais partir ?

— Non, vraiment pas !

La réplique avait fusé, nette, d'une voix forte.

— Mais je n'aurai pas le choix, ajouta plus doucement Mamet.

— Ce sont tes colombes qui te manquent ?

— Tout, mes colombes, mon grand-père qui n'est pourtant jamais content de mon travail… et toi…

Aigline avait à peine entendu les derniers mots

murmurés. Le sortilège qui les unissait ressurgissait soudain.

— Ma vie sera bientôt ailleurs.

— Ta vie avec Odilon ?

L'œil brillant, les pommettes rouges sculptant davantage un visage aux traits agréables, qui n'étaient plus tout à fait ceux d'un adolescent, Mamet s'était levé soudain.

— Laisse Odilon en dehors de tout cela. Je l'ai perdu, peut-être à jamais. Ma vie sera ailleurs, auprès de ma mère, de mon frère et de ma vraie famille.

— Est-ce vraiment ta famille ?

A son tour, Mamet montrait un visage aux mimiques dubitatives.

— Tu ne les connais pas... ajouta-t-il en rajoutant une bûche sur le feu qui avait perdu de sa vigueur.

Quelques étincelles jaillirent du bois légèrement humide, puis les flammes vivaces et légères partirent à son assaut de toutes parts. Fasciné, Mamet ne les quittait plus des yeux. Ce feu qui consumait tout, ne l'avait-il pas, lui, dans son cœur ?

— Pourquoi partir ? murmura-t-il enfin si bas qu'Aigline ne l'entendit pas.

Elle aussi était abîmée dans une méditation qu'il n'osait interrompre de peur de voir sonner le glas de ses espérances.

— Pourquoi partir ? répéta-t-il encore cependant pour renouer le dialogue.

— Le Décousu n'a-t-il pas trouvé son Esméralda en quittant Saint-Hilaire ? questionna Aigline en souriant.

— Ne sommes-nous pas bien ici ? s'enhardit Mamet.

Aigline ne répondit pas. Elle n'était pas loin de le croire. Suivre Louis, quitter Saint-Hilaire était un pas vers l'inconnu.

— Moi aussi, je suis comme Esméralda, je me verrais bien châtelain... dit soudain Mamet en riant.

— Et nous vivrions d'amour et d'eau fraîche comme tes colombes ! plaisanta Aigline qui se sentait pourtant si bien avec lui.

Puis soudain, comme mue par une idée subite ou préférant la fuite, elle avait voulu rejoindre la maison de Gaillarde. Ils avaient marché en silence au milieu des arbres transformés en fantômes étranges par une nuit de pleine lune. Tout aussi impressionnantes étaient leurs ombres qui s'allongeaient démesurément devant eux et quand ils débouchèrent enfin sur la plate-forme où se dressaient les ruines du château, tous deux s'écrièrent d'une seule voix :

— Le chat-huant ! Il est revenu !

Immobile, l'oiseau était perché sur l'allège d'une lucarne de la salle où Mamet avait découvert l'année précédente la pauvre Aigline terrorisée.

— Il a sûrement un secret... susurra celle-ci. Pourquoi nous poursuit-il ainsi ?

— Et s'il venait à cause de la mort de Pastenôtre ?

— Peut-être...

Mamet lui avait pris la main.

— Je voudrais tellement revenir à ce premier jour où nous nous sommes rencontrés, murmura-t-il.

— C'est aussi ce jour-là que j'ai vu pour la première fois Odilon ! soupira Aigline. Je l'ai trouvé détestable... Il ne me regardait pas, comme si j'étais transparente. Nous étions si éloignés ! Et puis, tout a changé et toi, tu es comme mon frère.

— Mais est-ce utile maintenant que tu as un vrai frère ?

Un éclat de rire sonore lui répondit. Un chuintement, des claquements de bec et d'ailes parurent y faire écho. Un nuage masquait la lune, apportant une étrange pénombre sur le château. Mamet écarquilla les yeux et quand le nuage se décala vers le septentrion, rendant à l'astre nocturne toute sa splendeur, le chat-huant avait disparu. Déçu de ne pas avoir suivi sa course, Mamet se retourna vers Aigline. Elle s'éloignait déjà vers la maison de Gaillarde.

Il la rattrapa alors qu'elle mettait la main sur la poignée de fer de la petite porte de bois sombre et l'attira à lui, osant enfin ce geste dont il rêvait. Elle ne résista guère, lui offrant une nouvelle fois ses lèvres tendres, comme un fruit défendu. Tout semblait alors si simple. Puis elle le repoussa en disant :

— J'aimerais tellement que tu sois le seul et le premier.

En un instant elle avait poussé la porte et disparu.

Comme un enfant, remâchant son dépit, Mamet joua un long moment avec son ombre que la lune dessinait amoureusement sur la terre battue. Puis, après avoir donné un vigoureux coup de pied dans une pierre qui roula, cahota et enfin s'arrêta contre un laurier, il se dirigea vers le colombier. Il en poussa la porte d'un pied adroit et se laissa tomber sur la paillasse au fond de la petite salle au pied de l'échelle qui lui permettait d'aller surveiller ses colombes. Tout était calme.

C'était là que le valet de Pierre du Bourg l'avait réveillé le lendemain. Et maintenant, entraîné malgré lui dans une nouvelle aventure, il chevauchait avec Georges-Lancelot et chaque lieue parcourue l'éloignait d'Aigline et de ses colombes.

Et encore ne savait-il pas que chaque galop le rapprochait d'une vraie guerre. Car, après avoir signé un accord avec Jacques d'Armagnac le 30 juin [1] à Aigueperse et avoir

1. 1465.

offert à cette ville de bonne volonté le droit d'intégrer à son blason une fleur de lys, le roi prenait au même moment la direction de Montluçon où ledit Jacques devait le rejoindre. Mais, le 3 juillet, il n'en trouva aucune trace dans la cité bourbonnaise.

Estimant déjà lettre morte le traité d'Aigueperse, Louis XI décidait de reprendre la direction du nord, non sans avoir semé un chapelet d'arrière-gardes destinées à surveiller le duc de Bourbon et les Bourguignons. Le reste de la troupe, toujours très disciplinée, allait à marche forcée sous la conduite d'un roi en qui elle avait pleine confiance.

Pour Mamet, le baptême du feu eut lieu quand les hommes du duc de Bourbon venus de Bourges attaquèrent l'armée royale sur le flanc. Pour une défaite à plate couture dont il ramena une longue estafilade au bas de la joue gauche tandis que le cheval de Georges-Lancelot était touché à mort. Un signe néfaste que le seigneur de Saint-Hilaire voulait négliger, tout autant que le désordre régnant dans des troupes faites d'éléments disparates, sans entraînement et mal organisées.

Une opération qui rassurait au contraire du côté du roi et qui n'engageait pas les Bourguignons, patrouillant à proximité, à croiser le fer avec les troupes royales. Pourtant rien n'était perdu ni dans un camp ni dans l'autre, et les chevaucheurs entretenaient avec un art spontané mais consommé la guerre des nerfs. Ainsi de retour de Paris, Louis retrouva le roi quelques lieues plus au nord avec des nouvelles plus ou moins réjouissantes. Paris semblait tenir bon du côté du roi mais l'armée bourguignonne fonçait sur la grande ville et les Bretons n'étaient pas loin.

— Diligence... nous tirerons à toute diligence vers Orléans.

— Diligence ! Diligence !

Ce mot était sur toutes les lèvres.

On chevaucha de nuit et de jour. Il faisait chaud le jour, frais la nuit. Les chevaux et les hommes, ballottés sur leur selle et ensommeillés, étaient épuisés. A l'arrière, les milliers de fantassins et les lourds chariots qui portaient les pièces d'artillerie peinaient. Le jeudi 11 juillet, le roi entendit la messe à Notre-Dame de Cléry, près d'Orléans, puis consacra les deux jours suivants à passer en revue les archers montés et la cavalerie. Au bord de l'épuisement, Louis fit encore partie des courriers qui se succédaient pour correspondre avec Paris, toujours fidèle au roi. Les cent lances royales menées par le lieutenant général, Charles de Melun, et Jean Balue avaient organisé la défense, et les assauts des Bourguignons lancés les 7 et 8 juillet avaient été repoussés.

Louis rapporta même la nouvelle d'une dispute entre ces derniers et les Bretons. Mais encore ne fallait-il pas trop se réjouir. Prudent, résolu, même s'il était, comme le disait l'ambassadeur milanais Panigarola, tourmenté dans son esprit, le roi n'en finissait pas de rassembler ses troupes qui constituaient le 15 juillet une belle armée au milieu des champs près de la Loire et de Beaugency dominé par son énorme donjon carré.

François Fouquet, qui avait fait moult croquis depuis le départ d'Aigueperse, retrouvait avec joie le fleuve de sa ville de Tours, majestueux avec ses eaux lentes et verdâtres.

— J'ai fait des progrès depuis mon départ, jeta-t-il en esquissant l'eau tranquille et les bosquets ou maisons semés sur les rives.

— Tu vas l'avoir, ton sang ! plaisantait Louis car il ne faisait plus aucun doute que l'affrontement aurait lieu.

— Un bateau, deux bateaux sur l'eau, n'est-ce pas comme cela ?

Avec habileté, il tirait deux traits, les réunissait avec un troisième, puis superposait quelques vagues sous les yeux de Louis médusé.

A deux pas, le roi s'apprêtait à invoquer solennellement le secours du ciel. En comédien accompli, il avait abandonné son pourpoint bleu qui n'avait pas été épargné par la longue chevauchée et l'avait remplacé par une longue robe blanche. A genoux sur la terre, il avait invité l'assistance à l'imiter face à plusieurs prêtres célébrant conjointement l'office. Louis et François qui se tenaient à l'écart comptèrent neuf messes. Les hommes étaient épuisés. Certains s'écroulaient, victimes de la fatigue ou de la chaleur. Au bord du malaise, les tempes bourdonnantes, Louis, qui avait résisté debout, avait fini par s'asseoir aux pieds de François qui continuait à dessiner.

Puis tous deux assistèrent au conseil de guerre que tint le roi.

— Nous avons le soutien de Dieu et de la Vierge Marie, annonça-t-il en préambule avant de rappeler les griefs qu'il avait contre la maison de Bourgogne et le duc de Bourbon et de donner la parole aux uns et aux autres.

Du fond de la tente, Louis voyait le roi pourtant s'impatienter, surtout quand les arguments étaient contraires à la bataille qu'il était bien résolu maintenant à livrer. Sauf si ses ennemis ne lui barraient pas la route de Paris... Ce qui était fort improbable.

Cela sentait la poudre. François Fouquet était impatient, Louis, plus réservé, pensait à sa mère et à Aigline.

Le lendemain, 16 juillet, les rapports des courriers, parvenus au moment où le roi arrivait à Arpajon, étaient suffisamment précis : l'armée des princes était installée en ordre de bataille dans les champs au nord de Montlhéry. Aussitôt, les bannières royales manœuvrèrent derrière l'armée du grand sénéchal pour lui faire face, le roi escaladant la colline de Montlhéry jusqu'au château qui la couronnait et qui avait été la propriété de son père. Un antique donjon circulaire, très haut planté au sommet d'un rocher à la pointe d'une enceinte pourvue de tours et de portes. Au-dessous, une petite cité dont les habitants attendaient déjà, angoissés, l'issue d'un face-à-face redoutable dans une plaine appelée, on ne savait plus trop pourquoi, depuis des temps immémoriaux « champs des larmes ». Les blés et leurs épis gonflés, prêts à être moissonnés, l'avoine ou les fèves plantés avec leur sueur y seraient fauchés par ces hommes de guerre qui rappelaient à beaucoup de sinistres souvenirs. Les pieux taillés en pointe pour briser l'élan des cavaleries hérisseraient-ils désormais ce lieu devenu de triste mémoire ?

Le soleil implacable dessinait en face sur une légère pente une armée bourguignonne numériquement très supérieure [1], mais réputée faible dans l'art de la guerre. Elle semblait d'autant plus imposante qu'elle était étalée presque jusqu'au village de Longpont. A l'arrière, Odilon était à pied d'œuvre. Accompagné de Rigaud, il faisait la navette depuis les avant-postes jusqu'au camp à l'arrière, au-delà d'un demi-cercle, en jouant parfaitement son rôle de héraut habilité à identifier amis et ennemis pour renseigner son maître, Jacques d'Armagnac.

— A gauche, la bannière rouge et gris dominée par une licorne d'argent aux sabots et à la corne d'or, c'est le comte de Saint-Pol. A droite se tiennent le comte de Charolais et son grand drapeau noir et violet au milieu de ses archers arborant la blanche croix de Saint-André...

Impatient mais irrésolu, Jacques d'Armagnac écoutait avec attention ces informations. Le duc de Bourbon tardait. Attendrait-il son arrivée pour se lancer dans la

1. Vingt-deux mille hommes contre quatorze mille pour le roi.

mêlée ? Autour de lui, les chevaliers, recrutés à bon marché, avides de gloire et à l'orgueil chatouilleux, étaient prêts à se battre pour n'importe qui et n'importe quelle cause. Il n'y avait qu'à voir piaffer ce Georges-Lancelot, ce Bertrand de Valfleury et leurs amis. Jacques d'Armagnac les méprisait tout en admettant qu'il ne pouvait s'en passer.

— Et en face ? demandait le duc de Nemours.

— Autour du roi se tiennent sa garde écossaise, puis les lances de Pierre de Brézé, le comte du Maine et les hommes du Dauphiné.

— Le roi a peu de fantassins, commentait Jacques d'Armagnac plein d'espoir.

En effet, c'était là la grande faiblesse de Louis XI qui ne disposait que d'un modeste nombre d'archers et surtout de valets d'armes et de coutiliers. Or c'étaient eux qui, avec leurs longs couteaux ou épées et leurs masses de plomb, avaient pour mission, une fois livré le premier assaut, de se jeter dans la mêlée pour achever les ennemis qui avaient été précipités à bas de leurs montures. Ils apportaient souvent la décision dans un combat incertain.

Georges-Lancelot, qui ne connaissait rien à l'art de la guerre, écoutait ces commentaires, prêt à sauter à cheval et à foncer sans arrière-pensée vers les lignes de bataille. Près de lui, Mamet rêvait au contraire. Suivre le vol des oiseaux, qui vivaient comme les hommes leurs derniers instants de paix, lui semblait autrement important. Il n'avait pas peur cependant. Sa seule angoisse était peut-être de savoir si Aigline pleurerait sa mort. Perdu dans une douce mélancolie, sans doute fut-il aussi surpris que la volée de moineaux posée dans le noyer voisin quand les premiers grondements et crépitations d'artillerie se firent entendre. Et encore de si loin ne pouvait-il pas mesurer les dégâts faits ici ou là par les boulets qui venaient trouer les premiers rangs des deux armées, créant de part et d'autre des sillons sanglants. Il apercevait seulement une épaisse fumée sombre qui montait vers le ciel d'un bleu extraordinaire que ne traversaient plus les oiseaux envolés vers un horizon plus paisible.

A son côté, il sentait le coutille, cette épée longue et tranchante qui lui avait été remise par le maître d'armes de Jacques d'Armagnac et qui faisait de lui un coutilier chargé d'achever les cavaliers désarçonnés. Aurait-il vraiment la force et le courage de s'en servir et de remplir une mission qui le dégoûtait ?

— Attention, François !

Fébrile, Louis réalisait qu'on ne jouait plus. Cette guerre, dont sa mère avait tellement peur, commençait là, devant lui. Il se sentait soudain tellement seul.

— Attention, François ! répétait-il comme si se soucier de son ami le faisait exister et le rattachait à la vie.

Autour de lui, des épis de blé broyés témoignaient du charroi qui avait ruiné définitivement la récolte pourtant prometteuse. Imperturbable, presque insensible à ce spectacle qu'il appelait de ses vœux depuis des semaines, François dessinait. En curieux impénitent, il s'était approché de l'une de ces trouées où hommes et bêtes gisaient dans une mare de sang. Les entrailles d'un cheval béaient horriblement. Couché sur le dos les bras en croix, un homme gémissait. Son visage avait couleur de terre. Un autre avait cessé de vivre, le nez dans une botte de blé dont les épis jaune doré semblaient dérisoires, inutiles. Un troisième dont le paletot vert était déchiré par le milieu semblait curieusement l'étreindre. Lui aussi était mort, les yeux éternellement fixés sur ce ciel d'une rare limpidité. Louis eut un haut-le-cœur. Son estomac se révulsait.

Déjà des morts et pourtant il avait l'impression que l'ordre de bataille n'avait pas vraiment été donné, même s'il avait aperçu le roi à genoux en train de prier une dernière fois sans doute avant l'assaut. Toujours impassible, impénétrable, François s'intéressait maintenant au rang d'arbalétriers qui convergeaient vers la première ligne ennemie. En sentinelle, de chaque côté, deux porte-bannières semblaient veiller sur lui.

Sur leur droite, Louis entendit les trompettes royales dont les bannières bleues fleurdelisées devaient voler au vent qui se levait légèrement. En face, d'autres trompes répondirent. Echange courtois qui rappelait les tournois. Mais ici ce n'était pas un jeu. Très vite, tout devint confus. Louis perdit de vue François et ne sut plus si la cohue qui l'encadrait était celle de ses amis ou des adversaires. Des cris, des coups sur les cuirasses ou les armures, le grondement des bouches à feu, le cliquetis des armes, le claquement des ordres, tout se mêlait autour de lui. La poussière, les épis de blé, les fèves, les hurlements, les corps.

Il recula lentement. Il avait peur, très peur. Les blés piétinés étaient jonchés de cadavres de chevaux, d'archers bourguignons dont les brillants uniformes n'étaient plus que lambeaux sanguinolents, d'armures dont le flamboiement était maculé de terre et de sang… Des hommes fourbus avançaient ou refluaient dans des mouvements que plus personne ne semblait contrôler.

— Le roi est mort !

— Le roi est mort !

Louis se sentit emporté vers l'arrière comme si ces mots faisaient reculer l'armée désemparée, plus que jamais livrée à elle-même. Il y eut un répit mais très bref. Tout recommença ensuite. Poussière, désordre, cris, ordres mais aussi gémissements.

— Le roi n'est pas mort !

Soulagé et porté par une vague impétueuse, Louis aperçut le valet Martin qui tendait au roi une nouvelle monture.

— Revenez ! hurlait-il dans le vacarme.

Puis tout alla très vite. La cavalerie royale menait une charge enragée, désespérée face à des hommes indécis qui cédaient doucement à la pression et reculaient vers la lisière de la forêt.

Louis marcha sur une enseigne dépecée. Elle avait été rouge et gris. Elle n'était plus que lambeaux. Il buta sur un casque, un gantelet, une arbalète et tituba comme un homme ivre. C'est alors qu'il ressentit une vive douleur dans la nuque. Tout devint noir et silencieux, puis il vit comme une grande lumière, un soleil qui irradiait dans un ciel plus bleu qu'il n'en avait jamais vu.

25

Aigline se languissait. Les semaines passaient lentement à Saint-Hilaire où l'été avait été chaud et émaillé de beaux orages. Les moissons avaient été heureusement faites juste avant la grêle qui avait ravagé une partie des vignes. Quelques minutes d'un déluge très localisé de grêlons qui avaient tout recouvert, puis avaient fondu, laissant un spectacle de désolation. Aigline avait parcouru des coteaux et des jardins où les grappes de raisin pendaient lamentablement. Déchiquetés, les grains ne parviendraient jamais à maturité. Partout des feuilles d'arbres hachées jonchaient le sol, offrant avant l'heure un tapis d'automne. Les ombrages étaient ajourés et certains troncs ne présentaient plus que des branches à feuilles squelettiques, presque pathétiques. Chacun pleurait quelques légumes ou fruits, maudissant le ciel qui, après les hommes, rendait la vie impossible. Le curé avait eu fort à faire pour calmer des esprits révoltés.

« Ne vous réjouissez-vous pas de votre récolte de blé ? Rarement les épis avaient été aussi prometteurs et vos granges sont remplies de beaux fourrages ! Ni les hommes ni le ciel n'ont fait obstacle à ces récoltes. »

L'absence de Georges-Lancelot et de ses amis alentour avait été, en effet, plutôt bénéfique. Ni contestations ni destructions imbéciles ou fortuites n'avaient eu lieu. Et il leur restait même quelques fûts de vin non réquisitionnés par ces chevaliers toujours assoiffés. Mais ce coup du sort de la nature en déconcertait plus d'un.

Gaillarde avait courageusement ressorti sa faucille et participé aux moissons, en proclamant encore une fois que c'était la dernière année. Ses compagnons de travail avaient protesté gentiment. Il est vrai qu'elle avait du mal à suivre la cadence, même si le geste restait précis et juste.

« Je ne suis plus bonne qu'à dire des *Ave* et des *Pater* ! » s'était-elle plainte au curé qui s'était réjoui ostensiblement de trouver une paroissienne enfin disponible.

Aigline se languissait parce qu'elle n'avait évidemment de nouvelles de personne. Ni de son père, ni de Mamet, ni de Louis, ni d'Odilon. Attendre, elle avait le sentiment qu'elle ne faisait plus que cela depuis une année. Elle avait attendu que son père l'emmène à Saint-Ours, elle avait attendu Odilon pendant qu'elle était à Riom, elle attendait que Louis l'emmène un jour dans sa famille, la vraie. Elle attendait le retour de ces hommes qui avaient tous marqué sa vie au cours des derniers mois. Elle attendait aussi, malgré elle, le retour du chat-huant qu'elle n'avait pas vu de l'été. Cet « oiseau de bonheur » comme elle aimait à se le répéter en secret...

— Attendre, attendre, ressassait Mahaut dont le ventre s'alourdissait de jour en jour. Mon mari a déserté la maison depuis si longtemps maintenant et je ne sais s'il sera rentré pour cette naissance.

— Imagine, ma fille, disait son père, Pierre du Bourg, le temps des voyages outre-mer où les absences duraient des années.

— Les femmes accompagnaient les hommes parfois.

— Elles mouraient sur des chemins épouvantables sans sépulture...

— Le pire est de n'avoir pas de nouvelles. Je suis peut-être veuve...

Mahaut exprimait de façon crue ses angoisses. Pierre du Bourg qui n'aimait pas son gendre ne protestait guère. Son petit-fils ou sa petite-fille rassemblerait des terres qui appartenaient jusque-là à deux seigneuries différentes, une bonne affaire. Encore fallait-il régler la situation de cette Lancelotte qui jurait bien qu'elle n'attendait qu'un signe pour quitter définitivement Saint-Hilaire et retrouver sa vraie mère. Et puis il y avait ce Décousu !

Pierre du Bourg aimait appeler Aigline Lancelotte, comme le faisait son père. Cela l'amusait et convenait bien, disait-il, à son tempérament de « petite guerrière ». Pour lui faire plaisir, il était allé à Aigueperse et à Riom sans rapporter de nouvelles vraiment décisives, sinon celle d'une grande bataille livrée le 16 juillet près de Montlhéry, aux portes de Paris, et dont le résultat avait été indécis.

« Tout le monde dit avoir gagné, avait raconté en ricanant Pierre Mandonier auquel Aigline avait dépêché Pierre du Bourg. En attendant, le duc et ses amis sont toujours là-bas avec l'idée de mettre le siège autour de Paris, mais sans vraiment se décider. Quant à cette bataille, il y a eu beaucoup de morts, trop pour une bataille entre nous ! »

Pierre du Bourg avait édulcoré ces renseignements, ne voulant alarmer ni Mahaut ni Lancelotte. Ceux qu'elles attendaient étaient sans doute encore impliqués dans ces opérations dont personne ne semblait trop connaître la teneur. Et cette Lancelotte était si exaltée certains jours !

Comme si la fièvre de ce fou de Décousu déteignait sur elle. Tout le voisinage avait défilé pour voir son Esméralda dont les formes et les spectacles, le soir à la lueur d'un feu allumé dans la cour du château, en excitaient plus d'un.

Transformé, le Décousu regardait cette fille qu'il faisait danser « comme sa mère ».

Aigline était persuadée qu'Esméralda n'était pas plus la fille du rêve de son oncle qu'elle n'était elle-même la fille de Georges-Lancelot. Menteuse, la jeune femme avait bien circonvenu son oncle qui semblait trop heureux pour qu'on lui ouvre les yeux. Et pour réaliser son projet délirant, il passait ses journées à déblayer les poutres et les planches calcinées, mettant de côté ce qui pouvait être gardé et réutilisé. Et lui, si frêle, donnait l'impression d'être fort comme un roc quand, arc-bouté sur ses jambes minces, il portait à bout de bras une poutre pour la jeter au milieu de la cour. C'était là que, chaque soir, il allumait un feu presque expiatoire qui, jour après jour, réduisait en cendres les vestiges de l'incendie. Il avait même convoqué un charpentier. Mais l'artisan n'avait paru guère intéressé par une entreprise menée par un homme au regard inquiétant et qui n'avait sans doute pas un sou vaillant. Il connaissait trop bien le frère brouillon et querelleur !

« Quand ton père sera rentré... quand les travaux des champs seront finis... » Pour se rassurer, le Décousu qui avait exigé qu'Esméralda l'appelât par son vrai nom, Michel-Tristan, se réfugiait dans un avenir évidemment incertain. Redoutant de le voir retomber dans ses errances passées, Aigline ne le décourageait pas. Mais elle ne fut pas étonnée quand un beau matin, le lendemain de la Saint-Michel, elle fut réveillée par les cris de son oncle.

— Esméralda est partie... voilà l'histoire qui recommence.

Aigline avait sauté de son lit, laissant derrière elle une Gaillarde rouspétant.

— Mon oncle, que dis-tu ?

— Esméralda est partie... voilà l'histoire qui recommence.

Misérable, il s'était laissé tomber sur le banc de pierre. Au-dessus, la treille qui avait sauvé ses grappes de la grêle tendait ses pampres désordonnées comme de longs doigts de fée.

— Mais où est-elle ? demanda Aigline qui lui avait pris les mains en s'agenouillant près de lui.

— Partie, partie... C'est un oiseau que je ne peux retenir dans une volière. Je suis sûr qu'elle a suivi cet homme qui la regardait hier avec des yeux si brillants qu'ils rivalisaient avec le feu des poutres.

— Quel homme ?

— Ce montreur d'ours qui riait sans cesse, avec ses oreilles décollées et son nez épaté. Etait-il mieux que moi ?

Aigline sourit devant les interrogations puériles de cet homme qui, ce matin, semblait soudain si vieux. Bichette, la chèvre, vint gambader près d'eux, puis se frotter à son maître qui ne la voyait pas.

— Je vais retourner dans ma masure ! Viens, ma Bichette, il ne me reste plus que toi.

Voûté, maigre dans ses braies de grosse toile qui descendaient sur les hanches, il s'était déjà levé. A pas lents, sans un regard, la chèvre assagie sur les talons, il se dirigea vers la sente qui rejoignait un peu plus bas l'orée du bois. Le grand tilleul dont le tronc était penché depuis si longtemps vers le château s'était embrasé. Un soleil rouge éblouissant, indifférent aux affaires des hommes, avait surgi soudain. Ses rayons enflammèrent bientôt les pierres du château. Devant la porte béante dont le linteau était noirci, les cendres du brasier allumé la veille gisaient, innocentes. Aigline s'en approcha. Quelques braises y faisaient des taches rougeoyantes. Des pigeons roucoulaient dans les ruines.

Les yeux de la jeune fille s'accrochaient à un élément, puis à un autre dans ces maçonneries dont elle connaissait le moindre détail. Elle monta les marches de pierre usée qui précédaient le seuil et pénétra dans ce qui avait été la salle du rez-de-chaussée. Débarrassée des poutres calcinées, des débris de plancher et de meubles, elle semblait si grande. Au sol, les vieilles tomettes étaient envahies d'herbe qui s'y incrustait. Un rat détala, puis un bataillon de souris. Aigline frissonna mais voulut continuer cette visite qu'elle remettait depuis plusieurs jours. Seule la cheminée dont le grand linteau portait, bien visible, le blason des Laforge apparaissait comme un vrai témoin de la vie passée. Et encore, la pierre d'un seul tenant en avait été fendue par la chaleur. Et au-dessus, le ciel. Ce ciel si bleu, si limpide, sur lequel se dessinaient de façon brutale ces pans de murs impressionnants. Une pierre s'en détacha brusquement et vint rouler aux pieds d'Aigline. Elle la ramassa et la contempla. Elle était jaunâtre, taillée irrégulièrement par un maçon qui avait connu d'autres temps. Si on en jugeait par ses puissantes murailles qui trahissaient le désir de se protéger, cette époque ne devait être guère plus paisible que le temps de ce roi qu'elle avait aperçu quelques semaines plus tôt. Les rois d'alors devaient aussi faire la guerre et les seigneurs se combattre de forteresse à forteresse...

Songeuse et mélancolique, Aigline eut soudain le sentiment que le château resterait à jamais dans cet état. La tentative du Décousu était peut-être bien la dernière. Dieu seul savait si son père reviendrait. Elle, sa vie serait ailleurs. Quant à l'enfant de Mahaut...

— Aigline, Aigline !

C'était la voix de Gaillarde. Aigline qui avait toujours la pierre dans la main parut sur le seuil.

— Aigline, viens vite !

Derrière Gaillarde qui gesticulait, un petit groupe

d'hommes avait surgi. L'un d'eux portait dans ses bras une forme humaine.

— Nous l'avons trouvée près de l'étang, dit l'homme.

Aigline avait aussitôt reconnu Esméralda. La cotte défaite jusqu'à la taille laissait apparaître des traces de strangulation au cou. De grandes stries rouges descendaient sur la poitrine. L'homme déposa sur l'herbe jaunie le corps inerte. Gaillarde se signa en disant :

— Qui a pu faire cela ?

— Surtout pas un mot à mon oncle !

Aux prises avec des sentiments contradictoires où se mêlaient pitié, regret et horreur, Aigline voulait tenter de préserver le Décousu. Esméralda partie, ce n'était pas Esméralda morte.

— Une bien belle fille pour finir près d'une flaque d'eau croupie ! soupira l'un des hommes.

— Amenons-la à l'église, suggéra Gaillarde.

L'homme se pencha, souleva doucement le corps dont les bras lui tombèrent le long des jambes.

— Ce doit être ce montreur d'ours qui a fait cela. Il ne doit pas être loin ! murmura Aigline.

Elle se prit à regretter l'absence de Georges-Lancelot qui n'aurait pas hésité à se lancer à sa poursuite.

Esméralda fut enterrée le jour même tout près de Pastenôtre. Avec nostalgie, Aigline songea qu'elle commençait à connaître un certain nombre de morts placés là, dans ce petit cimetière à l'abri d'une grande croix où un ancêtre de Pierre du Bourg, comme celui-ci aimait à le raconter, avait fait sculpter une Crucifixion d'un côté et une Vierge à l'Enfant de l'autre.

— Ces morts nous protègent ! proclama le curé au cours des dernières prières récitées au-dessus de la tombe fraîchement creusée par ceux qui avaient découvert Esméralda.

Aigline, qui avait haï cette jeune femme et la réciproque était sans doute vraie, ne pouvait imaginer celle-ci intercédant pour elle « là-haut » comme disait le clerc en levant des yeux exaltés vers le ciel comme si les nues allaient s'entrouvrir et laisser apparaître la divinité. Aigline faisait davantage confiance à Marguerite, sa mère adoptive, et à Pastenôtre.

Le glas l'accompagna encore, après la modeste cérémonie, quand elle descendit jusqu'au bois et rejoignit la masure du Décousu. Elle le trouva prostré devant la cheminée où il n'avait même pas eu le goût d'allumer un feu. Aigline pensa que les derniers visiteurs avaient été Mamet et elle-même, quelques semaines plus tôt, la veille du départ du garçon. Une soirée dont elle gardait un souvenir précis, mitigé, vaguement amer. Le glas avait enfin cessé.

— L'avez-vous bien enterrée ?

Le Décousu, qui n'avait rien manifesté depuis qu'elle était entrée dans la pauvre cabane, envahie par les toiles d'araignée caressant désagréablement le visage, s'était soudain tourné vers sa nièce. Interdite par la question, Aigline observa un moment de silence. Ainsi, il savait.

— Qui ? demanda-t-elle enfin pour tenter de gagner du temps.

— Ne me prends pas pour un fou ! Esméralda est morte… C'est moi qui l'ai tuée !

Aigline accusa encore la révélation par un long mutisme.

— Tu ne dis rien ?

— Rien…

Le ton laconique de la jeune fille lui ressemblait si peu.

— J'ai tué le rêve… oui, je suis allé au bout de mes rêves.

— Mais c'est un cauchemar plutôt.

— Esméralda ne partira plus jamais et avec personne.

— Tu es fou, complètement fou ! Et menteur !

Aigline avait déjà la main sur la chevillette qui fermait la porte.

— Tu dois me croire... Elle était partie avec ce montreur d'ours. Je les ai cherchés, puis surpris enlacés au petit matin près de l'étang. Les grognements de l'animal énervé par ma présence les ont réveillés. L'homme a fui en courant, ridicule avec ses braies sur ses chausses. Esméralda a voulu le suivre mais je l'ai rattrapée, l'ai maintenue contre moi, puis soudain, je ne sais pourquoi, j'ai mis mes mains autour de son cou, puis j'ai serré, serré...

— Tais-toi !

— Son corps s'est affaissé entre mes bras. J'ai fermé ses yeux et l'ai abandonnée là, au bord de l'étang. Là près d'elle, j'ai observé des canards qui n'en finissaient pas de plonger leur cou dans l'eau verte, au milieu des roseaux. J'avais froid. J'ai encore si froid...

— Tu es comme mon père, un assassin, murmura Aigline, les larmes au bord des yeux.

Dehors, le crépuscule s'installait et, comme le matin, le soleil avait retrouvé sa grosse forme rouge, éclairant d'une étrange lumière les hêtres de la clairière. Un commencement et une fin pour une journée particulière. La chèvre, dont le poil prenait des teintes rousses, attachée à un piquet grâce à une cordelette de chanvre, vint lécher la main de la jeune fille qui hésitait encore à s'en aller.

Le lendemain, Bichette donna l'alerte. Aigline la trouva dans la cour du château, abandonnée et apeurée. Aux premières tentatives de la jeune fille pour l'attraper, la chèvre tremblante se réfugia dans les ruines, gambadant de long en large avec une agilité déroutante. Puis quand enfin Aigline parvint à saisir la corde qui pendait à son cou, elle tenta de résister avant d'abdiquer.

— Où est ton maître ? Suis-moi !

Il n'y avait pas trace du Décousu à la masure où rien ne

semblait avoir bougé depuis la veille. Aigline appela désespérément sans obtenir de réponse et, dépitée, ramena Bichette au château.

Deux jours plus tard, des paysans retrouvèrent le corps de Michel-Tristan de Laforge près de l'étang. Nul ne sut jamais s'il s'était noyé accidentellement ou s'il avait voulu en finir avec cette vie qui ne lui apportait plus ni joie ni rêve.

Aigline pleura beaucoup le vieux fou qui fut enterré à côté d'Esméralda et non loin de Marguerite. Pastenôtre était tout près, complétant ce triste carré de tombes.

— Il est temps pour moi de quitter ces lieux !

Le jeune garçon recruté par le curé pour remplacer Mamet n'en finissait plus de faire résonner ce glas lugubre. Le visage baigné de larmes, Aigline s'appuyait contre Gaillarde qui marmottait des prières de ses grosses lèvres charnues.

— Et moi alors ? fit-elle en interrompant quelques instants un *Ave*, tu m'abandonneras sans regret ?

A travers ses larmes, Aigline la regarda. Elle aussi avait les yeux humides.

— Mais non, protesta la jeune fille qui réalisait que partir n'était pas aussi simple et qu'on ne rayait sans doute pas d'un trait tout ce qui avait été sa vie, même avec l'espoir fou d'une vie plus heureuse.

En l'absence de Georges-Lancelot, c'était Pierre du Bourg qui avait fixé la date des vendanges pour les vignes rescapées de la grêle. L'autre seigneur ne manquerait guère aux vendangeurs. Beaucoup espéraient au contraire que leur récolte, annoncée modeste, ne serait pas entamée par les exigences outrées du seigneur de Saint-Hilaire dont les débordements avaient souvent été liés à une consommation exagérée de leur vin. Dans toutes les caves attendaient les fûts de chêne lavés et dont les cerclages de cerceaux de châtaignier ou de coudrier avaient été revus et réparés. Récurées et remises en état, les grandes cuves en bois où les grappes seraient foulées étaient tout aussi prêtes à l'emploi dans les remises.

Gaillarde, qui avait activement participé les jours précédents au ravaudage des corbeilles et des hottes, entraîna Aigline le premier matin.

— Cela te changera les idées, au lieu de te morfondre avec ces maudites colombes qui n'en finissent pas de roucouler !

Gaillarde faisait allusion aux heures que la jeune fille aimait passer dans le colombier où le vieux Jaubert lui avait appris quelques rudiments pour s'occuper des précieux oiseaux de Mamet.

Les vignes étaient disséminées dans divers clos ou champs pour lesquels Pierre du Bourg avait établi un ordre de coupe en fonction de la maturité des grappes et des équipes.

— On commencera par le courtil de la Croix blanche, puis celui des Chardonnerets ; on passera ceux des Pêchers et de la Croix noire qui ont été grêlés et on montera ensuite au clos des Coquelicots, puis on verra...

Aigline aimait beaucoup le clos des Coquelicots, ainsi joliment nommé à cause d'une floraison exceptionnelle en bordure du ravin qui le longeait et descendait à pic vers l'étang. C'est tout près qu'elle avait « volé » le cheval d'Odilon. Quand ils passèrent devant le pré pentu où elle avait surpris le jeune homme en train de dessiner, elle eut un pincement au cœur. Comme il l'avait détestée ce jour-là ! Et elle aussi !

Devant elle, Gaillarde soufflait dans la rude montée où peinaient aussi les mulets dont les sabots éboulaient les pierres du chemin escarpé. Aigline en profita pour s'arrêter un instant. La vue était brouillée par un léger voile de brume. Au-dessous, une autre équipe de vendangeurs suivait deux bœufs attelés à une charrette où reposaient deux grosses bacholles de bois. Des enfants couraient devant en se bousculant et en riant. Une oie cendrée passa au-dessus de l'étang dont les roseaux garderaient à jamais le secret de la mort du Décousu.

Les mulets avaient pris leurs distances avec Gaillarde. Aigline passa son bras sous celui de la vieille servante qui la regarda tendrement.

— Tu sais, je n'ai que toi...

— Et tout le village, tous ici t'aiment beaucoup ! répliqua Aigline.

Gaillarde la trouva pâle et amaigrie. Jamais ses pommettes n'avaient été si saillantes et ses yeux s'étiraient plus que jamais en fentes obliques vers les tempes. Et pour une fois, ils semblaient presque sombres malgré le ciel qui s'éclaircissait avec la victoire du soleil sur la brume. Comme elle avait changé depuis le mariage de son père !

— Voici le courtil de la Croix blanche ! dit l'homme qui conduisait les deux mulets dont les flancs présentaient deux corbeilles protubérantes.

En un instant, il répartit les tâches et la petite équipe s'égailla dans les rangs de vigne. Très vite, chacun trouva sa cadence de travail et les paniers remplis de belles grappes brunes furent déversés dans les hottes, elles-mêmes déchargées de leur contenu dans les corbeilles des mulets.

— Gare, gare ! Sage, le mulet !

— On dit que les vignes sont grimpantes dans le midi du royaume, comme cela on se baisse moins, dit un homme à Gaillarde qui se massait les reins entre deux paniers.

— On dit aussi que les hommes y sont plus paresseux

que chez nous ! répliqua la servante, furieuse d'avoir montré sa fatigue.

— Voire ! moi, j'en viens et je ne suis pas fainéant !

— Oui, pour faire le vin, avec tout ce que tu bois !

L'homme sirotait, en effet, goulûment le contenu d'une outre pendue à sa ceinture.

— Entre les rangs de vigne, tu n'as pas la place de tituber !

— Moi, tituber ? Toi, l'eau te donne des vapeurs du cerveau et des visions...

— Par Dieu, qui est-ce ?

Interrompant brusquement cette conversation qui pouvait tourner au vinaigre, le maître des mulets avait tendu la main vers la vallée. Sur le chemin, une petite troupe de cavaliers se profilait. En un instant, les mains avaient cessé leur travail précis et toutes les têtes s'étaient tournées dans leur direction.

— Qui est-ce ?

— Par la chair Dieu que ce ne soit pas les Ecorcheurs !

— Ils ont l'air paisibles, au trot...

— Mon père et Mamet !

Se frayant un chemin entre les ceps et les paniers, les joues rouges, Aigline jaillit sur le chemin. Elle bouscula un hotteur qui, les mains en visière, cherchait lui aussi à identifier les arrivants.

— Elle a de bons yeux, la Lancelotte, maugréa-t-il en réajustant la hotte dont une bride pendait sur son dos.

La jeune fille était déjà loin. Son chapeau de paille avait volé sur le talus et, légère, ses deux nattes réunies en macarons qui s'étaient défaits et ballottaient sur ses épaules, elle dévalait le chemin. Les vendangeurs la suivirent des yeux jusqu'à ce qu'elle disparaisse, cachée par des fourrés, et attendirent avec impatience qu'elle réapparaisse un peu plus bas dans un détour sinueux de la trace claire qui séparait deux champs en attente de labours.

— Alors voilà le seigneur, fit le voisin de Gaillarde qui en avait profité pour se rafraîchir avec de l'eau puisée dans le puits avant de partir.

— Le seigneur et ses amis...

L'homme, qui venait de vider sa hotte dans l'une des corbeilles, hochait la tête. Il avait exprimé simplement le peu de joie qu'ils éprouvaient tous à voir rentrer leur seigneur. La guerre au loin avait du bon !

— Je redescends mes mulets ! Les corbeilles sont pleines...

— Tu nous raconteras !

Les yeux brillaient. Il ne se passait pas grand-chose dans le village, surtout depuis le départ de Georges-Lancelot, et tout prenait des allures d'événement. Gaillarde, dont la vue avait beaucoup baissé, suivait maintenant avec difficulté la course d'Aigline. Elle sut qu'elle était arrivée au but quand les cavaliers s'arrêtèrent tout près de la croix des Trois Chemins. Elle avait maintenant hâte d'en savoir plus.

— Lancelotte !

Les bras levés, Aigline faisait face aux chevaux. Immédiatement, elle reconnut Mamet qui sauta de sa monture et courut l'embrasser spontanément sur les deux joues. Elle sentit une vague de bonheur l'envahir mais elle cherchait des yeux son père. Il n'y avait que lui pour lancer « Lancelotte »... Elle l'aperçut enfin. Il avait tellement maigri qu'elle le reconnaissait à peine. Elle eut même quelques instants de doute tant soudain il ressemblait au Décousu.

— Viens ! Je ne peux sauter de mon cheval !

Il montrait sa jambe droite. Aigline regarda l'étrier tendu bizarrement en avant. Et comme ses yeux croisaient ceux de son père, il dit d'un air navré :

— J'ai laissé un morceau de ma jambe dans un champ à Montlhéry ! A la place, j'ai un pilon mais tu vois, je tiens à cheval !

Gênée, Aigline ne savait plus quoi dire. Prise entre la joie de ce retour qu'elle attendait et une déception dont elle ne mesurait pas trop si elle tenait au fait qu'elle espérait aussi découvrir dans la troupe Odilon ou Louison à l'état de son père.

— Tu en fais, une tête ! Aide-moi, tu vas voir que ce n'est pas si terrible.

Il lui avait tendu la main, qu'elle avait saisie, moite, rêche, épaisse. Cette main qui lui rappelait des souvenirs qu'elle avait enfouis volontairement dans sa mémoire et qui ressurgissaient si vite. Leste, flottant dans un pourpoint trop grand, qui portait un accroc sur le sein gauche, il avait déjà sauté à terre et claudiquait sur le petit sentier d'herbe laissé par les chariots au milieu du chemin.

— J'ai fait beaucoup de progrès ! N'est-ce pas, mes amis ?

Aigline reconnut parmi eux Bertrand de Valfleury. Georges-Lancelot avait déjà fait signe à Mamet qui l'aidait à remonter sur le cheval sombre dont les sabots tapaient impatiemment le sol afin de chasser les mouches agglutinées sur ses pattes. Les ânes des vendangeurs se rapprochaient lentement. Enfin arrivé à leur hauteur, leur maître les fit passer sur le talus pour éviter les cavaliers. Il avait enlevé son chapeau de paille pour saluer le maître.

— Alors la vendange est belle, sacrebleu ? demanda Georges-Lancelot.

— Oui, si la moitié des raisins n'avaient pas été détruits par cette grêle maudite !

— Il doit bien rester du vin pour fêter notre retour et pas de l'infect pour faire bouillir les hures de loup, indigne d'user nos carcasses fatiguées ! répliqua Georges-Lancelot avec ce rire gras qu'Aigline avait presque oublié.

Mamet était lui aussi remonté sur son cheval. Aigline regarda la petite troupe longer l'étang, puis rejoindre le sentier qui montait au château de Pierre du Bourg. Ses sentiments étaient mitigés. Comme si elle ne pouvait avoir de pitié pour cet homme qui lui avait fait tant de mal. Décidément sa vie était ailleurs. Elle posa la main sur le collier de pierres mauves qui la rattachait à cette autre vie. A son bras brillait aussi le bracelet assorti.

— Je les ai soignées. Jaubert m'a montré...

Aigline s'était glissée dans le colombier après avoir vendangé tout le jour. Elle n'avait même pas eu envie de monter au château où Mahaut avait dû organiser des ripailles pour fêter le retour de son homme. Il faisait encore jour même si, en ce premier jour du mois d'octobre, les heures du soir semblaient filer de plus en plus vite, avec leur lot de fraîcheur et d'obscurité.

Aigline entendit marcher sur les planches mal jointoyées. Au-dessus de sa tête, les poutres gémissaient. Mamet était bien là et tendrement les colombes roucoulaient.

— Je les ai soignées... répéta Aigline.

Mamet apparut près du trou où l'échelle était posée.

— Oui, elles vont bien !

Aigline avait déjà mis la main sur un barreau. Elle n'avait jamais oublié les conseils du garçon donnés le jour de leur rencontre et y avait repensé chaque fois qu'elle avait grimpé à l'étage du colombier. « Mets les mains sur les barreaux, pas sur les montants, si tu tombes, tu te rattraperas mieux. Voilà, doucement et ne regarde pas vers le bas. »

Mamet lui tendit la main comme il l'avait fait la première fois. Elle s'était habituée depuis longtemps à l'odeur de fiente qui l'avait prise à la gorge le premier jour. Mamet était déjà retourné à son inspection des nichoirs de paille légère et des planchettes qui les soutenaient.

— J'ai beaucoup balayé... dit-elle encore dans son dos. Jaubert était content.

— Je n'aurais jamais dû les quitter, murmura Mamet. Cela ne m'a apporté que du malheur ! Si tu savais comme cette bataille était terrible.

— Roucou, roucou...

— Chantez, mes belles, loin de la folie des hommes ! Si tu savais !

Elle n'osait demander des nouvelles d'Odilon. Cela lui ferait trop mal. Il s'était retourné vers elle, fragile, ému. Elle sentait qu'il voulait lui parler mais il n'en finissait pas de détailler ces nichoirs où la vie se préparait en paix.

— Ton père ne te le dira peut-être pas. Il déteste être le messager des mauvaises nouvelles, il préfère fuir, mais moi, je te dois la vérité.

— Quoi ?

Aigline sentit son cœur battre mais il ne parlait pas.

— Dis-moi !

Aigline lui avait pris la main. Il se laissa tomber sur le plancher et murmura d'une voix si basse qu'elle ne comprit pas d'abord. Puis enfin les mots furent intelligibles.

— Ma grande épée n'a tué personne, je te le jure... Louis est mort !

— C'est toi qui l'as tué ?

Aigline avait crié l'accusation. Les roucoulades se turent un instant. Interdites, les colombes attendirent quelques instants avant de reprendre de plus belle.

Sans un regard, Mamet dévala l'échelle. Moins agile, Aigline hésita, puis le suivit. Il avait déjà passé la porte et courait vers le bois.

— Mamet, attends-moi !

— Que se passe-t-il ? maugréa Gaillarde qui se reposait sur le banc devant sa maison.

Les raisins de la treille avaient été cueillis et les pampres devenues inutiles balançaient doucement au-dessus de sa tête des feuilles virant au rouge.

Aigline passa devant elle sans la regarder en criant toujours : « Mamet ! » Le curé sonnait la fin des vêpres. Depuis la mort de Pastenôtre, quand il actionnait lui-même la cloche, il n'en tirait qu'un son aigrelet qui trahissait un sonneur sans énergie. La campagne s'installait doucement pour la nuit et son silence inquiétant. Gaillarde soupira. Elle n'entendait plus Aigline qui avait dû rejoindre Mamet.

— C'est moi qui l'ai retrouvé...

Mamet s'était assis sur un tronc de chêne. C'était un vestige de la grande tempête de l'année précédente. Jaubert l'avait écoté soigneusement en attendant de le débiter. Parmi d'autres, le Décousu avait jeté son dévolu sur cet arbre pour le chantier du château. Plus rien ne pressait maintenant et la mousse qui avait inlassablement envahi l'écorce brune avait de beaux jours devant elle.

Aigline était de nouveau près de son ami. Prise entre le remords de l'avoir accusé peut-être à tort et le désir d'en savoir davantage, elle le regardait.

— C'est moi qui l'ai retrouvé, répéta-t-il. Je l'ai tout de suite reconnu. Il portait encore son tabard de chevaucheur du roi, maculé de terre et de sang. Ton père a exigé que je creuse une tombe un peu à l'écart dans une petite clairière entourée de chênes. « Fais-le pour Aigline », ordonna-t-il. Il était agité et ressassait sans fin qu'il n'oserait jamais te le dire comme si c'était lui qui l'avait tué. Nous l'avons déposé dans ce trou de terre claire jonchée de feuilles et de glands, puis je l'ai recouvert. Quand son visage disparut enfin sous les dernières pelletées, ton père a enlevé son chaperon, s'est signé. Moi, je ne sais guère prier, il a murmuré quelques mots que j'ai répétés. Il y avait aussi un certain François qui était l'ami de Louis et qui pleurait. J'ai taillé une croix dans du bois et nous l'avons plantée sur le petit monticule de terre fraîche....

Aigline l'avait écouté les bras ballants. Quand il eut fini son récit, il osa enfin la regarder. Droite, les yeux fixés vers les hêtres qui fermaient la clairière en un cercle naturellement harmonieux et qui devenaient démesurés dans la pénombre presque installée, elle paraissait ailleurs. Son immobilité l'effrayait et le paralysait à son tour, puis quand soudain un flot de larmes jaillit de ces yeux clairs qu'il aimait tant, il fut presque rassuré.

— Tu me crois ? murmura Mamet en mettant le bras sur ses épaules et en l'attirant à lui.

Elle ne répondit que très longtemps après d'une voix embuée par les sanglots.

— Oui, mais il faut vite m'emmener voir ma mère. Elle n'a plus que moi et elle ne le sait pas...

— N'a-t-elle pas d'autres enfants dans sa nouvelle vie ?

— Oui, mais moi, je n'avais qu'un frère et je l'aurai si peu connu... Et mon père, que lui est-il arrivé ?

— Sa jambe a été emportée par un boulet de bouche à feu quelques heures après. D'horribles machines à donner la mort. Je l'ai ramassé en sang des pieds à la tête. C'est un barbier-chirurgien gascon qui l'a soigné. Il a eu de la fièvre pendant des jours, il délirait, sa plaie était immonde... L'homme ne se décourageait pas, arrosant les chairs d'un précieux liquide qu'il avait apporté de son pays, l'Armagnac. Il en faisait boire aussi aux blessés. « Encore,

encore », disaient-ils tous, presque soulagés. Puis un jour, il faut croire que c'était bon pour ton père, la fièvre est tombée, il a réclamé du pain et du vin, la plaie s'était enfin refermée. Quelle horreur, cette guerre !

Mamet avait conclu brusquement, puis s'était tu.

— Tu cherches notre chat-huant ?

Aigline l'avait surpris levant la tête vers le donjon en ruine.

— Il ne viendra plus, les hommes sont trop fous…

— Tu m'avais dit qu'il portait bonheur, il m'aura aussi apporté du malheur. Louis est mort. Et Odilon ?

Aigline avait enfin posé la question qui lui brûlait les lèvres.

Mamet prit son temps pour répondre.

— Il n'était pas mort à Montlhéry, mais depuis ?

26

— Messire Dumoutier ! J'aurais tant de plaisir à vous revoir si je n'avais une triste nouvelle.

— Que dites-vous, Monseigneur ? répondit le marchand en triturant son chaperon.

— Votre fils Louis, ce beau chevaucheur qui m'a peut-être sauvé la vie à Montluçon, est mort à Montlhéry... Une de ces morts inutiles.

— Mort ?!

Pierre s'était laissé tomber sur l'un des tabourets de bois sombre où le roi invitait parfois ses visiteurs à s'asseoir. La nouvelle le terrassait et il imaginait déjà Mathilde l'apprenant, elle qui dépérissait depuis des semaines. Comment la consoler ? Elle qui ne s'intéressait plus à rien, même pas à ses autres enfants dont elle abandonnait la charge à leur servante. Le petit Florentin ne riait plus guère aux éclats, comme si toute la famille était figée dans cette attente.

— Quel malheur ! soupira-t-il enfin.

— Je fais dire beaucoup de messes pour nos morts, répliqua le roi qui avait respecté son silence.

Remerciant d'un hochement de tête, Pierre Dumoutier leva les yeux vers lui. Il le trouva vieilli. Il avait perdu ses cheveux, ce qui lui agrandissait le front. Ses traits s'étaient accusés autour de chairs toujours un peu flasques qui n'en atténuaient pas pour autant le nez plongeant à hauteur de la lèvre supérieure.

En cette fin d'hiver 1466, il revenait enfin à Amboise après presque une année d'absence. Une rude période dont la tragique bataille de Montlhéry n'avait été que le premier épisode vraiment guerrier, suivi de la tentative de siège autour de Paris et de péripéties douloureuses.

— Ces morts sont d'autant plus regrettables qu'elles sont le résultat d'une lutte fratricide. Puisse le royaume ne jamais revivre de telles heures ! Perdre la Normandie, conquise de haute lutte sur l'Anglais, fut une épreuve au-dessus de mes forces !

Le politique reprenant ses droits, il simulait le désespoir en omettant de dire que cette belle province avait été aussitôt récupérée.

On disait que le roi ressassait ces événements pour mesurer les erreurs commises et en tirer les conséquences. Sans doute cela avait-il décuplé sa méfiance naturelle, si Pierre Dumoutier en jugeait par les soixante portiers et gardes qui surveillaient scrupuleusement les entrées au château. Jamais les contrôles n'avaient été aussi minutieux ! Des sergents avaient passé au peigne fin toutes les marchandises du chariot que son valet conduisait. Il y avait eu tellement de traîtrises pendant cette guerre avec les princes, tellement de serments et de traités bafoués ! Ne disait-on pas que le roi avait failli être enlevé à plusieurs reprises et que la prétendue amitié retrouvée avec le duc de Bourbon ou Jacques d'Armagnac n'était pas fiable ? Certes, tous avaient reçu des titres et des écus et le roi avait même promis sa fille, la petite Anne, âgée seulement de quatre ans, à son cousin de Bourgogne, le comte de Charolais, son adversaire de Montlhéry, avec une dot de un million deux cent mille écus d'or. Une somme qui dépassait l'imagination du marchand.

Le roi avait avoué sa lassitude à beaucoup en faisant le bilan de cette année, même s'il restait le roi et s'il n'entendait pas changer sa manière de gouverner puisqu'il n'avait rien cédé sur la question de la réforme de l'Etat.

— Le bien public est fini. J'aurai besoin de belles robes pourpres fourrées d'hermine. Il me faut me montrer en roi !

Il s'était levé de sa chayère dont le dossier était agréablement sculpté de trèfles et d'arcs flamboyants. Se tenant très droit pour ne pas perdre un pouce de sa taille qu'il savait moyenne, il adoptait une pose avantageuse. Derrière lui, le marchand aperçut l'échiquier luxueux fait de bois rare. Il n'avait pas bougé depuis sa dernière visite, abandonné là par le poète Charles d'Orléans tellement passionné, qui y avait peut-être encore joué le jour de sa mort, un an plus tôt. Il se souvenait avoir vu une fois le roi manier aussi habilement que son cousin les figures de cristal serties de pierres précieuses.

— Dites-moi, que m'apportez-vous ? demanda le roi dont la bouche aux lèvres épaisses esquissait un sourire un peu forcé.

— Pour les robes pourpres, vous voudrez sans doute ce velours...

Redevenu marchand malgré cette peine qui lui tenaillait le cœur, Pierre Dumoutier avait saisi une pièce de tissu dans une des corbeilles que son valet avait déposées devant la baie. Le roi tâta le tissu du bout des doigts. Il brillait au soleil.

— Nous vous les ferons à l'aiguille, taillées sur patron et montées en coutures.

En bon faiseur, Pierre Dumoutier utilisait des termes techniques qui firent sourire le roi. Il aimait ces hommes amoureux de leur travail comme lui l'était de son métier de roi. Ces hommes faisaient honneur au royaume de France.

Subitement détendu, enfin rentré chez lui, il souhaitait s'adonner à des préoccupations simples qui, en dehors de leurs conséquences sur les finances, n'engageaient pas les affaires du pays.

— Il me faut des chapeaux, j'en ai tellement usé pendant ces chevauchées par tous les temps ! Les feutres sont décolorés par l'eau ou brûlés par le soleil...

— J'en ai reçu de superbes en feutre de bièvre, doublés de cendal ou de drap écarlate. En voici un... Et un autre de laine d'agneau de Roménie. Les bords deviennent plus réduits... les aimerez-vous ?

— Et si je m'offrais une grande fantaisie ? Sauriez-vous me procurer un chapeau comme ceux de mon cousin Philippe de Bourgogne, pailletés d'or et garnis de fleurs dorées auxquelles il ajoute parfois des plumes d'oiseaux venus d'ailleurs. Cela vous paraît une plaisanterie...

Pierre Dumoutier avait en effet lâché un léger gloussement qu'il n'avait pu retenir. Une marque d'irrespect qu'il regrettait déjà. Mais le roi semblait si conciliant et bien disposé.

— Voudriez-vous dire que ce n'est pas mon genre ? Qu'est-ce que mon genre ? Des chapeaux de feutre avec des médailles ?

Le roi éclata de rire. Un rire qui parut incongru à Pierre Dumoutier. Avait-il déjà oublié la mort de Louis ?

A cet instant, un valet vint annoncer l'arrivée de Jean Fouquet et de son fils François.

— Faites-les entrer ! dit le roi en allant aux devants de son peintre. Ah, messire Jean, quelle nouvelle vous amène ? Puisse votre art nous extraire de notre morosité !

Les deux hommes qui se ressemblaient beaucoup s'inclinèrent respectueusement devant le souverain.

— J'étais avec messire Dumoutier, mon marchand de cottes et de chaperons !

— Vous êtes le père de Louis ? questionna aussitôt le jeune François.

— Oui.

— J'étais avec lui le jour de sa mort !

— Je viens seulement de l'apprendre, murmura Pierre Dumoutier.

— Il était mon ami.

Le jeune homme avait les larmes aux yeux.

— Que Dieu vous aide à surmonter ce malheur !

Son père avait gentiment posé la main sur le bras du marchand malheureux. De taille moyenne, il portait à son habitude une étroite coiffure de feutre qui cachait presque tous ses cheveux coupés très court. C'était ainsi qu'il s'était représenté dans le cadre d'un retable quelques années plus tôt et qu'il aimait apparaître à la cour où il soignait son image d'artiste au service du roi. Un emploi qu'il tenait déjà du temps de feu Charles VII, le père de Louis XI. Ce chapeau plaquait curieusement les oreilles et renforçait des traits assez rudes avec des yeux clairs, un nez fort et des lèvres épaisses.

— Saurez-vous faire chatoyer dans mon prochain portrait un tel velours ? interrogea le roi pour tenter de secouer le malaise qui s'était installé, en montrant l'étoffe retenue pour ses robes pourpres.

— Certes, ne l'ai-je pas fait pour feu le roi ?

— Il me faudra un portrait pour rappeler que je suis précisément le roi... Une image de roi plus que de moi-même ! Peut-être faudra-t-il remplacer mes chers chapeaux de feutre par la couronne... Mais quel est l'objet de votre visite ?

— Vous montrer, Monseigneur, les dessins que François a faits pendant la bataille de Montlhéry et le siège de Paris.

Soudain gêné, François s'était tourné vers Pierre Dumoutier pour lui demander :

— Voudrez-vous les regarder ?

Moins scrupuleux, le peintre du roi s'emparait déjà de la grande sacoche de cuir que son fils tenait sous le bras. En un instant, les croquis étalés sur les coffres de bois sombre mirent sous les yeux du roi tous ces souvenirs terrifiants. Derrière lui, Pierre Dumoutier découvrait ces enchevêtrements de chevaux aux entrailles béantes, d'hommes blessés, de cadavres sanguinolents. Tout était d'une telle crudité qu'il pouvait imaginer la fin du pauvre Louis...

— Voilà, Monseigneur... dit Jean Fouquet qui semblait très satisfait du travail de son fils. Nous voudrions vous proposer d'en faire des cartons pour une tapisserie comme pour la bataille de Formigny.

Le peintre désignait les tentures qui formaient autour du roi, à l'heure de la paix, un étrange environnement guerrier. Satisfait de son œuvre, il laissa courir ses yeux sur ces fougueuses montures dont les cavaliers s'affrontaient avec rudesse mais aussi noblesse. La bataille de Formigny n'avait pas été sanglante, du moins pour les Français [1].

— Hum, c'était une victoire ! dit le roi perplexe. Il se tenait le menton où ses doigts imprimaient dans les chairs imberbes des traces rouges. Montlhéry aurait pu être une aussi grande victoire s'il n'y avait eu tant de traîtrise... Et n'avez-vous pas d'autres projets à réaliser ? Avez-vous songé à mon tombeau que vous devez dessiner ? N'attendez pas trop, sinon je ne le verrai pas...

Tous protestaient déjà que le roi était bâti comme un roc. Les peintres étaient vaguement déçus ; le roi n'avait pas l'air enchanté de leur projet. Pierre Dumoutier, qui

1. Bataille qui mit fin en 1450 à la guerre de Cent Ans. Il y eut douze Français tués pour quatre mille morts du côté anglais.

tentait de se remettre de l'émotion éprouvée devant ces dessins effrayants, sourit. Peut-être était-il plus facile de vendre des chapeaux de feutre que des projets artistiques.

Pierre Dumoutier rentra tard. Florentin courut à sa rencontre en criant : « Papa, papa ». Vêtu d'une barboteuse rouge et d'un devantier qui avait été blanc mais était maculé de taches, il tendait vers son père un visage couvert de boutons. Ses sœurs avaient eu la même maladie quelques semaines plus tôt et ce n'était plus qu'un mauvais souvenir.

— Te voilà un drôle de brassier !

Pierre raillait souvent la façon dont l'enfant réclamait sans cesse les bras. Il le serra contre lui en tâtant son front. La fièvre était tombée.

Coline, Justine et Antoine vaquaient dans la grande salle où Pétronille épluchait des légumes. Ses doigts terreux allaient et venaient avec adresse pour débarrasser carottes, navets et poireaux de leur gangue inutile. Elle les jetait ensuite dans une bassine de terre remplie d'eau. Chaque fois une petite éclaboussure jaillissait sur les tomettes ocre. Florentin y avait patouillé et son devantier sur lequel il s'était essuyé joyeusement les mains était maculé. Pierre Dumoutier l'avait à peine posé à terre qu'il y retourna pendant qu'Antoine interpellait son père :

— Devine ce que c'est : mon père et ma mère eurent un enfant et ce n'est ni mon frère ni mes sœurs, qui est-ce ?

— C'est toi ! Mon frère me l'a racontée, cette histoire, il y a bien longtemps. Où est votre mère ?

— Au jardin… répondirent en chœur les deux filles à côté de leur frère dépité par l'insuccès de son histoire.

Pierre Dumoutier savait qu'en effet son épouse ne retrouvait quelque sérénité que dans ce lopin de terre où le printemps et ses promesses l'avaient ramenée. Il poussa la porte avec Florentin qui trottinait sur ses talons. Il ne se souvenait pas que ses autres enfants aient ainsi toujours couru sur la pointe des pieds, une fois maîtrisée la position debout. Il s'en amusait comme d'une découverte, même si Mathilde se moquait de lui gentiment en rappelant que tous les petits faisaient la même chose.

« Louis et Isabelle l'ont fait aussi... » Rappeler ainsi ces lointains souvenirs était une façon de les faire vivre.

Immobile, appuyée sur son râteau, Mathilde regardait sans doute le travail accompli. Ou plutôt Pierre découvrit avec amertume ses yeux perdus dans le vague. Que fixaient-ils ainsi, tristes et larmoyants, au-delà de la tonnelle, l'œuvre de Louis, « cet enfant si doué ».

— Mathilde ?

Pierre s'était approché tout doucement. Florentin avait cessé son babillage et se dandinait à distance comme si la mélancolie de sa mère lui avait enlevé toute spontanéité.

— Mathilde...

Pierre posa la main sur l'épaule de son épouse qui sursauta.

— As-tu des nouvelles de Louis ?

Avec une lâcheté qui le sidérait, Pierre secoua la tête négativement. Comment pouvait-il avoir l'audace de lui cacher la nouvelle ? Il se demandait comment il ferait honneur à cette résolution. Mais le jeune Fouquet lui avait fait une révélation stupéfiante. Louis avait retrouvé sa sœur vivante. Alors, avant d'annoncer à Mathilde le triste destin de Louis, il avait décidé de tout mettre en œuvre pour la ramener à sa mère. Un pari fou qu'il faudrait tenir, tout en taisant la vérité de la mort de Louis encore quelque temps. Le mensonge pesait déjà sur les épaules de l'homme droit et sincère qu'il était.

— Alors le roi ne sait pas ce que deviennent ses chevaucheurs ?

Incrédule et coléreuse, Mathilde parut s'animer un instant. Le soleil qui avait chauffé ses massifs durant l'après-sexte venait de se coucher au-dessus du fleuve aux eaux tranquilles. La fraîcheur tomba d'un coup.

— Tu frissonnes, rentrons, donne-moi ce râteau, je vais le mettre sous l'appentis.

— Maman, les bras…

Mathilde se pencha vers l'enfant qui tendait vers elle ses mains potelées. Elle s'en saisit et le serra contre elle. Le grand air lui avait rosi les joues d'ordinaire si pâles. Emu, Pierre la regardait gratter la terre qui s'était collée aux patins de bois qu'elle portait sur ses estivaux. Elle posa sur le seuil Florentin qui se mit à pleurer. Coline et Justine vinrent le chercher. Elles étaient en train de jouer avec une dînette d'argile au pied du long banc à dossier et coffre que le marchand avait acquis quelques jours plus tôt chez un huchier voisin. Elles installèrent à même le sol une assiette et un gobelet dont Florentin s'empara en criant :

— J'ai soif !

Coline fit semblant de verser du liquide avec une aiguière miniature mais Florentin n'était pas dupe :

— J'ai soif !

— Tais-toi ! le rabroua Antoine. Viens-tu faire une partie de « dame enragée » ?

Le garçon qui avait beaucoup grandi pendant l'hiver aimait cette nouvelle version des échecs, venue d'Italie, qui avait modifié les déplacements du fou et surtout de la reine. Depuis que Pierre en avait acheté un à un Napolitain, Antoine s'était passionné pour le jeu et entraînait son père le plus souvent possible dans des parties hautement disputées. On disait que le nouveau jeu reflétait l'art de la guerre bouleversé par l'usage des armes à feu. Mathilde n'appréciait guère ces joutes même menées par ces jolis pions d'ivoire. Elle n'en avait pas cependant compris toute la portée stratégique qui l'aurait sans doute choquée. Elle préférait en tout cas voir Antoine et son père en découdre sous le toit familial plutôt que d'aller dans les tavernes jouer avec ces « cubes aléatoires [1] » et y perdre des sommes qui pouvaient être considérables. Certaines de ses amies avaient été ruinées par des époux flambeurs. Et c'était moins dangereux que la soule dont Antoine revenait parfois en piteux état.

Soulagé, Pierre vint s'asseoir en face d'Antoine. Il remettait au lendemain la question de savoir s'il fallait dire à Mathilde que sa fille, Isabelle, serait vivante. Le mieux serait qu'il aille en Auvergne. Mais les indices donnés par François Fouquet étaient bien faibles.

— Papa, c'est à toi.

Impatient, Antoine regardait son père avec étonnement. Il n'avait guère ce genre d'absences auxquelles leur mère les avait tant habitués.

— Les filles, appelez Florentin.

L'enfant qui tendait déjà des doigts maladroits vers les pions d'ivoire fut récupéré par la servante Pétronille. Indifférente, Mathilde regardait le feu mis en appétit par la grosse bûche de chêne que Pétronille venait de déposer entre les liandiers. Les flammes pétillantes dansaient avec ardeur, éclairant le fond de l'âtre noir de suie. A nouveau, comme chaque fois qu'elle s'attardait ainsi devant un feu, la vision maudite de son château aux poutres calcinées surgit, lancinante comme celle du berceau déformé par la chaleur. Seul Louis la rattachait à ce bonheur enfui. Mais où était-il ? Elle soupira.

La vie était là autour d'elle, pleine de promesses, qui

1. Dés.

l'entraînait malgré elle loin de ce passé horrible. Les filles se chamaillaient, l'eau ronronnait dans le chaudron posé sur un trépied, une douce odeur de légumes en train de mijoter se répandait dans la salle, un linge blanc suspendu à une tringle se balançait devant la fenêtre entrouverte, les pots d'étain fraîchement astiqués brillaient sur la crédence, Antoine soupirait parce qu'il allait perdre, Pierre jubilait à l'idée de battre son fils qui l'avait vaincu la dernière fois.

Aigline était fourbue mais ne pouvait s'empêcher d'exulter. Elle touchait enfin au but. Elle avait tellement bataillé depuis le retour de Georges-Lancelot. Deux semaines plus tard, Mahaut avait accouché d'un enfant si faible qu'il avait été entre la vie et la mort pendant plusieurs jours. Le petit Pierre-Arthur avait lutté, aidé des recettes de toutes les magiciennes des alentours, convoquées par Georges-Lancelot dont le pilon n'en finissait pas de résonner sur le plancher arpenté plus nerveusement chaque jour près du berceau du bébé. Etaient-ce les feuilles de fougère brûlées de façon incantatoire, le corail rouge que son grand-père Pierre du Bourg s'était procuré à grands frais pour le lui mettre au cou, l'armoise ou l'eau bénite du curé venu l'asperger chaque jour ? Un matin, l'enfant parut mieux. Il passa la journée à boire avec appétit au sein de sa mère, puis la nuit fut calme. Chacun pariait sur le bien-fondé de son intervention et dans un ensemble parfait, chacun laissa avec allégresse l'autre croire qu'il avait raison. Le plus étonnant fut sans doute de voir Georges-Lancelot guetter le moindre des mouvements de l'enfant, s'émerveiller du moindre de ses progrès et s'en emparer pour le bercer sans fin en marchant de long en large.

— Vois comme ma boiterie le balance ! disait-il à sa

femme ou à Aigline quand elle se montrait et lui disait, hargneuse : « Tu l'auras eu, ce garçon, enfin. Le ciel n'est pas rancunier ! »

Il ricanait bêtement, bougonnait, ce qui réveillait l'enfant dans ses bras. Son air attendri quand il tentait de le rendormir aurait presque ému Aigline s'il n'y avait eu entre eux ce sombre passé et ces malheurs.

Partir, partir... Elle ne pensait plus qu'à cela. Mais comment ? L'hiver enveloppait la campagne. Il fallait attendre.

« Attendre, toujours attendre ! » répétait-elle à Mamet qui avait retrouvé avec trop de bonheur la forêt et ses oiseaux pour les quitter à nouveau. Nul ne le ferait changer d'avis, pas même Aigline.

Lui au moins était heureux. Un bonheur que le départ auquel aspirait Aigline rendait fragile. Le cœur serré, il essayait de la retenir, en ne ménageant aucun argument.

« Tu n'aimes pas les oiseaux en cage, lui avait dit un jour Gaillarde, ne cherche pas à retenir Aigline ! Elle a besoin de s'envoler, laisse-la partir, peut-être reviendra-t-elle ! Moi aussi, cela me brise le cœur ! »

Peu enclin aux épanchements, le garçon avait pourtant essuyé une larme contre la poitrine de la servante devenue son amie en murmurant que c'était Odilon qu'elle aimait...

« Voire ! avait-elle répondu, incrédule. Quand elle aura retrouvé sa mère, elle verra les choses d'un autre œil. Il ne faut jamais désespérer ! »

D'ailleurs, Aigline ne prononçait jamais le nom d'Odilon comme s'il appartenait, lui aussi, à un passé qu'elle voulait oublier.

Comme l'hiver précédent, la neige et les intempéries rendaient impossible tout projet de voyage. Le hasard voulut que Pierre Mandonier passât prendre un jour des nouvelles à Saint-Hilaire. Dame Baranne avait envie de savoir ce que devenait sa protégée et lui-même manifesta qu'il était heureux de revoir la jeune fille. Enhardie par cette attitude, Aigline s'ouvrit à lui de son désir de partir. Pierre Mandonier exposa qu'il devait aller voir le roi dès qu'il ferait meilleur.

« Sans doute à Amboise, s'il y est... Veux-tu que je t'emmène ? » Spontanée, Aigline lui avait sauté au cou.

Et là, avec le valet Eustache, ils touchaient au but. Là, dans cette auberge à l'enseigne du Singe vert dont le plafond à poutrelles était si bas qu'il devait y faire nuit bien avant vêpres, le temps lui paraissait long, si long jusqu'au lendemain. Ils avaient installé et bouchonné les chevaux dans l'écurie voisine, puis déambulé jusqu'à la nuit dans la grande rue de la ville. Le cœur battant, Aigline s'imaginait innocemment qu'elle pouvait rencontrer sa mère à n'importe quel coin de rue. Elle détaillait d'un œil perçant les maisons avec leurs assemblages compliqués de montants verticaux, de sablières ou d'étais obliques créant les colombages. Là un pignon ouvragé, ici une enseigne colorée ou une statue dans une niche. Elle voulait tout garder dans sa mémoire comme si elle naissait à la vie enfin. L'aubergiste interrogé avait renseigné Pierre Mandonier. Pierre Dumoutier, « un grand marchand qui suit le roi », vivait dans une maison coquette près du rempart avec un courtil donnant sur la Loire. « Avec beaucoup d'enfants ! » avait dit l'homme à la trogne rouge.

— J'irai demain matin, je leur parlerai et viendrai ensuite te chercher...

— Je n'aurai pas la patience, répétait Aigline en tripotant nerveusement le bracelet et le collier de pierres mauves.

— Il le faudra bien !

Le calme de Pierre Mandonier était exaspérant.

Aigline n'avait pas dormi. Elle avait entendu chaque bruit de la nuit, s'était levée, avait déambulé dans le petit retrait où l'aubergiste l'avait installée la veille, faisant craquer le plancher. Elle avait écouté les conversations des derniers clients dont les voix souvent avinées montaient à travers les fentes des planches mal jointoyées et malgré le tapis de corde. Elle somnolait peut-être enfin quand un crieur avait ameuté la rue avec sa cloche.

— Bourgeois et manants, écoutez, je vous prie, il est minuit et bientôt les moines chanteront matines, il faut prier Dieu pour nos pauvres défunts...

La cloche agitée vigoureusement avait signifié la fin du message. Aigline avait obéi, espérant trouver le sommeil dans les *Ave* qu'elle marmonna. Mais prier pour ses morts était une réalité si cruelle que chaque mot ravivait ses plaies. Les mots psalmodiés tout doucement restaient précis et quand un chien aboya dans une cour voisine, son esprit veillait toujours. Le temps s'éternisait. Elle oublia un instant ces morts pour penser aux vivants qu'elle espérait tant, puis, découragée, reprit ses prières, bâilla, se retourna sur la paillasse, repoussa la courtepointe parce qu'elle avait trop chaud, puis la chercha parce qu'elle avait froid.

Aussi quand elle entendit la cloche du monastère voisin sonner laudes, elle sauta du lit, la tête enfiévrée, les paupières lourdes, enfila sa cotte et se posta devant la petite lucarne par laquelle passait une vague lueur. La rue était si étroite au niveau des encorbellements qu'elle aurait pu donner la main à la voisine d'en face qui parut tout ébouriffée à sa fenêtre entrouverte un instant, regarda le ciel, fit la moue, puis disparut derrière les feuilles de parchemin qui tenaient lieu de carreau. Assise sur la paillasse, Aigline entreprit de se lisser les cheveux, puis les tressa doucement dans l'obscurité. Les mèches glissaient sans fin entre ses mains. Elle chercha à tâtons sur le petit banc de bois au pied du lit les rubans, les noua, rejeta les nattes dans son dos. Le jour gagnait doucement. Une légère rumeur montait de la rue :

— Chaudes galettes, gâteaux échaudés...

— Lait frais... frais, le lait...

— Oignons, poireaux, raves de mes ortailles !

Vaguement écœurée, Aigline, qui avait la bouche pâteuse des mauvaises nuits, grimaça. La rumeur s'amplifiant, elle se décida enfin. Entrouvrant la porte qui grinça furieusement, elle se glissa le long du mur, puis descendit, traversa la longue salle où le feu venait d'être ravivé dans la cheminée, buta sur un balai de paille et sortit enfin dans la rue. L'air frais la saisit d'abord. Elle rajusta frileusement son manteau à capuchon en brunette sombre dont lui avait fait cadeau Baranne pour le voyage, puis avança jusqu'à la croix qui signalait au bout de la venelle son croisement avec une rue plus large. Elle marqua un temps d'hésitation devant une grosse matrone qui la fixait de ses yeux globuleux, puis éclata d'un rire nerveux. Etonnée, les poings sur les hanches, l'autre l'interrogea du regard. L'oiseau qui picorait dans le pot à lait posé sur sa tête s'envola. Il alla se poster sur le bec de la fontaine vers lequel Aigline se dirigeait déjà. Sa main recueillit une bonne gorgée qu'elle dégusta avec délices, en reprit une, puis une autre avant de se bassiner le visage.

— Un gobelet de lait vaut mieux que de l'eau, damoiselle...

Avec un clin d'œil, la matrone qui avait posé son pot au bord de la fontaine y remplissait déjà le gobelet de verre.

— C'est que je n'ai pas...

Gênée, Aigline avait porté la main à sa ceinture et à l'aumônière qui y pendait, vide.

— Je te l'offre, damoiselle... L'oiseau y a bien becqueté

gratis... Et ton sourire est tout aimable. Tu n'es pas d'ici, je ne t'ai jamais vue !

— Je vais chez une parente mais je me suis perdue en rentrant de la messe...

— Souriante et pieuse... Je vais te mettre dans le droit chemin. Chez qui vas-tu donc ?

— Chez un marchand qui s'appelle Dumoutier.

— Pierre Dumoutier, tu connais du beau monde. Ma fille Pétronille y est servante... Tu vas tout droit jusqu'à la croix des Apôtres, puis tu tournes vers le rempart. Tu ne peux pas manquer la maison avec son enseigne peinte en noir ornée d'un beau chapeau de feutre. Elle est toute neuve et le chapeau, c'est pour soi-disant faire honneur à notre roi qui en achète beaucoup à messire Dumoutier. Pour sûr, du beau monde...

— Ma belle poirée, mes beaux épinards...

Aigline ne jeta pas un œil à l'homme qui vantait le contenu de paniers ventrus posés à ses pieds. Elle ne fit pas plus attention à la prise de bec de deux femmes à propos des odeurs de poisson qui s'exhalaient d'un étal dégoulinant d'eau.

— Tais-toi, la tripière, ta marchandise pue tout autant que la mienne ! clamait l'une en faisant des grimaces auxquelles l'autre répondait en tirant la langue. Et ton fumier ne sent pas la rose.

Aigline contournait justement le tas d'immondices malodorantes malencontreusement déposé au pied de la croix des Apôtres. Sombre et haut, le rempart était au bout de la rue. Elle y courut. Elle se sentait si légère en approchant du but et en même temps son cœur battait à faire exploser sa poitrine. Mais quand, au comble de l'exaltation, elle découvrit le chapeau de feutre peint en rouge sur le fond noir et brillant de l'enseigne, tout à coup effarouchée, elle passa son chemin. Elle avait besoin de reprendre son souffle.

Postée un peu plus loin pour observer la bâtisse imposante avec son pignon de torchis solidifié par des pans de bois sombre, elle ne put résister, quand la porte s'ouvrit, à l'envie d'approcher. Un garçon se tenait sur le seuil. Il inspecta à droite et à gauche, comme s'il attendait quelqu'un, se retourna vers l'intérieur de la maison. Quand il regarda de nouveau vers l'extérieur, Aigline était devant lui.

— Je cherche dame Mathilde...

— Maman ?

— Oui.

— Elle est à la messe des chanoines. Coline, viens voir, appelle Pétronille ! J'y vais, voilà Jean et Bertrand.

Deux garçons venaient d'arriver et entraînaient déjà avec eux Antoine qui dévala la rue en sautillant pendant qu'une petite fille se présentait à son tour dans l'embrasure de la porte.

— Je voudrais voir dame Mathilde, répéta Aigline.

— Oui, c'est moi...

La voix était douce derrière elle. Aigline se retourna vivement. Elle qui se serrait si frileusement dans son manteau quelques minutes plus tôt avait si chaud que de fines gouttelettes de sueur perlaient sur son front. Elle avait oublié tous les beaux discours préparés depuis des semaines. Dans un effort surhumain, elle parvint enfin à murmurer :

— Je suis...

— Vous n'êtes pas bien, rentrez vite...

Mathilde soutenait maintenant Aigline en l'attirant à l'intérieur. Quand elle l'eut fait asseoir sur le grand banc près de la cheminée, elle réclama à Pétronille un gobelet d'eau. Curieuses, Coline et Justine entouraient déjà leur mère. Grognon, Florentin s'accrochait à sa cotte, en geignant. Aigline but deux gorgées d'eau.

— Comment vous sentez-vous ? demanda Mathilde qui avait fini par prendre Florentin dans ses bras.

Calmé, l'enfant tapotait affectueusement le cou de sa mère de sa menotte potelée.

— C'est qui, maman ?

Justine avait les yeux étroitement fendus et étirés vers les tempes.

— Je suis votre sœur...

— Mais non, c'est Coline qui est ma sœur.

Plantée devant Aigline, Justine se balançait d'un pied sur l'autre, en jouant avec sa fine ceinture de chanvre tressé. Une bûche crépita dans la cheminée. Des flammes en jaillirent.

— Vite, les tisons ardents vont toucher le cul de mon pot !

D'un geste habile, la servante poussa le chaudron hors du feu avec une pique de fer noirci.

— C'est Justine, ma sœur, c'est pas toi !

La petite Coline était venue à son tour se poster devant Aigline qui se leva soudain et lança :

— Vous pouvez avoir une autre sœur...

Mathilde avait posé à terre Florentin qui s'était remis à geindre mollement en tirant sur la cotte de sa mère.

— Expliquez-vous !

— Je suis votre fille Isabelle...

— Non !

Mathilde avait porté convulsivement les doigts à son cou.

— Madame, vous êtes si pâle, buvez !

Pétronille s'était précipitée vers sa maîtresse qui s'était assise lourdement sur le banc, entraînant Florentin geignant de plus belle :

— Mam, mam, mam...

— Mais c'est vrai que la damoiselle vous ressemble, dit Pétronille en tendant un gobelet à Mathilde. Elle a les mêmes yeux, comme ceux de Louis.

La servante se mordit les lèvres comme si prononcer le nom de Louis était devenu sacrilège dans la maison.

— Je vous ai apporté cela...

Aigline tendit la main. Les pierres mauves du collier et du bracelet y accrochèrent la lumière des flammes. Mathilde ne pouvait les voir tellement elle pleurait. Les yeux rivés sur le feu, elle murmura seulement :

— C'est un miracle... Mais ce berceau brûlé ?

Il dansait encore dans les flammes impitoyables.

— Il a brûlé sans moi, j'ai été sauvée par l'homme qui a tué mon père !

— Et alors que se passe-t-il ici ? Je vous ai amené François Fouquet. Il vient voir des étoffes à peindre dans ses manuscrits.

Un homme de belle taille s'était encadré dans la porte donnant vers l'entrepôt de marchandises. Derrière lui, plus mince, Aigline reconnut l'ami de Louis.

— Aigline ! Quelle surprise !

— Vous vous connaissez ?

Le marchand fronçait les sourcils.

— Mais oui, Aigline est cette jeune fille dont je vous ai parlé !

— Pierre, voilà ma fille !

Mathilde, le visage encore tout en larmes, venait de mettre le bras sur les épaules d'Aigline qui se laissa aller contre elle.

— Il est temps alors de te dire que Louis est mort.

Trop heureux de se délivrer du secret qui pesait sur sa conscience, Pierre avait lâché la nouvelle sans ménagement.

Presque résignée comme si elle avait toujours su qu'elle ne reverrait plus Louis, Mathilde regarda son mari et murmura :

— Je n'aurai jamais pu avoir mes deux enfants à la fois.

Aux larmes du bonheur se mêlaient maintenant celles du malheur.

C'est à cet instant que des coups de heurtoir retentirent.

— Je suis bien chez le marchand Pierre Dumoutier ?

Aigline reconnut aussitôt la voix de Pierre Mandonier.

— Aigline, te voilà ! Nous te cherchons depuis une heure mais je vois que les retrouvailles ont eu lieu ! Vous voilà, madame, avec une fille qui a la foi mais quel sale caractère et désobéissant !

— Avec un visage de madone ! murmura François. Je le prendrais bien comme modèle pour la Vierge que je dois peindre pour les chanoines.

— Il faudra demander la permission à ma mère !

Aigline croisa enfin le regard de Mathilde. Triste et radieux !

Clermont-Ferrand, le 18 décembre 2000

DANS LA MÊME COLLECTION

Jean Anglade
Un parrain de cendre
Le Jardin de Mercure
Y a pas d'bon Dieu
La Soupe à la fourchette
Un lit d'aubépine
La Bête et le Bon Dieu (essai)
La Maîtresse au piquet
Le Saintier
Le Grillon vert
La Fille aux orages
Un souper de neige
Sylvie Anne
Mélie de Sept-Vents
Le Secret des chênes
La Couze
Jean-Jacques Antier
Autant en apporte la mer
La Croisade des Innocents
Le Rendez-Vous
de Marie-Galante
Marie-Paul Armand
La Poussière des corons
La Courée
tome I *La Courée*
tome II *Louise*
tome III *Benoît*
La Maîtresse d'école
La Cense aux alouettes
Nouvelles du Nord
L'Enfance perdue
Edouard Axelrad
Au fil du fleuve
Erwan Bergot
Les Marches vers la gloire
Sud lointain
tome I *Le Courrier de Saigon*
tome II *La Rivière des parfums*
tome III *Le Maître de Bao-Tan*
Rendez-vous à Vera-Cruz
Mourir au Laos
Françoise Bourdon
La Forge au Loup
Annie Bruel
La Colline des contrebandiers
Le Mas des oliviers
Les Géants de pierre
Marie-Marseille
Michel Caffier
Le Hameau des mirabelliers
La Péniche Saint-Nicolas
Jean-Pierre Chabrol
La Banquise
Didier Cornaille
Les Labours d'hiver
Les Terres abandonnées
La Croix de Fourche
Etrangers à la terre
L'Héritage de Ludovic Grollier
L'Alambic
Georges Coulonges
Les Terres gelées
La Fête des écoles
La Madelon de l'an 40
L'Enfant sous les étoiles
Les Flammes de la Liberté
Ma communale avait raison
Les blés deviennent paille
L'Eté du grand bonheur
Des amants de porcelaine
Yves Courrière
Les Aubarède
Anne Courtillé
Les Dames de Clermont
Florine
Dieu le veult
Les Messieurs de Clermont
L'Arbre des dames
Annie Degroote
La Kermesse du diable
Le Cœur en Flandre
L'Oubliée de Salperwick
Les Filles du Houtland
Le Moulin de la Dérobade
Alain Dubos
Les Seigneurs de la haute lande
La Palombe noire

La Sève et la Cendre
Le Secret du docteur Lescat
Alain Gandy
Adieu capitaine
Quand la Légion écrivait sa légende
Un sombre été à Chaluzac
L'Enigme de Ravejouls
Les Frères Delgayroux
Les Corneilles de Toulonjac
L'Affaire Combes
Michel Hérubel
La Maison Gelder
La Falaise bleue
Tempête sur Ouessant
Hubert Huertas
Nous jouerons quand même ensemble
Denis Humbert
La Malvialle
Un si joli village
La Rouvraie
La Dent du loup
L'Arbre à poules
Les Demi-Frères
Hervé Jaouen
Que ma terre demeure
Michel Jeury
Au cabaret des oiseaux
Jean-Pierre Leclerc
Les Années de pierre
Louis-Jacques Liandier
Les Gens de Bois-sur-Lyre
Jean-Paul Malaval
Le Domaine de Rocheveyre
Les Vignerons de Chantegrêle
Jours de colère à Malpertuis
Jean Markale
Notre-Dame de la Nuit
Dominique Marny
A l'ombre des amandiers
Du côté de Pondichéry
La Rose des Vents
Juliette Morillot
Les Orchidées rouges de Shanghai
Henry Noullet
Sur la piste de Samrang
La Falourde
La Destalounade
Bonencontre
Le Destin de Bérengère Fayol
Michel Peyramaure
Les Tambours sauvages
Pacifique Sud
Louisiana
Frédéric Pons
Les Troupeaux du diable
Claude Riffaud
Mékong Palace
La Crique de l'or
Rêve de Siam
Jean Rosset
Vir'vent
Les Derniers Porteurs de terre
Jean Siccardi
Le Bois des Malines
Les Roses rouges de décembre
Jean-Claude Sordelli
La Dernière Saison
Jean-Michel Thibaux
La Bastide blanche
Le Secret de Magali
La Fille de la garrigue
Le Roman de Cléopâtre
La Colère du mistral
L'Homme qui habillait les mariées
La Gasparine
Jean-Max Tixier
Le Crime des Hautes Terres
Violaine Vanoyeke
Les Schuller
Le Serment des 4 rivières
Brigitte Varel
Un village pourtant si tranquille
Les Yeux de Manon
Emma
L'Enfant traqué
Colette Vlérick
La Fille du goémonier
Le Brodeur de Pont-l'Abbé
La Marée du soir

Impression réalisée sur CAMERON par

BUSSIÈRE CAMEDAN IMPRIMERIES

GROUPE CPI

à Saint-Amand-Montrond (Cher)
en avril 2001

N° d'édition : 6902. — N° d'impression : 011951/1
Dépôt légal : avril 2001.

Imprimé en France